护理临床研究与实践

主　编　崔　菲　王　蕾　刘　琇　孙树伟
　　　　王海瑛　赵庆花　代佳珍　张方媛

U0293201

吉林科学技术出版社

图书在版编目（CIP）数据

护理临床研究与实践 / 崔菲等主编. -- 长春 : 吉
林科学技术出版社, 2021.6
ISBN 978-7-5578-8109-2

Ⅰ.①护… Ⅱ.①崔… Ⅲ.①护理学 – 研究 Ⅳ.
①R47

中国版本图书馆CIP数据核字(2021)第103111号

护理临床研究与实践

主　　编　崔菲　王蕾　刘琇　孙树伟　王海瑛　赵庆花　代佳珍　张方媛
出 版 人　宛　霞
责任编辑　张延明
封面设计　周砚喜
制　　版　山东道克图文快印有限公司
幅面尺寸　185mm×260mm
开　　本　16
印　　张　14.5
字　　数　240千字
页　　数　232
印　　数　1–1 500册
版　　次　2021年6月第1版
印　　次　2022年5月第2次印刷
出　　版　吉林科学技术出版社
发　　行　吉林科学技术出版社
地　　址　长春市净月区福祉大路5788号
邮　　编　130118
发行部传真／电话　0431-81629529　81629530　81629531
　　　　　　　　　　　　81629532　81629533　81629534
储运部电话　0431-86059116
编辑部电话　0431-81629518
印　　刷　保定市铭泰达印刷有限公司
书　　号　ISBN 978-7-5578-8109-2
定　　价　68.00元

编 委 会

主 编 崔 菲（潍坊市中医院）

王 蕾（潍坊市中医院）

刘 琇（潍坊市中医院）

孙树伟（潍坊市中医院）

王海瑛（潍坊市中医院）

赵庆花（潍坊市中医院）

代佳珍（潍坊眼科医院）

张方媛（潍坊市妇幼保健院）

副主编 徐晓红（潍坊市中医院）

赵菲菲（潍坊市中医院）

董洁玉（潍坊市中医院）

郑晨彤（潍坊市中医院）

李倩倩（潍坊市中医院）

刘金霞（潍坊市中医院）

目　录

第一章 新生儿与新生儿疾病患儿护理

第一节 正常足月新生儿的护理

一、概述

正常新生儿（normal newborn infant）是指胎龄满37～42周，出生体重在2500g以上，无任何畸形和疾病的活产婴儿。

二、新生儿特点

（一）外观特点

正常足月新生儿出生体重在2 500～3 999g之间（平均为3 000g），身长在47cm以上（平均50cm）。全身胎毛少，哭声响亮，肌肉有一定张力，四肢屈曲，皮肤红润，皮下脂肪丰富；头与全身的比例为1：4，头发分条清楚；耳郭软骨发育好，耳舟清楚；乳晕清楚，乳头突起，乳房可触摸到结节；男婴睾丸降入阴囊，女婴大阴唇覆盖小阴唇；指甲达到或超过指尖；足底有较多的足纹。

（二）生理特点

1. 神经系统与感觉器官　新生儿的脑相对地较大，其重量占体重的10%～12%（成人仅占2%）。脑沟和脑回未完全形成，而脑干及脊髓的发育较完善，所以新生儿有不自主和不协调的动作。大脑皮层兴奋性低，易疲劳，觉醒时间一昼夜仅2～3小时，除吃奶、大小便外，都处于睡眠状况。

新生儿有特殊的神经反射，如觅食、吸吮、拥抱、握持等反射。新生儿期这些反射的消失，常提示严重疾病或颅内病变（如颅脑损伤、出血、水肿等）。此外，新生儿巴彬斯基（Babinski）征、克尼格（Kernig）征、踝阵挛、面神经反射为阳性，腹壁反射和提睾反射在出生后前几个月不稳定。

新生儿神经反射的检查方法：

（1）觅食反射（rooting reflex）：触及新生儿的一侧面颊，其头即反射性地转向该侧。若轻触其上唇，则出现觅食状噘嘴动作。

（2）吸吮反射（sucking reflex）：将手指伸入口中2～3cm或用物轻触婴儿唇部，

即可引起口部有节奏的吸吮动作。

（3）拥抱反射（Moro's reflex）：婴儿仰卧于检查台上，重击其头端任何一侧的台面，或让婴儿头颈伸在台外，由检查者双手托稳，然后突然放低婴儿头10°～15°，婴儿的两臂突然外展、伸直，继而屈曲、内收呈拥抱状。

（4）握持反射（grasping reflex）：用手指或木棍由尺侧触及婴儿手心时，引起手指屈曲抓握动作，握住不放。

（5）交叉伸腿反射（crossed extension reflex）：新生儿仰卧位，检查者按住婴儿一个膝关节，使该下肢伸直，此时如刺激该侧足底，则对侧下肢屈曲，然后伸直，内收。正常情况下，以上反射在出生后3～4个月，随着神经系统发育逐渐成熟而消失。

新生儿的感觉器官和行为表现在五个方面：

（1）视觉：出生后不久，当运动的物体在新生儿眼前20cm左右处移动时，即能引起眼球和（或）头部的转动。

（2）听觉：出生后不久的新生儿，对不同频率的声音有不同的反应，而且对声音有定向能力。

（3）嗅觉、味觉和触觉：均较敏感，出生后几日就能区别出自己母亲与其他乳奶的气味，对奶、糖水、清水有不同的吸吮力或不同的表情，哭闹的新生儿，如果握住其双手，或将其抱起，即可使其平静。

（4）习惯形成：当新生儿接受一系列间隔几秒钟的刺激时，对刺激的反应逐渐减弱以至消失，这也是其对环境过多刺激的防御反应。

（5）和成人相互作用：新生儿哭是引起成人反应的主要方式，大多数母亲能在2～3周后理解哭的原因，并给以适当的处理。

这些说明围产新生儿并不是只会吃和睡，在清醒期间他对周围环境刺激，特别是母亲给予的注视、抚爱和哺乳等很敏感，除能看、会听外，并有一定选择能力的心理活动。了解围产儿神经、行为的发育，对于早期开发智力，建立良好的心理状态，及早发现轻微脑损伤所致的神经行为异常，早期干预和防治，对幼儿智能的发育均会起重要的促进作用。

2. 循环系统　胎儿血循环是指胎儿在母体内靠胎盘进行气体和营养物质的交换。来自母体氧合血经脐静脉进入胎儿体内，到肝脏下缘分成两支，一支入肝与门静脉吻合，另一支经静脉导管入下腔静脉，与来自下半身的静脉混合，共同流入右心房。这部分混合血（以动脉血为主）大部分经卵圆孔入左心房，再经左心室流入升主动脉，主要供应心脏、脑及上肢。来自上半身的上腔静脉还原血，入右心房后绝大部分流入右心室，再转向肺动脉。由于胎儿肺脏尚未膨胀，故肺动脉的血只有少量流入肺脏，经肺静脉回到左心房，大部分血则经动脉导管与来自升主动脉的血汇合，进入降主动脉（以静脉血为主），供应腹腔脏器及下肢，同时经过脐动脉回至胎盘，换取营养物质及氧气，可见胎儿期供应脑、心、肝及上肢的血，血氧含量远较下半身为高。

胎儿娩出后，肺部膨胀，脐循环中断，血循环发生了重大变化。肺血管阻力降低，左心房的进血量增多，压力增高，致使卵圆孔功能性关闭；同时由于肺动脉血氧含量升高，动脉导管收缩而功能性关闭，促使体循环与肺循环分开。一般脐血管在血流停止后6~8周完全闭合，动脉导管大多于出生后3个月左右闭合。

新生儿的心率较快，一般为120~140次／分钟，熟睡时可减至70次／分钟，哭闹时可达180次／分钟，均属正常范围。新生儿的血压，收缩压6.1~10.7kPa（46~80mmHg）。

3. 呼吸系统　新生儿鼻腔发育尚未成熟，几乎无下鼻道。鼻黏膜富于血管及淋巴管，故轻微炎症时便使原已狭窄的鼻腔更狭窄，而引起呼吸困难、拒哺及烦躁。

胎儿娩出时，由于产道的挤压、缺氧、二氧化碳潴留和环境温度的改变等多种刺激，兴奋了呼吸中枢，引出呼吸动作。娩出后两肺逐渐膨胀，血氧饱和度在3小时内达到90%以上。由于新生儿胸廓几乎呈圆桶形，肋间肌较薄弱，呼吸运动主要靠膈肌的升降，所以呈腹膈式呼吸。加以呼吸中枢调节机能不够完善，新生儿的呼吸较表浅，节律不匀，频率较快（40~45次／分钟）。

早产儿呼吸中枢及呼吸肌发育更不完善，常出现呼吸暂停或吮奶后有暂时性发绀。咳嗽及吞咽反射差，呕吐时胃内容物易吸入气管内而引起呼吸道梗阻或肺不张。新生儿肺的顺应性与肺泡的成熟度主要与Ⅱ型肺泡细胞所产生的肺泡表面活性物质有关，早产儿肺泡表面活性物质少，肺泡壁黏着力大，有促使肺泡萎陷的倾向，易患呼吸窘迫综合征。

4. 消化系统　新生儿的口腔黏膜柔嫩，唾液腺分泌量较少（一般出生后4个月才达成人水平），唾液中分泌型免疫球蛋白A（IgA）含量甚微。因此，生后头3个月婴儿的口腔黏膜相当干燥，容易发生口腔炎与鹅口疮（白色念珠菌感染）。在齿龈切缘的黏膜上，有时可见到米粒样黄白色突起，这是上皮细胞堆积或黏液腺潴留肿胀所致，俗称"马牙"。可自行消失，切忌擦拭、挑割，以防糜烂、感染，甚至引起败血症。新生儿颊部皮下脂肪较面部其他部位发达，在颊肌表面和颊、嚼肌之间，有一团脂肪块，张大口时在颊黏膜处可见此颊脂垫，俗称"螳螂子"，是正常现象，同样切忌挑刺，以免引起面部感染等。

新生儿胃呈横位，肌层发育差，贲门较松弛，而幽门括约肌相对较发达，加之胃容量小（初生时30~35mL，2周龄时60~70mL，1月龄时为90~105mL），故易发生溢乳或呕吐。新生儿胃解脂酶含量较低，但母乳含有解脂酶；胃酸酸度较低，以适应酪蛋白消化，故新生儿对乳类特别是人乳消化良好。新生儿肠道的蠕动较快，下部尤甚。出生时咽下的空气2小时内就能在回肠见到，3~4小时到达直肠。其肠道相对地较成人长，与身长之比约为1：6（成人为1：4），肠系膜相对地也较长，肠壁肌层薄，易有蠕动功能紊乱而引起呕吐、腹胀，甚或发生肠扭转、肠套叠。

新生儿绝大多数在出生后12小时内开始排出黏稠、黑色或墨绿色的胎便，系胎儿肠黏液腺的分泌物、脱落的上皮细胞、胆汁、吞入的羊水或产道的血液等的混合物。出生后3~4天转为黄色粪便。若出生后24小时未排便，应检查有无消化道先天畸形。

5. 泌尿系统　新生儿肾脏在出生时已具有与成人数量相同的肾单位，但组织学上还未成熟。肾小球立方上皮细胞较多，而血管较少，滤过面积不足，按体表面积计算仅为成人的1/4~1/2。肾小管短而发育不良，回吸收及分泌功能有限，一般仅能维持正常的代谢。由于尿浓缩功能差，排出同样溶质所需水分，新生儿比成人多2~3倍。

正常足月新生儿93%于出生后24小时内开始排尿，出生后数日，因液体摄入量少，每日排尿仅4~5次，1周以后，进水量增多，而膀胱容量小，每日排尿可达20次之多。

6. 皮肤、黏膜的屏障功能　初生婴儿的皮肤上有一层灰白色的胎脂覆盖，是由皮脂腺的分泌物和脱落的表皮所组成，有保护皮肤的作用，出生后逐渐自行吸收，不应强行擦洗。新生儿皮肤角质层薄，黏膜柔嫩、富于血管，易于擦伤而招致细菌感染，严重者易扩散为败血症。

7. 体温调节　新生儿的体温调节中枢功能不够完善，出生后环境温度低于子宫内温度，其体温可因热量的丧失而下降。一般1小时内可下降2℃~3℃，然后逐渐回升并波动在36℃~37.2℃之间。

新生儿对寒冷的反应与成人不同，受冷时不发生颤抖反应，而依赖棕色脂肪产热。棕色脂肪分布在中心动脉（主动脉弓、颈动脉）附近、两肩胛间、眼眶后及周围等。受冷时，通过去甲肾上腺素的调节，棕色脂肪细胞发挥直接产热的功能。

新生儿皮下脂肪薄弱，体表面积相对较大（新生儿体重为成人的1/20，体表面积为1/6），容易散热；另一方面新生儿汗腺发育不完善，体内水分不足时容易发热，因而应给新生儿合适的环境温度（即所谓中性温度）。在此环境温度中，机体只需最低的新陈代谢率，耗氧最少，蒸发散热量最小，而能维持正常的核心温度。不同出生体重、不同日龄的新生儿，其所需的适中温度是不同的。

8. 免疫系统　胎儿可从母体通过胎盘得到免疫球蛋白g（IgG），因此对一些传染性疾病，如麻疹有免疫力而不易感染；而免疫球蛋白A（IgA）和M（IgM）不能通过胎盘进入胎儿体内，因此新生儿易患呼吸道和消化道的感染性疾病。新生儿单核吞噬细胞系统和白细胞的吞噬作用较弱，血清补体又比成人低，白细胞对细菌的杀灭能力较低，这是新生儿易感染的另一原因。

9. 能量、水和电解质需要量　在适中环境下，新生儿每日每千克体重需热量100~120kcal。新生儿体液总量占体重的65%~75%，其液体维持量第1天每千克体重为60~80mL，第2天80~100mL，第3天以后100~140mL。足月儿每日每千克体重钠需要量为1~2mmol，出生10天后钾每日每千克体重需要量为1~2mmol。

（三）几种特殊的生理状态

1. 生理性体重下降　新生儿出生后2~4天，由于进入量少、不显性失水及大小

4

便排出，体重可下降6%~9%，属正常范围，多于1周内恢复。体重下降程度及恢复速度，与开始喂奶时间及进入量是否充足有关。若体重下降超过10%或恢复过晚（超过7~10天），应考虑有母乳不足或其他病理因素。

2. 脱水热　有的新生儿于出生后2~3天，由于母乳不足、进入液量又少，或因包裹过暖、用热水袋保暖过度，体温可突然上升达39℃~40℃。但一般情况尚好，去除热水袋，松解包裹，口服或静脉补液，体温立即下降，即为脱水热。

3. 生理性黄疸　大部分足月儿在出生后2~3天出现黄疸，5~7天最重，10~14天消退，早产儿可延迟至3~4周，一般情况良好。早产儿血清胆红素<257mmol／L（15mg／dL）作为生理性黄疸的上界目前认为欠妥，因较小的早产儿即使胆红素<171mmol／L（10mg／dL）也可能发生胆红素脑病。

4. 乳腺肿大　无论男婴或女婴，有的于出生后数日内（多在出生后3~5天）出现蚕豆大到鸽蛋大小的乳腺肿大，不红、不痛，按压时可有少量乳汁样分泌物。为生前受母体雌性激素的影响所致，可在2~3周内自行消退，无须治疗，切忌挤压以免感染。

5. 阴道出血（假月经）　部分女婴于出生后5~7天，阴道有少量血样分泌物流出，无全身症状，持续1~2天可自止。这是妊娠后期母体雌性激素进入胎儿体内所致，一般不必处理。若与新生儿出血症同时存在，出血量可以增多，应按新生儿出血症立即静注或肌注维生素K₁治疗。

三、护理问题

（一）体温改变的危险

与体温调节中枢发育不完善，不能适应外界环境的变化有关。

（二）窒息的危险

与新生儿溢奶、呕吐有关。

（三）感染的危险

与新生儿免疫功能不足及皮肤黏膜屏障功能差有关。

（四）知识缺乏

与家长缺乏正确喂养及护理新生儿的知识有关。

四、护理目标

1. 保持新生儿体温稳定。
2. 新生儿不发生窒息。
3. 新生儿不发生感染。
4. 家长能说出喂养和护理新生儿的要点。

五、护理措施

（一）消毒隔离

儿科病房宜专门设立新生儿病室，室内应阳光充足、空气流通、清洁整齐，工作人员进入新生儿室必须戴口罩、帽子，护理或检查患儿应穿隔离衣、洗手，如患传染病应暂时调离，待康复后再返回科室。如患一般感冒，需戴双层口罩工作。室内宜用湿式法进行日常清洁，建立定期大扫除及消毒制度。一旦新生儿室发生流行性腹泻或金黄色葡萄球菌感染时，必须立即隔离，以免疾病蔓延。

（二）维持体温稳定

1. 环境　新生儿应安置在阳光充足、空气流通的环境中，但应避免空气直接对流。适宜的环境温、湿度对维持正常体温非常重要，应将新生儿置于中性温度下，即新生儿在穿衣、盖被的情况下，室温维持在22℃～24℃，相对湿度在55%～65%。新生儿每张床位最好拥有2.5mm^{2}的空间，床间距为60cm以上。

2. 保暖　除保持理想室温外，新生儿娩出后应立即擦干皮肤，用温暖的毛巾包裹，以减少体热散失及对流，应用不同的保暖措施，如置于母体胸前用母体的温度取暖、应用婴儿温箱、远红外线辐射床、添加包被、头戴绒布帽、应用热水袋等。接触新生儿的手、仪器、物品等均应预热。进行治疗和护理操作时注意保暖，不要过分暴露新生儿。

（三）保持呼吸道通畅

1. 新生儿娩出后应立即清除口、鼻腔的黏液及羊水，保持呼吸道通畅，以免建立自主呼吸时引起吸入性肺炎或窒息。

2. 保持新生儿合适的体位，如仰卧时避免颈部前屈或过度后仰，俯卧时头侧向一侧，并由专人看护。

3. 经常检查鼻腔是否通畅，及时清理鼻腔的分泌物。避免物品阻挡新生儿口、鼻或压迫其胸部。

（四）预防感染

1. 清洁环境卫生　建立消毒隔离制度和完善清洗设施，接触新生儿前要洗手或涂抹消毒液，避免交叉感染。室内应采用湿式法进行日常清洁，以免灰尘飞扬，最好给予净化。每月对空气、物品及工作人员的手进行监测。

2. 工作人员　注意个人卫生，严守无菌操作规程及消毒隔离制度。护理每个新生儿前后都应洗手，患病或带菌者暂时调离新生儿室，工作时勿用手接触自己的鼻孔、面部及口腔。切记，勿将身体倚靠在新生儿睡床、检查台上，或将检查用具、病历牌放在小床上。

3. 个人卫生　新生儿衣服应柔软，棉布制作，宽松舒适，易穿易脱。有带的短衣带不可缚得过高、过紧，防割伤腋下皮肤。尿布可用清洁、吸水性强的软棉布，以防皮肤擦伤而感染。注意眼睛、鼻腔、外耳道、口腔的清洁护理。新生儿出生时皮肤胎脂不必擦去，有保护皮肤的作用，但皮肤皱褶处的胎脂可用消毒植物油或温开水轻轻拭去。体温稳定后，每日可以38℃~40℃温开水淋浴，以达到清洁皮肤和促进血液循环的目的，同时检查脐带、皮肤完整性及有无感染等。每次排便后及时更换尿布，同时用温开水冲洗臀部，拭干，必要时涂消毒植物油，以防尿布皮炎。

4. 脐带护理　一般新生儿娩出后1~2分钟内无菌结扎脐带。脐带脱落前应注意脐部有无渗血，保持敷料干燥，避免被尿液污染；脐带脱落后应注意脐窝有无渗出物，可涂75%乙醇保持干燥，有脓性分泌物时，可先用3%过氧化氢溶液清洗，然后涂2%碘酊，若有肉芽形成，可用5%~10%硝酸银溶液点灼。

（五）合理喂养

正常足月新生儿出生后30分钟就可以开奶，尽早开奶可防止新生儿低血糖，且有利于维持体温，可刺激母乳分泌，促进母子感情交流，鼓励按需哺乳。喂奶前可试喂糖水，排除消化道畸形。喂奶后应竖抱新生儿轻拍背部，然后取右侧卧位，防止溢乳和呕吐引起窒息。人工喂养者，奶具专用并消毒，奶流速以连续滴入为宜。定时、定磅秤、定地点测量体重，每次测定前均要调好磅秤零位点，确保测得体重的精确性。

（六）日常观察和记录

严密观察新生儿的面色、哭声、精神、皮肤、体温、呼吸、脉搏、吃奶、睡眠及尿便等，如发现异常，及时报告医生。

（七）预防接种

出生后3日接种卡介苗，出生后1日、1个月、6个月时，各注射乙肝疫苗1次，每次5~10μg。

第二节　早产儿护理

一、概述

早产儿是指胎龄超过28周而未满37周，出生体重低于2 500g的活产新生儿。由于早产儿胎龄不足，各器官发育尚未成熟，功能低下，对外界环境适应能力弱，生活能力差，抵抗力低，如果护理不当，很容易感染疾病，而且病情很快由轻转重，干预不及时常引起死亡。

二、早产儿特点

（一）外表

早产儿体重大多在2 500g以下，身长不到47cm，哭声轻，颈肌软弱，四肢肌张力低下，皮肤红嫩，胎毛多，耳壳软，乳晕不清，足底纹少，男婴睾丸未降或未全降，女婴大阴唇不能盖住小阴唇。

（二）呼吸功能

早产儿呼吸中枢相对更不成熟，呼吸不规则，常发生呼吸暂停。呼吸暂停（apnea）指呼吸停止时间达15～20秒，或虽不到15秒，但伴有心率减慢（<100次／分钟）和出现发绀。早产儿肺发育不成熟，表面活性物质少，易发生肺透明膜病。有宫内窘迫史的早产儿，易发生吸入性肺炎。

（三）消化功能

早产儿吞咽反射弱，容易呛乳而发生乳汁吸入。胃贲门括约肌松弛、容量小，易引起溢乳。早产儿以母乳喂养为宜，但需及时增加蛋白质。早产儿易发生坏死性小肠炎，要注意乳汁的渗透压不可超过460mmol／L。早产儿肝脏发育不成熟，葡萄糖醛酸转换酶不足，生理性黄疸较重，持续时间长，易引起核黄疸。因肝功能不完善，肝内维生素K依赖凝血因子合成少，易发生出血症。

（四）神经功能

神经系统的功能和胎龄有密切关系，胎龄越小，神经系统发育越不成熟，反射越差。早产儿易发生缺氧，导致缺氧缺血性脑病。此外，由于早产儿脑室管膜下存在发达的胚胎生发层组织，因而易导致颅内出血。

（五）体温

体温调节功能更差，棕色脂肪少，基础代谢低，产热少，而体表面积相对大，皮下脂肪少，易散热，汗腺发育不成熟和缺乏寒冷发抖反应。因此，早产儿的体温易随环境温度变化而变化。

（六）其他

早产儿酸碱调节功能差，易发生水、电解质紊乱和低血糖（早产儿糖原储存少，又由于肾小管重吸收葡萄糖能力低下），此外，早产儿还易发生高血糖、贫血和严重感染。

三、护理问题

（一）体温过低

与体温调节功能差，产热贮备力不足有关。

（二）不能维持自主呼吸

与呼吸器官发育不成熟有关。

（三）营养失调

热能低于机体需要量，与摄入不足及消化吸收功能差有关。

（四）有感染危险

与免疫功能不足有关。

四、护理目标

1. 早产儿体温维持在正常范围。
2. 维持早产儿的自主呼吸。
3. 使早产儿获得充足营养及水分，使体重逐渐增加。
4. 早产儿不发生感染。
5. 早产儿不发生出血或发生时能及时处理。

五、护理措施

（一）早产儿室

应与足月儿室分开，除足月儿室条件外，还应配备婴儿培养箱、远红外辐射保暖床、微量输液泵、吸引器和复苏囊等设备。工作人员相对固定，为加强早产儿的护理管理，最好开展系统化整体护理。

（二）维持体温稳定

早产儿体温中枢发育不完善，体温升降不定，多为体温低下。因此早产儿室的温度应保持在24℃～26℃，晨间护理时提高到27℃～28℃，相对湿度55%～65%。应根据早产儿的体重、成熟度及病情，给予不同的保暖措施，加强体温监测，每日2～4次。一般体重小于2 000g者，应尽早置于婴儿培养箱保暖。体重大于2 000g在箱外保暖者，但应给予戴绒布帽，以降低耗氧量和散热量，操作（如腹股沟采血等）须解包时，应在远红外辐射床保暖下进行，没有条件者，则因地制宜，采取简易保暖方法，并尽量缩短操作时间。

（三）合理喂养

早产儿各种消化酶不足，消化吸收能力差，但生长发育所需营养物质多。因此，早产儿最好母乳喂养，无法母乳喂养者以早产儿配方乳为宜。喂乳量根据早产儿耐受力而定（表1-1），以不发生胃潴留及呕吐为原则。吸吮能力差者可用滴管、胃管喂养和补充静脉高营养液。每天详细记录出入量、准确称体重，以便分析、调整补充营养。早产儿易缺乏维生素K依赖凝血因子，出生后应补充维生素K₁，预防出血症。除此之外，还应补充维生素A、C、D、E和铁剂等物质。

表1-1 早产儿喂养

喂养项目	出生体重（g）			
	< 1000	~ 1500	~ 2000	~ 2500
开始量（mL）	1 ~ 2	3 ~ 4	5 ~ 10	10 ~ 15
每天隔次增加量（mL）	1	2	5 ~ 10	10 ~ 15
母乳间隔时间（h）	1	2	2 ~ 3	3

（四）预防感染

早产儿抵抗力比足月儿更低，消毒隔离要求更高。更应加强口腔、皮肤及脐部的护理，发现任何微小病灶都应及时处理。经常更换体位，以防发生肺炎。制定严密的消毒隔离制度，严禁非专室人员入内，严格控制参观和示教人数，超过人流量后，应及时进行空气及有关用品消毒，确保空气及仪器物品洁净，防止交叉感染。

（五）维持有效呼吸

早产儿易发生缺氧和呼吸暂停。有缺氧症状者给予氧气吸入，吸入氧浓度及时间根据缺氧程度及用氧方法而定，若持续吸氧最好不超过3日，或在血气监测下指导用氧，以预防氧疗并发症。呼吸暂停者给予弹足底、托背、吸氧处理，条件允许时，放置水囊床垫，利用水振动减少呼吸暂停发生。

（六）密切观察病情

由于早产儿各系统器官发育不成熟，其功能不完善，护理人员应具备高度的责任感与娴熟的业务技能，加强巡视，密切观察病情变化。如发现体温不正常、呼吸不规则或呻吟、面部或全身发绀（或苍白）、烦躁不安或反应低下、惊厥、早期或重度黄疸、食欲差、呕吐、腹泻、腹胀，出生3天后仍有黑便、硬肿症、出血症状、24小时仍无大小便等情况，应及时报告医生，并协助查找原因，迅速处理。

第三节　新生儿黄疸

一、概述

新生儿黄疸（neonatal jaundice）是新生儿期常见的症状，它既可以是生理现象，又可以是多种疾病的重要表现。新生儿期引起黄疸的原因较其他年龄组复杂，其中未结

10

合胆红素过高时可以引起胆红素脑病，多导致新生儿死亡，即使幸存者，也常留有严重后遗症。因此，临床医、护工作者应对新生儿黄疸引起高度重视，应尽快找出原因，及时处理。

二、病因

（一）生理性黄疸

有些胎儿在出生后第2～3天出现黄疸，第4～6天最重，随着肝脏功能的逐渐健全，黄疸通常在出生后的10～14天消退，个别有延误到20天以后者，属于生理现象。

（二）病理性黄疸

1. 有的胎儿出生24小时以内出现黄疸，且持续不退。这种黄疸多是母婴血型不合造成的。当胎儿的血液是Rh因子阳性，而母亲的血液是Rh因子阴性时，新生儿易发生溶血而出现黄疸。此种黄疸较严重，一般不会自然消退，而需换血、光照疗法或输白蛋白治疗。

2. 先天性胆管闭锁是一种少见的先天性畸形，黄疸是因胚胎发育异常造成的胆管闭锁或狭窄，胆汁不能排泄或排泄不畅所致。黄疸的特点是出生不久即发生，呈进行性加重，全身皮肤深橘黄色，尿布被尿液染黄后用清水常冲洗不掉。此病预后不佳，应早期手术。

3. 新生儿在出生1个月内出现黄疸、精神不振、咳嗽、肝脾肿大、消化不良和生长停滞等，应考虑全身性巨细胞性包涵体病，本病病源是巨细胞病毒，由无症状的带病毒孕妇通过胎盘感染胎儿。

4. 新生儿因免疫功能不健全，抵抗力低下，易患脐带感染而发生败血症，败血症可并发中毒性肝炎或肝脓肿而出现黄疸。新生儿黄疸如超过1个月不消退，则应到医院就诊，以便正确判断和及时处理。

三、临床特点

（一）生理性黄疸

1. 多在生后2～3天出现。

2. 足月儿血清胆红素峰值<221μmol／L（12.9mg／dL），早产儿<257μmol／L（15mg／dL）。

3. 足月儿出生后10～14天，早产儿延至3～4周可消退。

4. 不伴随其他症状。

5. 以未结合胆红素为主，结合胆红素不超过26μmol／L（1.5mg／dL）。

（二）病理性黄疸

1. 黄疸出现时间早，常在出生24小时内出现。

2. 黄疸程度重或黄疸进展快、持续时间长，常退而复现。足月儿血清胆红素>221μmol／L（12.9mg／dL），早产儿>257μmol／L（15mg／dL），或每日上升超过85μmol／L（5mg／dL）。

3. 常伴随其他病状。

4. 结合胆红素浓度超过26μmol／L（1.5mg／dL）。

四、护理问题

（一）皮肤黄染

与血清胆红素浓度升高有关。

（二）潜在并发症

多发胆红素脑病，与中枢神经系统受损有关。

（三）知识缺乏

与家长缺乏新生儿黄疸的知识有关。

五、护理目标

1. 患儿黄疸消退。

2. 不发生胆红素脑病。

3. 患儿家长掌握新生儿黄疸的观察及护理方法。

六、护理措施

1. 密切观察患儿神志、肌张力及进奶量的动态变化，发现异常及时通知医生。

2. 注意患儿皮肤、巩膜、大小便的色泽变化，观察黄疸的进展及消退。

3. 遵医嘱给予肝酶诱导剂和白蛋白。

4. 近年有护理学者研究后认为，抚触有明显降低黄疸指数及新生儿高胆红素血症的作用，其方法为每日2次，每次15分钟，均在婴儿进食1小时后进行，连续5天。

5. 做好光疗和换血疗法的准备及护理工作。

6. 加强喂养　指导家长正确喂养，以利肠道正常菌群的建立。

7. 加强健康教育　向家长提供黄疸的相关知识，确认家长学会黄疸的观察，确认家长了解正确喂养对于减少肠肝循环的重要性。

第四节　新生儿硬肿症

一、概述

新生儿硬肿症（neonatal scleredema）是指新生儿期由多种原因引起皮肤和皮下组织水肿、变硬，同时伴有低体温及多器官功能受损，也称为新生儿寒冷损伤综合征（neonatal cold injure syndrome），简称新生儿冷伤。

二、病因与发病机制

（一）病因

寒冷、早产儿、低体重儿、感染、窒息、产伤及其他由于疾病引起热量摄入不足的新生儿多见。

（二）发病机制

1. 新生儿体温调节中枢发育不成熟，体表面积相对较大，皮肤薄，血管丰富，易于散热。新生儿能量储备少，产热不足。出生后早期主要以棕色脂肪组织的化学性产热为主，缺乏寒战的物理产热机制以及产热代谢的内分泌调节功能低下，尤以早产儿、低体重儿和小于胎龄儿更为明显。

2. 新生儿缺乏使饱和脂肪酸变为不饱和脂肪酸的酶，皮下脂肪中饱和脂肪酸含量比不饱和脂肪酸多，当体温降低时，前者更易凝固硬化。

3. 低温使末梢血管收缩，去甲肾上腺素分泌增多，致棕色脂肪分解，增加产热以维持体温，长时间处于低温环境，新生儿储备的去甲肾上腺素耗尽，棕色脂肪耗竭，化学产热能力剧降，导致新生儿寒冷损伤，发生心肺功能抑制的恶性循环。

4. 新生儿红细胞及血红蛋白含量高，血液黏稠，血流缓慢，易引起微循环障碍而损伤毛细血管，使其渗透性增加而水肿，严重者可导致弥散性血管内凝血（disseminate intravascular coagulation，DIC）。

5. 早产儿热量摄入不足，加之新生儿糖原储存少，产热来源受限。

6. 当缺氧、酸中毒、休克时抑制了神经反射调节及棕色脂肪产热。

三、临床特点

（一）典型表现

反应低下，不吃、不哭，有皮下脂肪聚集的部位可见皮肤发硬、发韧，甚至呈板状，紧贴于皮下组织，不能用手捏起，伴有凹陷性水肿。

（二）常见部位

大腿外侧、两颊、臀部、双肩胛和三角区、四肢躯干。

（三）皮肤色泽

轻症无改变，重症呈暗红色如熟虾样，严重时因循环障碍呈苍灰或发绀，伴黄疸则呈现蜡黄色。

四、护理问题

（一）体温过低

与新生儿体温调节功能不足、寒冷、早产、感染和窒息等因素有关。

（二）皮肤硬肿

与皮肤硬化、水肿及局部血液供应不良有关。

（三）营养失调

低于机体需要量，与硬肿使吸吮无力、摄入不足有关。

（四）有感染的危险

与机体抵抗力低下、机体代谢低、营养不良、皮肤黏膜不良反应、屏障功能低下有关。

（五）潜在并发症

肺出血、DIC，与低体温使血细胞比容升高、血浆容量下降、血小板和白细胞下降、凝血酶时间延长、纤溶活性升高引起凝血障碍有关。

五、护理目标

1. 12～24小时使体温恢复正常。
2. 患儿皮肤硬肿逐渐消失。
3. 每日供给所需热量和水分，体重开始增长。
4. 患儿住院期间不发生继发感染。
5. 患儿不发生并发症或发生时能及时发现。

六、护理措施

（一）积极复温

1. 逐步复温，循序渐进　低体温持续时间长，病情易恶化，所以首要的措施是积极复温。复温时，机体需要一个适应的过程，如体表温度上升过快，可使外周血管扩张、有效循环量迅速减少、脑及内脏供血不足、重要器官缺血缺氧可导致死亡。但复温也不宜过缓，长时间的低体温状态将促使或加重微循环障碍，同样会产生DIC及肺出血。入院后先用体温计（可用水温表代替）正确测量肛温，做好记录，然后根据不同体温给予处理。

2. 复温方法　中度低体温（30℃～34℃，肛-腋温差为正值）的患儿，可用温暖的棉被包裹，置于25℃～26℃环境中，加用热水袋保暖，促使体温恢复。也可将更换好温暖棉毛衣的患儿直接置于30℃的温箱内，每小时监测肛温1次，根据患儿体温恢复情况调节温箱温度在30℃～34℃范围内，使患儿6～12小时恢复正常体温，当肛温升至35℃～36℃后，温箱温度调至适中温度。重度低体温（低于30℃，肛-腋温差为负值）的患儿，先将患儿置于比其体温高1℃～2℃的温箱中，开始复温，以后每小时监测肛温、腋温1次，同时提高箱温0.5℃～1℃，不超过34℃，使患儿体温12～24小时恢复正常，并保持温箱在适中温度。如无条件者，在家可用包裹温暖小棉被，外置热水袋，从40℃增至60℃，并提高室温至24℃～26℃，或用电热毯、母亲怀抱等保暖复温，要注意温度，防止烫伤。

3. 供氧　吸入的氧气必须加温、加湿。因新生儿棕色脂肪产热需要氧的参与，所以吸氧能使棕色脂肪分解产热，有助于体温恢复正常。

4. 体温监测　复温过程中每间隔2小时用体温计测肛温1次，体温正常6小时后间隔改为4小时，并做好记录。随时观察患儿生命体征、尿量、温箱的温度及湿度，并监测血糖、电解质及肾功能等。

（二）消除硬肿

除积极复温外，还可用温阳祛寒、活血化瘀的中药，如静脉滴注丹参或用中药配成"硬肿软膏"加温后外敷硬肿处，可使硬肿消散。维生素E对维持酶的活性，防止不饱和脂肪酸过度氧化，维持组织正常新生代谢有一定效果，可每日口服或肌注5～10mg，连用3～5天。

（三）保证热量供给

喂养时要细心，少量多次，能吸吮者可经口喂养。面颊硬肿、吸吮无力者可用鼻饲或静脉输液，热能开始每日每千克体重应达到50kcal（水分50mL），随体温上升增至每日100kcal（水分100mL）。重者可输入全血及血浆，也可静脉高营养液。有明显心、肾功能损害者，应严格控制速度及液量，静脉滴入的液体应加温至35℃左右。

（四）预防感染

1. 做好消毒隔离，硬肿症患儿应与感染者分开，防止交叉感染。

2. 应用抗生素预防和治疗感染。使用抗生素时应注意剂量、用法和不良反应。

3. 加强皮肤护理，使用柔软床垫，勤翻身，避免皮肤受压、拖拉等防止皮肤破损。及时更换尿布，用软毛巾擦洗臀部。经常更换体位，防止体位性水肿和坠积性肺炎。尽量避免肌内注射，以免由于吸收不良或皮肤破损而引起感染。

（五）严密观察病情

注意体温、脉搏、呼吸、硬肿范围及程度、尿量、有无出血征象等，如面色突然发绀、呼吸增快、肺部啰音增多，要考虑肺出血，应立即将患儿头偏向一侧，及时吸出呼吸道分泌物，保持呼吸道通畅，详细记录护理记录单，备好抢救药物和设备，并及时与医生联系进行救治。

第五节　新生儿窒息

一、概述

新生儿窒息是指胎儿娩出后1分钟，仅有心跳而无呼吸或未建立规律呼吸的缺氧状态。为新生儿死亡的主要原因之一，是出生后常见的一种紧急情况，必须积极抢救和正确处理，以降低新生儿死亡率及预防智能异常等远期后遗症。

二、病因

凡能使血氧浓度降低的任何因素都可以引起窒息。新生儿窒息与胎儿在子宫内环境及分娩过程密切有关。如果缺氧发生在产程中，胎儿血液中的二氧化碳刺激呼吸中枢，以致早期发生强烈呼吸动作，喉括约肌失去屏障功能而吸入大量羊水，致使产时窒息或转为娩出后的新生儿窒息。如胎儿呼吸中枢已告麻痹，则娩出的新生儿即无呼吸。引起新生儿窒息的母体因素有妊娠高血压综合征、先兆子痫、子痫、急性失血、严重贫血、心脏病、急性传染病、肺结核等，使母亲血液含氧量减低而影响胎儿，多胎、羊水过多使子宫过度膨胀或胎盘早期剥离、前置胎盘、胎盘功能不足等均影响胎盘间的血循环，脐带绕颈、打结或脱垂可使脐带血流中断，产程延长、产力异常、羊膜早破、头盆不称、各种手术产（如产钳、内回转术处理不当），以及应用麻醉、镇痛、催产药物不妥等，都可引起新生儿窒息，新生儿呼吸道阻塞、颅内出血、肺发育不成熟、严重的中枢神经系统、心血管系统畸形和膈疝等，也可导致出生后的新生儿窒息。

三、临床特点

根据窒息的程度，可分为轻度和重度两个阶段，两个阶段可以相互转化。轻重度的评估往往采用Apgar的评分，对新生儿五项观察指标，即出生5分钟评分，有助于诊断及判断预后。

轻度窒息又称发绀窒息，Apgar评分为4～7分。全身皮肤呈发绀色，呼吸表浅或不规律，心跳规则，强而有力，心率常减慢（80～120次／分钟），肌肉有强度，对外界刺激有反应，喉反射存在，若不及时治疗，可转变为重度窒息。

重度窒息又称苍白窒息，评分为0~3分，皮肤苍白厥冷，指（趾）端及口唇暗紫，无呼吸或仅有喘息样微弱呼吸，心跳不规则，心音弱，心率少于80次／分钟，喉反射消失，肌肉张力松弛，对外界刺激无反应，如不及时抢救可致死亡。

四、护理问题

（一）新生儿

1. 清理呼吸道无效　与呼吸道中吸入羊水黏液有关。
2. 体液不足　与有效体液量丧失，调节机制无效有关。
3. 有感染的危险　与新生儿抵抗力下降有关。
4. 有受伤的危险　与生产与抢救有关。

（二）母亲

1. 恐惧　与孩子的生命受到威胁有关。
2. 预感性悲哀　与现实的或预感的丧失新生儿及可能留有后遗症有关。

五、护理目标

1. 新生儿呼吸道分泌物能清理干净，恢复自主呼吸，抢救成功。
2. 母亲恐惧消失，并配合医生、护理人员，护理好婴儿。
3. 新生儿出院时体温、血常规正常。
4. 母亲没有发生并发症。

六、护理措施

1. 凡估计胎儿出生后可能发生新生儿窒息者，分娩前做好抢救准备工作，氧气、保暖、急救药品及器械等。抢救必须及时、迅速、轻巧，避免发生损伤。

2. 胎头娩出后及时用吸引管或手挤压法清除鼻咽部分泌物、羊水等，胎儿娩出后，取头低位，在抢救台继续用吸痰管清理呼吸道的黏痰和羊水。如效果不佳，可配合医生采取气管内插管吸取。动作轻柔，避免负压过大损伤咽部黏膜不良反应。

3. 保暖，吸氧，必要时行人工呼吸。

4. 卧位姿势　按具体情况而定，若无产伤，新生儿娩出后以右侧卧位为主。

5. 按医嘱纠正酸中毒，每千克体重给予5%碳酸氢钠3~5mL加25%葡萄糖10mL，脐静脉缓慢注入。必要时重复给药。

6. 体外心脏按压　方法是新生儿仰卧，用食、中两指有节奏地按压胸骨中段，每分钟100次左右，每次按压后放松，使胸骨变位，心脏扩张，按压与放松时间大致相同。

7. 复苏　注意保暖，保持呼吸道通畅，吸氧，注意患儿面色、呼吸、心率、体温、出入量变化。

8. 适当延迟哺乳　必要时遵医嘱给予静脉补液以维持营养及抗生素预防感染等。

9. 产妇做好心理护理　在适当的时间告诉产妇新生儿的情况，争取产妇合作。

第六节 新生儿肺炎

一、概念

新生儿肺炎（neonatal pneumonia）是一种常见病，可分为吸入性肺炎和感染性肺炎两大类，本病死亡率较高。

二、病因

（一）吸入性肺炎

吸入性肺炎包括羊水、胎粪、乳汁等吸入。主要因缺氧刺激胎儿呼吸而使胎儿吸入羊水、胎粪引起吸入性肺炎；乳汁吸入常见于吞咽功能不全、吮乳后呕吐、食管闭锁和唇裂、腭裂等。其中以胎粪吸入性肺炎最为严重。

（二）感染性肺炎

细菌、病毒、衣原体等都可引起新生儿肺炎。病原体的侵入可发生在宫内、出生时及出生后。宫内感染和出生时感染以巨细胞病毒、大肠埃希菌（大肠杆菌）、B组溶血性链球菌、衣原体等为主，出生后感染以葡萄球菌为常见。

三、临床特点

（一）吸入性肺炎

羊水、胎粪吸入者多有窒息史，在复苏或出生后出现呼吸急促或呼吸困难伴发绀、呻吟。胎粪吸入者病情往往较重，可引起呼吸衰竭、肺不张、肺气肿、肺动脉高压及缺氧缺血性脑病的中枢神经系统表现。一旦并发气胸、纵隔气肿，病情突变甚至死亡。乳汁吸入者常有喂乳呛咳，乳汁从口、鼻流出，伴气急、发绀等，严重者可导致窒息。

（二）感染性肺炎

宫内感染发病早，产后感染发病较晚。临床症状往往不典型，主要表现为一般情况差、呼吸浅促、鼻翼扇动、点头呼吸、口吐白沫、发绀、食欲差、体温异常。病情严重者可出现呼吸困难、呼吸暂停、吸气三凹征，甚至呼吸衰竭和心力衰竭。

四、护理问题

（一）清理呼吸道无效

与呼吸急促，患儿咳嗽反射功能不良有关。

（二）气体交换受损

与肺部炎症有关。

（三）有体温改变的危险

与感染、环境温度变化有关。

（四）潜在并发症

心力衰竭，与严重缺氧、酸中毒有关。

五、护理目标

维持正常体温，及时清除痰液，保持呼吸道通畅，预防并发症发生。

六、护理措施

（一）胸部物理治疗

1. 翻身能预防肺内分泌物堆积和改善受压部位肺扩张。

2. 拍击背部由下而上，由外周向肺门拍击，使小气管分泌物松动易于进入较大气管，有利于吸痰和促进肺循环。

3. 吸痰，及时有效的清除呼吸道分泌物，分泌物黏稠者应采用雾化吸入以湿化气管，促进分泌物排出。

（二）合理用氧改善呼吸功能

保持室内安静，空气新鲜，温湿度适宜。选择与病情相适应的用氧方式，维持有效吸氧。

（三）维持正常体温

体温过高时给予降温，体温过低时给予保暖。

（四）密切观察病情

准确无误地执行医嘱，保证抗生素及其他药物有效进入体内。尤其注意并发症先驱症状，注意药物不良反应，发现异常及时与医生取得联系。当患儿烦躁不安、心率加快、呼吸急促、肝在短时间内显著增大时，提示并发心力衰竭，应给予吸氧、控制补液量和速度、使用强心药等。当患儿突然气促、呼吸困难、发绀明显加重时，可能合并气胸或纵隔气肿，应做好胸腔闭式引流的准备，配合医生穿刺，做好胸腔引流护理。

第七节　新生儿溶血病

一、概述

新生儿溶血病（hemolytic disease of newborn）是指母婴血型不合，母亲的血型抗体（IgG）通过胎盘进入胎儿血循环，引起胎儿或新生儿发生同族免疫反应而引起的溶血。以 Rh及ABO血型系统不合引起的溶血为多见。

二、病因与发病机制

虽然人类血型抗原多达160种以上，但新生儿溶血病以ABO系统血型不合最为常见，其次是Rh系统血型不合。

（一）ABO血型不合

母亲多为O型，婴儿为A型或B型。这是因为O型血产妇的"天然"抗A、抗B抗体IgG能通过胎盘屏障，而A型或B型产妇的抗B或抗A"天然"抗体IgM不能通过胎盘屏障。

（二）Rh血型不合

由于Rh抗原强弱次序为D>E>C>c>e>d，故RhD溶血症最为多见，其次是RhE溶血症。Rh血型不合引起的同种免疫性溶血的机制如下（以抗D为例）：

（1）母为Rh阴性；

（2）胎儿为Rh阳性；

（3）胎儿红细胞经胎盘入母体循环；

（4）母体被胎儿红细胞的D抗原致敏；

（5）母体产生抗D抗原进入胎儿循环；

（6）母体的抗D抗原使胎儿的红细胞被致敏；

（7）致敏的胎儿红细胞被破坏。

一般认为，初发这种免疫反应发展缓慢，常历时2个月以上甚至长达6个月，且所产生的抗体常较弱并系IgM，不通过胎盘，因此第一胎发生Rh溶血的可能性很低。

三、临床特点

Rh溶血病症状较ABO溶血病者严重。其主要临床特点有下面几点。

（一）胎儿水肿

见于病情严重者，甚至可为死胎。

（二）黄疸

Rh溶血病在出生后24小时内出现黄疸，而ABO溶血病则于出生后2～3天出现黄疸，大多数患儿黄疸迅速加重。

（三）贫血

贫血程度依病情和出生后时间不同而不同，轻症者血红蛋白>140g／L，重症者常<80g／L，甚至低于30g／L，同时Rh溶血病多有肝脾肿大，而ABO溶血病肝脾肿大较少、较轻。

（四）胆红素脑病（核黄疸）

一般发生在出生后2～7天，早产儿多见。患儿首先出现嗜睡、喂养困难、吸吮无力、拥抱反射减弱、肌张力低等，半天至1天后很快出现双眼凝视、肌张力增高、角弓反张、前囟隆起、呕吐、哭叫、惊厥，常伴有发热，如不及时治疗，1／3～1／2患儿死亡，幸存者常留有手足徐动症、听力下降、牙釉质发育不全、眼球运动障碍及智力落后等后遗症。

四、护理问题

（一）潜在胆红素脑病的危险

与间接胆红素透过血脑屏障与神经细胞结合有关。

（二）心力衰竭

与贫血有关。

五、护理目标

1. 血清胆红素降至正常范围。
2. 患儿生命体征稳定，贫血得以纠正。

六、护理措施

1. 与感染性疾病患儿分开，防止交叉感染。
2. 给予充足的热量及水分，不能进食者可鼻饲。
3. 保持皮肤及臀部清洁，避免感染。
4. 观察病情　注意黄疸出现及加重的时间，观察皮肤及巩膜的颜色。观察大便颜色、次数、性质，做好记录。黄疸加重的同时常伴有嗜睡、吸吮反射减弱、肌张力减退，应及时告知医生，做好换血及抢救准备。保持室内安静，密切观察体温、呼吸、眼神等变化。体温过低可给予热水袋保暖。出现角弓反张、两手握拳、前臂内旋等，及时给氧吸入，必要时给予镇静剂，并告知医生。随时了解贫血程度、肝脏大小及有无心力衰竭等情况。出现心力衰竭表现应及时给予洋地黄制剂。输液应注意控制输液速度。

第八节　新生儿败血症

一、概述

新生儿败血症（neonatal septicemia）指细菌侵入血循环并生长繁殖、产生毒素而造成的全身感染。

二、病因和发病机制

（一）自身因素

新生儿免疫系统功能不完善，皮肤黏膜屏障功能差，血中补体少，白细胞在应激状态下杀菌力下降，T细胞对特异抗原反应差，细菌一旦侵入易致全身感染。

（二）病原菌

随地区不同而不同，我国仍以葡萄球菌、大肠埃希菌为主。近年由于极低体重儿的存活率提高和各种导管、气管插管技术的广泛应用，表皮葡萄球菌、克雷白杆菌、铜绿假单胞菌（绿脓杆菌）等条件致病菌败血症增多。

（三）感染途径

新生儿败血症可以发生在产前、产时或产后。产前感染与孕妇有明显的感染有关，尤其是羊膜腔的感染更易引起发病；产时感染与胎儿通过产道时被细菌感染有关，如胎膜早破、产程延长等；产后感染往往与细菌从脐部、皮肤黏膜损伤处及呼吸道、消化道等侵入有关。近年来医源性感染有增多趋势。

三、临床特点

无特征性表现。产前、产时感染一般发生在出生后3天内，产后感染发生在出生后3天后。早期表现为精神食欲不佳、哭声弱、体温异常等，转而发展为精神萎靡、嗜睡、不吃、不哭、不动，面色欠佳和出现病理性黄疸、呼吸异常。严重者很快发展到循环衰竭、呼吸衰竭、DIC、中毒性肠麻痹、酸碱平衡紊乱和核黄疸。血培养、直接涂片找细菌、检测细菌抗原、外周血检测、急相蛋白、C反应蛋白和血沉检查有助于明确诊断。

四、护理问题

（一）有体温改变的危险

与感染有关。

（二）皮肤完整性受损

与脐炎、脓疱疮有关。

（三）营养失调

低于机体需要量，与吸吮无力、摄入量不足有关。

五、护理目标

1. 体温维持在正常范围。
2. 逐渐恢复体温。
3. 无并发症发生，皮肤完整性无受损。

六、护理措施

（一）维持体温稳定

患儿体温易波动，除感染因素外，易受环境因素影响。当体温偏低或体温不升时，及时给予保暖措施；当体温过高时，给予物理降温及多喂水。

（二）抗生素的应用

保证抗生素有效进入体内。用氨基糖苷类药物，注意药物稀释浓度及对肾、听力的影响，按时检查尿液。

（三）消除局部病灶

如脐炎、鹅口疮、脓疱疮、皮肤破损等，促进皮肤病灶早日痊愈，防止感染继续蔓延扩散。

（四）保证营养

供给除经口喂养外，结合病情考虑静脉内营养。

（五）严密观察病情变化

加强巡视，严重者需专人护理，发现异常及时与医生取得联系，给予对症护理，观察内容见临床特点。

（六）做好家属的心理护理

讲解与败血症有关的护理知识，如接触患儿前洗手，保持皮肤清洁卫生及脐部护理等。

第九节　新生儿破伤风

一、概念

新生儿破伤风（neonatal tetanus）是因破伤风梭状杆菌经脐部侵入引起的一种急性严重感染，常在出生后7天左右发病。临床上以全身骨骼肌强直性痉挛和牙关紧闭为特征，故有"脐风""七日风""锁口风"之称。中华人民共和国成立前发病率、死亡率高，成立后由于无菌接生的推广和医疗护理质量的提高，其发病率和死亡率明显下降，但尚未完全消灭。

二、病因和发病机制

破伤风梭状杆菌为革兰阳性厌氧菌，广泛分布于土壤、尘埃和人畜粪便中。其芽孢抵抗力极强，能耐煮沸15～60分钟，需高压消毒、碘酊或双氧乙烷才能将其杀灭。

接生时用未消毒的剪刀、线绳来断脐，结扎或包裹脐端时消毒不严，使破伤风梭状杆菌侵入脐部。坏死的脐残端及其覆盖物可使该处氧化还原电势降低，有利于该菌繁殖并产生破伤风痉挛毒素。此毒素沿神经轴逆行至脊髓前角细胞和脑干运动神经核，也可经淋巴、血液至中枢神经系统，与神经苷脂结合，使后者不能释放甘氨酸等抑制性传递介质，导致肌肉痉挛。此外，毒素也可兴奋交感神经。

三、临床特点

潜伏期大多为4～8（平均2～21）天，发病越早，发作期越短、预后越差。起病时，咀嚼肌受累，患儿往往哭吵不安，想吃，但口张不大，吸吮困难，随后牙关紧闭、面肌痉挛，出现苦笑面容；双拳紧握、上肢过度屈曲、下肢伸直，呈角弓反张。强直性痉挛阵阵发作，间歇期肌强直继续存在，轻微刺激可引起痉挛发作。咽肌痉挛使唾液充满口腔；呼吸肌、喉肌痉挛引起呼吸困难、发绀、窒息；膀胱、直肠括约肌痉挛导致尿潴留和便秘。患儿神志清醒，早期多不发热，以后发热因肌肉痉挛或肺部继发感染所致。

四、护理问题

（一）有窒息的危险

与喉肌痉挛有关。

（二）有受伤的危险

与反复抽搐有关。

（三）清理呼吸道无效

与不能咳出分泌物有关。

（四）吞咽障碍

与咽肌痉挛有关。

（五）知识缺乏（家长）

与家长缺乏正规生产知识有关。

五、护理目标

1. 及时消除痰液，保持呼吸道通畅。
2. 患儿住院期间无窒息受伤情况出现。
3. 家长了解疾病相关知识，能够正确认识该疾病，积极配合医护人员。

六、护理措施

（一）控制痉挛

1. 注射破伤风抗毒素（tetanus antitoxin，TAT）中和未与神经组织结合的毒素。

2. 建立静脉通路 最好穿刺留置套管针，避免反复穿刺给患儿造成不良刺激，保证抗生素和止痉药物顺利进入体内。严禁药液外渗尤其止痉剂如地西泮（安定），以免造成局部组织坏死。

3. 环境要求 患儿应单独放置、专人看护，房间要求避光、隔音。如条件不允许，应将患儿置于相对安静处，戴避光眼镜，禁止不必要的刺激，必要的操作最好在使用止痉剂后有条理地集中完成。

4. 处理脐部 用消毒剪刀剪去残留脐带的远端并重新结扎，近端用3%过氧化氢溶液或1:4 000高锰酸钾液清洗后涂以2%碘酊。保持脐部清洁、干燥。

5. 保持患儿皮肤清洁干燥 由于患儿处于骨骼肌痉挛状态，易发热、出汗，因此应适当松包降温，及时擦干汗渍，保持患儿皮肤清洁干燥。

（二）密切观察病情变化

除专人守护外，应使用监护仪监测心率、呼吸、血氧饱和度等；详细记录病情变化，尤其是用止痉药后首次抽搐发生的时间、强度大小，抽搐发生持续的时间和间隔的时间，以及抽搐发作时患儿面色、心率、呼吸及血氧饱和度改变。一旦发现异常，及时处理患儿，通知医生组织抢救。

（三）保持呼吸道通畅

1. 准备 及时擦去外溢分泌物，使用止痉剂后，清除呼吸道分泌物。由于破伤风患儿的主要临床症状是骨骼肌痉挛，抽搐发作频繁。治疗过程中，止痉药使用剂量较大，且有些药物易在体内积蓄，引起呼吸停止，抢救不及时而导致患儿死亡。因此，应备有足够的抢救物品，如氧源、复苏囊、吸引器、气管插管或气管切开用物。

2. 氧气吸入　避免用鼻导管给氧，鼻导管的插入和氧气直接刺激鼻黏膜可使患儿不断受到不良刺激，从而加剧骨骼肌痉挛，建议选用头罩给氧，用氧流量至少5L／min，以免流量过低而引起二氧化碳潴留。用氧浓度应结合头罩上的调节孔来调节。当病情好转、缺氧改善后应及时停止用氧，以防引起氧疗并发症。

（四）保证营养

患儿早期吞咽功能障碍，应给予静脉营养以保证热能供给。病情允许情况下，给予鼻饲管喂养，根据胃的耐受情况，逐渐增加胃管喂养量。病情好转可以奶头喂养来训练患儿吸吮力及吞咽功能，最后撤离鼻饲管。同时，做好口腔护理，尤其在疾病早期，患儿往往处于禁食或鼻饲管喂养期，口唇常干裂，应涂液状石蜡等保持滋润。

（五）对患儿家长讲授有关育儿知识

宣传优生优育好处，推广无菌接生法，定期预防接种。

第十节　新生儿缺氧缺血性脑病

一、概述

新生儿缺氧缺血性脑病（hypoxic ischemic encephalopathy，HIE）是新生儿窒息后的严重并发症，是指在围生期窒息而导致的脑缺氧缺血性损伤。脑组织以水肿、软化、坏死和出血为主要病变。病情重，死亡率高，并可产生永久性神经功能缺陷，如智力低下、癫痫和脑瘫等。

二、病因与发病机制

（一）病因

HIE的发生主要与新生儿围生期窒息有关，凡是造成母体和胎儿血液循环和气体交换障碍引起血氧浓度降低的因素均可引起HIE。

（二）发病机制

缺血缺氧性脑损伤的机制十分复杂，主要与以下因素有关。

1. 脑血流变化　一般发生于窒息开始，循环方面的改变主要有三点。

（1）血液的再分布，大量的血流入脑。

（2）全脑和脑的局部血流增加。

（3）脑血管的自身调节丧失，随着窒息的进展将会出现心排血量下降，体循环低血压，以及由此引起的脑血流减少。

2. 脑代谢的变化　脑所需的能量来源于葡萄糖氧化，缺氧时无氧糖酵解使糖消耗增加，易导致低血糖和代谢性酸中毒；由于ATP减少，细胞膜上的钠-钙泵功能不足导致钙平衡紊乱，Na^+、Ca^{2+}和水进入细胞内，使细胞发生水肿，引起细胞不可逆性损伤；缺氧时脑血流再灌注损伤可产生大量氧自由基，从而引起细胞膜裂解、血脑屏障破坏和脑水肿形成，使脑损害加重；缺氧时一些兴奋性氨基酸（如谷氨酸、天冬氨酸等）在脑脊液中浓度增高，可导致神经元死亡。

三、临床特点

（一）一般表现

1. 宫内窘迫史或出生后窒息史。
2. 出生后24小时内出现神经系统症状。

（二）临床特点

出生后12小时内出现异常神经系统症状，严重者出现过度兴奋，如肢体颤抖、睁眼时间长、凝视、惊厥等，或嗜睡、昏睡甚至昏迷。根据临床特点，将本病分为三度。

1. 轻度　兴奋、拥抱反射稍活跃。
2. 中度　嗜睡、迟钝，肌张力减低，拥抱反射、吸吮反射减弱，常伴惊厥，可有轻度中枢性呼吸衰竭，瞳孔缩小，前囟紧张或稍膨隆。
3. 重度　昏迷，松软，拥抱反射、吸吮反射消失，惊厥常见或持续性，常有中枢性呼吸衰竭，瞳孔不对称扩大，对光反应消失，前囟膨隆、紧张。

四、护理问题

（一）潜在并发症

惊厥、颅内高压，与脑水肿引起中枢神经系统神经元过度去极化引起放电有关。

（二）营养失调

低于机体需要量，与意识障碍及呕吐时摄入量减少、消耗量增加有关。

（三）废用综合征

与神经系统受损有关。

五、护理目标

1. 及时有效地控制惊厥，恢复颅内压。
2. 每日供给所需热量和水分。
3. 脑损伤减低到最低程度，不发生神经系统后遗症。

六、护理措施

（一）控制惊厥，恢复意识

1. 保证安全，预防自伤和窒息　保持呼吸道通畅，平卧位，头偏向一侧。头肩部垫高2~3cm，在上下齿之间垫上牙垫防唇舌咬伤，及时清除呼吸道分泌物和呕吐物。准备好急救用品等。

2. 保持安静，室内空气新鲜流通　医护操作集中进行，禁止一切不必要刺激。

3. 一旦发生惊厥，必须在最短时间内将其控制　惊厥患儿应维持正常的通气、换气功能，保持静脉通道以备静脉给药。新生儿期抗惊厥药物首选苯巴比妥，出生后最初几日，首次先给10mg／kg，负荷量为20mg／kg，2~3分钟内静脉推注，15~20分钟后以同样剂量重复用1次。在无静脉通道时苯巴比妥可肌内注射，疗效及血药浓度与静脉注射基本相同。若经苯巴比妥足量应用后，惊厥仍未被控制，换用苯妥英钠或者苯巴比妥与地西泮合用。静脉注射苯妥英钠剂量过失或速度过快时可诱发心律失常，必须在严密监护下给药，保证安全。苯巴比妥与地西泮合用时，易引起呼吸衰竭和循环衰竭，新生儿应用地西泮必须谨慎，密切监护。

4. 针刺疗法　取穴人中、合谷、百会、涌泉，高热者配曲池、十宣。

5. 供氧　选用鼻导管、面罩、头罩给氧。保持PaO_2在6.65~9.31kPa（50~70mmHg），$PaCO_2$在5.32kPa（40mmHg）以下，但要防止$PaCO_2$过高或PaO_2过低。通过血气分析和血氧饱和度的监测使血氧饱和度保持在97%以上。吸入氧必须湿化，加温至32℃~34℃可增加氧分子的弥散能力，提高氧疗效果。对重度窒息新生儿紧急复苏后用高频喷射通气（high frequency jet ventilation，HFJV）治疗效果显著。

（二）降低颅内压

1. 脱水疗法护理　缺氧缺血性脑病颅内压增高症状除前囟张力增高外，缺乏其他特异性症状；症状最早在出生后4小时出现。治疗首选甘露醇，合并颅内出血患儿，通常在24小时后开始应用。前囟张力至第6天仍不见下降，多见于重度缺氧缺血性脑病，继续用甘露醇需谨慎。甘露醇定量每次1~2g／kg，足月儿每次0.5g／kg，早产儿0.25g／kg，30分钟内滴完，可反复使用，一般每6小时使用1次，注意观察前囟张力及尿量。如观察到患儿第1次排尿时间延迟，或出生后第1日内持续8小时尿量≤2mL／h，可遵医嘱用呋塞米。新生儿剂量为每次1.0mg／kg，静注或肌注。

2. 防止液体摄入过多　缺氧缺血性脑病患儿出生后最初3日内，液体摄入量应控制在60~80mL／（kg·d），用输液泵控制滴速，防止输入速度过快。准确记录24小时出入量。

3. 应用糖皮质激素　注意滴入速度不宜过快，出生后48小时内应用地塞米松0.5~1.0mg／kg，连用2~3次。

（三）减低脑损伤，消除脑干症状

幼儿病情变化大，应密切观察患儿体温、脉搏、呼吸、血压、瞳孔、神志、肌张力改变。如果患儿出现呼吸深慢或节律改变，瞳孔忽大忽小，对光反射迟钝，频繁呕吐，烦躁不安或脑性尖叫，说明有脑疝和呼吸衰竭，应及时协助医生抢救。

重度缺血缺氧性脑病患儿应用纳洛酮可明显降低其死亡率，对控制惊厥发作有明显疗效。护理人员应在明确其药理作用的前提下，协助医生把握应用纳洛酮的时机并观察其疗效。纳洛酮使冠状动脉血流和心肌供氧量得到改善，并使缺氧后的脑血流量重新分布，保证脑、肾等重要部位的血流供应，减轻脑水肿，缓解瘫痪、昏迷等症状。

应用纳洛酮的指征：①中枢性呼吸衰竭明显；②瞳孔缩小或扩大，对光反射消失或有频繁的眼球震颤；③末梢循环差，前臂内侧皮肤毛细血管再充盈时间≥3s；④心律减慢和心音低钝；⑤频繁惊厥难以用镇静剂控制；⑥胃肠功能紊乱。

（四）供给足够的营养和热卡，维持水、电解质平衡

频繁惊厥和颅内出血时，喂奶时间延至症状得到控制后或出生后72小时，禁食期间按所需热量计算后酌情以10%葡萄糖液静脉补给。开奶后不能抱喂，吸吮力差者鼻饲牛乳，注意食物的温度，注入速度要缓慢，防止发生呕吐。注意喂奶前抽胃液，观察胃管是否脱出，喂奶后用少量温水冲胃管，每周换胃管1次，换对侧鼻孔。有呕吐物或喂养困难者应静脉补液以保证热量供给。

（五）防止和早期干预后遗症

1. 早期干预是促进康复的关键，研究已表明生长发育具有"关键期"，在"关键期"内，脑在结构和功能上都具有很强的适应和重组的能力，因此目前对高危儿的干预主张从新生儿开始。

2. 国外对早产儿进行早期干预的研究结果表明，应根据患儿的情况选择在家庭和康复中心进行干预相结合的形式。

3. 指导家长学会按摩，如肢体按摩、被动运动等，加强功能训练。

4. 预防感染发生，做好基础护理。缺血缺氧性患儿应与感染患儿分开护理，限制探视，医护人员接触患儿前做好清洁消毒工作。加强口腔、脐部、臀部护理，恢复期定时翻身，避免坠积性肺炎和褥疮的发生，必要时使用抗生素。

5. 应用促进神经细胞代谢和改善脑血流的药物，可反复应用2～3个疗程或一直用至产后28天。

6. 新生儿窒息复苏一旦成功，在常规治疗的基础上，及时给予高压氧治疗，迅速纠正缺氧，有助于预防脑细胞功能损伤，有效地防止新生儿窒息进一步发展为HIE。高压氧（hyperbaric oxygen，HBO）治疗缺血缺氧性脑病的指征，国内未有统一意见，一般认为中、重度HIE病情稳定，且除外禁忌证后，应尽早给予高压氧治疗。高压氧舱专

职护士应严格遵守婴儿高压氧舱安全使用规则和婴儿高压氧治疗操作流程。

第十一节　新生儿肺透明膜病

一、概述

新生儿肺透明膜病又称为新生儿呼吸窘迫综合征（neonatal respiratory distress syndrome，NRDS）。病因与肺泡表面活性物质缺乏有关，多发生于早产儿，临床特点为在出生后不久出现进行性气促、呼吸困难、呼气性呻吟、发绀，最后因呼吸衰竭而死亡。病理以肺泡壁及细支气管壁上附有嗜伊红性透明膜和肺不张为特征。

二、病因与发病机制

（一）病因

本病是因为缺乏由Ⅱ型肺泡细胞产生的肺表面活性物质（pulmonary surfactant，PS）所造成，表面活性物质的80%以上由磷脂（phospholiplid，PL）组成，在胎龄20～24周时出现，35周后迅速增加，故本病多见于早产儿，胎龄越小，发病率越高。PS缺乏的原因有以下几个方面。

（1）早产：小于35周的早产儿Ⅱ型细胞发育未成熟，PS生成不足。

（2）缺氧、酸中毒、低温：均能抑制早产儿出生后PS的合成。

（3）糖尿病：孕妇患糖尿病，其所产胎儿胰岛细胞增生，而胰岛素具有拮抗肾上腺皮质激素的作用，延迟胎肺成熟。

（4）剖宫产：因其缺乏正常子宫收缩，刺激肾上腺皮质激素增加，促进肺成熟，PS相对较少。

（5）通气失常：可影响PS的合成。

（6）肺部感染：Ⅱ型细胞遭破坏，PS产量减少。

（二）发病机制

表面活性物质通过降低肺泡壁与肺泡内气体交界处的表面张力，使肺泡张开，其半衰期短而需要不断补充。表面活性物质缺乏时，肺泡表面张力增高，按照公式P（肺泡回缩率）=2t（表面张力）／R（肺泡半径），呼气时半径最小的肺泡最先萎陷，于是发生进行性肺不张，导致临床上呼吸困难和发绀等症状进行性加重。其过程如下：肺泡表面活性物质不足→肺泡壁表面张力增高（肺泡回缩力增高）→半径最小肺泡最先萎陷→进行性肺不张→缺氧、酸中毒→肺小动脉痉挛→肺动脉压力增高→卵圆孔及动脉导管开放→右向左分流（持续胎儿循环）→肺灌流量下降→肺组织缺氧更重→毛细血管通透性增高→纤维蛋白沉着→透明膜形成→缺氧、酸中毒更加严重，造成恶性循环。

三、临床特点

1. 新生儿出生时或出生后不久（4~6小时内）出现呼吸困难，呈进行性加重。
2. 鼻翼扇动、发绀、呼吸暂停甚至衰竭。
3. 呼气时呻吟，吸气时胸廓凹陷。

四、护理问题

（一）不能维持自主呼吸

与缺乏表面活性物质导致进行性肺不张有关。

（二）气体交换受损

与肺泡缺乏表面活性物质导致肺透明膜形成有关。

（三）营养失调

低于机体需要量，与摄入量不足有关。

五、护理目标

1. 维持自主呼吸。
2. 保证正常的气体交换。
3. 体重维持在正常范围。

六、护理措施

1. 按新生儿一般护理常规。
2. 保暖　根据患儿情况置于适中温度的保暖箱（开放暖箱或闭式暖箱）中，在抢救过程中注意保暖，使皮肤温度保持在36℃~37℃。
3. 重症患儿遵医嘱禁食补液，以免呛奶造成窒息。
4. 保持呼吸道通畅，呼吸困难给予温湿化吸入，注意给氧浓度。按血气分析调整氧流量，避免氧浓度过高对眼及肺的损害。根据病情，按医嘱选用头罩给氧、鼻塞持续气道正压给氧或气管插管呼吸机正压给氧，保持PaO_2在50~90mmHg。开始使用呼吸机的常用参数：吸气压力20cmH$_2$O左右、呼气末正压3~5cmH$_2$O、吸气时间／呼气时间为1:1或1:1.5、呼吸频率30次／分钟、吸入氧浓度为60%、吸气时间约1秒，半小时后根据血气分析结果调整以上数据。
5. 密切观察病情变化，必要时进行心电监护。出现呼吸困难加重、烦躁不安、呼吸节律不规则等及时报告医生，采取有效措施，详细记录病情变化。

七、健康指导

满月后复查眼底、听力，加强营养，预防感染，按时预防接种。

第十二节　新生儿颅内出血

一、概述

新生儿颅内出血是指新生儿出生前后因缺氧或产伤引起的颅内出血性病变。早产儿、低体重儿尤为多见，是新生儿早期死亡的主要原因之一。由缺氧所致者多见于早产儿、低体重儿，由产伤所致者多见于足月儿及异常分娩的新生儿。

二、病因与发病机制

（一）病因

1. **缺氧**　产前、产时及产后引起的胎儿或新生儿缺氧、缺血的因素，如孕母有严重贫血、脐带绕颈、妊娠高血压或出生时使用吗啡类药等都可导致颅内出血。早产儿特别是胎龄不足32周的早产儿对缺氧、酸中毒极为敏感，所以，缺氧引起的颅内出血以早产儿多见。

2. **产伤**　头部受挤压是产伤性颅内出血的重要原因，足月儿多见。常因胎头过大、产道过小、急产、臀位产、高位产钳或吸引器助产等。

3. **其他**　新生儿肝功能不成熟，凝血因子不足，当快速输入高渗液体、机械通气不当、惊厥时，脑血管内压增高增加血管破裂出血的风险。此外，一些出血性疾病也可引新生儿的颅内出血。

（二）发病机制

缺氧及缺血可直接损伤脑毛细血管内皮细胞，使其通透性增高或脑血管破裂；缺氧可使脑血管的自主调节功能受损，血管呈被动扩张状态，导致毛细血管破裂或使脑血流量减少而致缺血性改变；缺氧还可引起脑室管膜下组织坏死、分解引起出血。

产伤使产道阻力过大，导致头部受挤压变形引起出血，当血因子不足、出血性疾病存在的情况下，血管压力的增高直接导致脑血管破裂出血。

三、临床特点

颅内出血的症状和体征与出血量、出血部位、出血时间有关。症状多出现在出生后数小时至1周左右。以中枢神经兴奋及抑制状态的相继出现及呼吸改变为特征。

（一）意识改变

激惹、过度兴奋或表情淡漠、嗜睡、昏迷等。

（二）眼症状

双目凝视、斜视，眼球上转困难，眼震颤等。

（三）颅内高压

呕吐、前囟隆起、脑性尖叫、骨缝张开、惊厥等。

（四）呼吸改变

呼吸增快、减慢、不规则或暂停等。

（五）肌张力改变

早期增高，以后降低。

（六）瞳孔

双侧不等大，对光反射迟钝。

（七）其他

贫血和黄疸。

四、护理问题

（一）潜在并发症

颅内压增高，与颅内出血导致脑容积和重量增加有关。

（二）低效性呼吸型态

与呼吸中枢受抑制使呼吸不规则、呼吸暂停、发绀有关。

（三）营养失调

低于机体需要量，与摄入量减少和呕吐有关。

（四）体温调节无效

与感染、体温调节中枢受损有关。

五、护理目标

1. 患儿前囟平坦，生命体征稳定，颅内压降至正常。
2. 患儿呼吸平稳，无缺氧及呼吸暂停现象。
3. 患儿能得到每日所需的营养及水分。
4. 患儿不发生感染，体温正常稳定。

六、护理措施

（一）严密观察病情，降低颅内压

1. 绝对卧床休息　患儿绝对静卧直至病情稳定，为防止出血加重和减轻脑水肿，应将患儿头肩部抬高15°~30°，有利于头部血液回流，从而降低颅内压。不要随意搬动头部，需头偏向一侧时，整个身躯也应取同侧位，以保持头呈正中位，以免颈动脉受压，利于头部血液回流，从而降低颅内压，同时侧卧位还可避免呕吐时发生窒息。尽量减少搬动患儿，喂奶时不能抱喂，以免加重出血。

2. 避免一切（包括声、光等）刺激 室内保持安静，尽量减少对患儿的移动和刺激，除臀部护理外，严禁沐浴，将护理和治疗集中进行，动作做到轻、稳、准，避免引起患儿烦躁而加重缺氧和出血。静脉穿刺最好用留置针，减少反复穿刺刺激。面罩加压给氧、气管插管等操作时，动作要轻柔，以防引起皮下出血。

3. 按医嘱正确使用药物 注意药物的配伍禁忌和观察药物疗效，使用镇静药时，要注意观察疗效及有无呼吸抑制。

4. 严密观察病情 观察患者呼吸、心率、体温等生命体征变化。观察神志与反射，有无烦躁、兴奋或昏迷，有无抽搐。观察吸吮、觅食、握持反射情况。注意双侧瞳孔大小是否对称，对光反射是否消失。观察囟门紧张度、肌张力异常等。定期测量头围，及时记录阳性体征并与医生取得联系。

（二）保持呼吸道通畅，维持正常呼吸

1. 及时清除呼吸道分泌物 避免因奶瓶、被子压迫或遮盖患儿口鼻，引起窒息。

2. 合理给氧 根据患儿病情选择合适的给氧方式，以降低颅内压。采取面罩吸氧、鼻塞或头罩吸氧时，PaO_2维持在7.9~10.6kPa（60~80mmHg）。呼吸暂停时应刺激患儿皮肤及采取人工辅助呼吸，病情好转及时停止吸氧。

3. 观察并记录患儿呼吸次数、频率、类型、给氧效果。

（三）供给足够的能量和水分

病情较重者延迟喂奶时间至出生后72小时，禁食期间按医嘱静脉补充营养，液体量每日60~80mL／kg，输液速度宜慢，并将日总补液量于24小时均匀输入，避免因快速扩容增加脑血管压力，使缺氧状态下扩张的血管破裂而加重出血。吸吮力差者可用滴管喂养，病情稳定后先喂糖水，然后喂奶，奶孔注意不能太小，以免吃奶费力、疲劳加重而导致出血。

（四）维持体温稳定

保持房间空气新鲜，温、湿度适宜，定期消毒，严格无菌操作。做好皮肤护理以防褥疮发生。体温过高时给予物理降温，体温过低时注意保暖，保持体温稳定。遵医嘱应用抗生素。

第十三节　新生儿坏死性小肠结肠炎

一、概述

新生儿坏死性小肠结肠炎是新生儿期常见的严重疾病，死亡率高。常发生在出生后2周的新生儿，以早产儿、低体重儿发病率高。以胃肠道缺血性坏死、常并发肠穿孔为其特征，以腹胀、呕吐、腹泻、便血为主要临床特点。

二、病因与发病机制

（一）各种病因使肠黏膜受损发生缺血性坏死

新生儿窒息、严重败血症、肺透明膜病、休克、低血压、肺动脉高压等可引起机体防御性反射，为保证心、脑重要器官的血流供应，肠系膜血管强烈收缩、血流重新分配，以减少肠管血流量，使胃肠缺氧、缺血。新生儿红细胞增多症可因血液黏稠度增高而致肠黏膜损伤。使用高渗奶、高渗药物或经肠道营养的液量过多、输入速度过快等因素也可引起新生儿坏死性小肠结肠炎。

（二）肠道内细菌的作用

肺炎、腹泻等感染及医院环境或广谱抗生素的应用等，造成肠道菌群失调。

（三）肠功能失调

早产儿、低体重儿肠管壁神经、肌肉发育欠成熟，肠管运动力弱，可导致功能性肠梗阻，引起肠管扩张，肠腔压力增高，使肠壁血流量减少，导致肠黏膜发生缺血性损害。

三、临床特点

多见于早产儿、低体重儿，男婴较女婴多见。在出生后2～3周内发病，大都发生于生后2～12天。

（一）腹胀

常为首发症状，先有胃排空延迟、胃潴留，后全腹胀，肠鸣音减弱或消失，当肠坏死或穿孔时，腹壁可出现局部红肿、发硬。

（二）呕吐

呕吐物带有胆汁或呈咖啡样。

（三）腹泻、便血

多先有腹泻，排水样便，每日5～10次。1～2天后可为果酱样或黑便，亦可为便中带血。

（四）其他全身症状

精神萎靡、反应低下、四肢冷、面色苍灰、呼吸暂停、心率减慢等。并发腹膜炎时，腹膨隆严重，腹壁发红、发硬或发亮、水肿，如发生肠穿孔则有气腹。

四、护理问题

（一）舒适的改变

与肠道功能不健全，引起呕吐、腹胀、腹泻有关。

（二）营养失调

低于机体需要量，与呕吐、长时间禁食有关。

（三）体液不足

与呕吐、腹泻、持续胃肠减压，长时间禁食，引起液体丢失过多及补充不足有关。

（四）潜在并发症

肠穿孔、腹膜炎、休克等，与肠壁缺血坏死、肠蠕动、肠胀气有关。

五、护理目标

1. 使患儿舒适，缓解呕吐、腹胀、腹泻。
2. 禁食期间，患儿能维持营养平衡。
3. 患儿不发生水、电解质紊乱。
4. 患儿不发生肠穿孔、休克、腹膜炎等。

六、护理措施

（一）缓解腹胀，控制腹泻

1. 立即禁食，一般7～14天，至腹胀消失、大便隐血转阴，临床症状好转后尝试性进食。
2. 胃肠减压，改善胃肠道血液供应。减压时保持引流管通畅，每2小时用生理盐水冲管1次，严格记录引流物的量、颜色、性质，做好口腔护理。
3. 遵医嘱给予抗生素控制感染，最好使用留置针。
4. 保持安静舒适的环境，给予安慰等支持性护理。

（二）禁食期间由静脉保证液体量

禁食期间注意补液，以保证液体、营养的需要，维持水、电解质平衡。大便潜血试验阴性患儿可逐步恢复进食，从水开始，再用稀释奶，逐渐增加奶量和浓度。

（三）保持静脉管道通畅

按医嘱按时完成静脉补液，准确记录24小时出入液量。

（四）密切观察病情

1. 注意患儿面色、呼吸、心率、体温、腹部等情况。发现全身情况及腹胀无好转、有肠梗阻或腹膜炎体征应立即报告医生。

2. 仔细观察、记录大便的次数、性质、颜色及量，了解大便变化过程，及时、正确留取大便标本送检。每次便后用温水清洗臀部并涂油膏，减少大便对皮肤的刺激，保持臀部皮肤的完整性。

3. 观察呕吐情况，患儿取右侧卧位或将头偏向一侧，及时清除呕吐物，保持皮肤及床单位清洁，记录呕吐时间以及呕吐物的颜色、性质和量。

4. 加强保护性隔离，避免交叉感染。

（五）加强健康教育

向家长讲解饮食控制、皮肤和口腔的护理知识，并使家长理解和配合。

第十四节　新生儿低血糖症

一、概述

低血糖症指血糖值低于正常同龄婴儿，是新生儿期常见病。持续低血糖或反复发作低血糖惊厥，可引起严重的中枢神经损害，导致智力低下、脑瘫等神经系统后遗症。

全血血糖测定，足月儿最初3天内血糖<1.7mmol／L（30mg／dL），3天后血糖<2.2mmol／L（40mg／dL）；小于胎龄儿和早产儿生后3天内血糖<1.1mmol／L（20mg／dL），3天后血糖<2.2mmol／L，均称为低血糖症。

二、病因与发病机制

（一）糖原储存过少

胎儿肝脏糖原的储备主要发生在胎龄最后4～8周，低体重儿糖原储存量少，出生后代谢所需能量相对高，特别是脑组织中糖利用较多，而糖原合成酶系统活性较低，糖原生成障碍，易发生低血糖。

（二）需糖量增加

新生儿窒息、硬肿症及败血症等易发生低血糖，感染儿的糖消耗率比正常儿增加3

倍。缺氧时无氧代谢耗氧量增加，加上去甲肾上腺素释放使糖消耗量增加。

（三）高胰岛素血症

孕妇患糖尿病，胎儿血糖随之增高，引起胰岛细胞代偿性增生，血中胰岛素水平增高。出生后来自母亲的糖中断，可致低血糖。严重溶血病的胎儿由于红细胞破坏、红细胞内谷胱甘肽游离在血浆中，对抗胰岛素作用，也可使胎儿胰岛细胞代偿性增生，发生高胰岛素血症。

（四）其他

内分泌、代谢及遗传性疾病，如肾上腺皮质功能低下、垂体功能低下、半乳糖血症、果糖不耐受等也会出现低血糖症。

三、临床特点

新生儿低血糖症常缺乏特异表现，无症状性低血糖比症状性低血糖多10～20倍，主要见于早产儿。临床症状多发生在出生后数小时至1周内，常见症状、体征有淡漠、嗜睡、喂养困难、震颤或惊跳、兴奋、呼吸暂停、发绀、肌张力低下、多汗、苍白、低体温、惊厥等。经补充葡萄糖后症状消失、血糖恢复正常。新生儿期一过性低血糖症多见，如反复发作，需考虑先天性内分泌疾病和代谢缺陷引起。

四、护理问题

1. 营养失调　低于机体需要量，与摄入不足、消耗增加有关。
2. 潜在并发症　呼吸暂停，与低血糖有关。

五、护理目标

1. 患儿获得足够的营养。
2. 患儿不发生呼吸暂停或发生后得到及时处理。

六、护理措施

（一）保证能量供给

1. 预防比治疗更重要，对可能发生低血糖的患儿于出生每小时给10%葡萄糖溶液1次，3～4次后喂奶。早产儿或患儿尽快建立静脉通道，保证葡萄糖输入。
2. 定期监测血糖，及时调整葡萄糖的输注量和速度。

（二）密切观察病情

除生命体征外，随时观察患儿反应，注意有无震颤、多汗、呼吸暂停等，并与输注葡萄糖以后的状况作比较。对呼吸暂停者立即进行刺激皮肤、托背、吸氧等处理。

第十五节　新生儿高血糖症

一、概述

新生儿全血血糖浓度>7.0mmol／L（125mg／dL），可诊断为新生儿高血糖症（neonatal hyperglycemia）。

二、病因与发病机制

（一）医源性高血糖

多见于早产儿、极低体重儿，由于输注葡萄糖过多，速度过快，以及婴儿在产房复苏时应用高渗葡萄糖、肾上腺素及长期应用糖皮质激素等药物所致。

（二）疾病

窒息、感染、休克、颅内出血或保暖不良的新生儿，由于儿茶酚胺分泌增加，皮质激素分泌增多导致糖原分解加快，糖原异生作用增强以及胰岛素分泌减少或胰岛素受体敏感性下降而导致高血糖。

（三）抑制糖原合成

呼吸暂停的新生儿，使用氨茶碱治疗时，能激活肝糖原分解，抑制糖原合成。

（四）糖尿病

新生儿少见。

二、临床特点

轻症无临床特点。血糖显著增高者可发生高渗血症、高渗性利尿，出现脱水、多尿、口渴、烦躁、体重下降、惊厥等。早产儿可因脑血管发育较差，出现严重高渗血症、脑血管扩张，发生颅内出血。

四、护理问题

（一）有体液不足的危险

与多尿引起患儿体液减少、电解质紊乱有关。

（二）有皮肤感染的危险

与多尿、尿布潮湿刺激皮肤，引起皮肤破损而感染。

五、护理目标

1. 保证患儿体液充足，电解质稳定。
2. 患儿皮肤无破损发生。

六、护理措施

（一）维持血糖稳定

1. 减慢葡萄糖输注速度，通常为每分钟4~6mg／kg或更低。严格控制输液速度，24小时均匀输入，监测血糖变化。
2. 观察病情，注意有无口渴、体重和尿量等变化。遵医嘱及时补充电解质，纠正电解质紊乱。

（二）做好皮肤护理

保持衣服、床单的清洁干燥，勤换尿布，保持会阴部清洁，严格观察患儿全身皮肤情况，如有皮肤破损给予相应处理。

（三）健康教育

向患儿家长介绍本病的有关知识，取得患儿家长的理解，指导其掌握相关育儿知识。

第十六节　新生儿低钙血症

一、概述

新生儿低钙血症是新生儿惊厥的常见原因，分早期和晚期两种。早期低钙血症发生在出生后3天以内，晚期发生于出生3天以后。

二、病因与发病机制

（一）早期低血钙

早期低血钙指出生后3天内出现低钙血症，多在出生后24~48小时内发生。多见于早产儿、各种难产儿、败血症、窒息、颅内出血、低血糖等患儿，或母亲有糖尿病、妊娠高血压综合征及甲状旁腺功能亢进等情况的患儿。早产儿与维生素D代谢异常、肾排磷减少有关，各种新生儿缺氧疾病因组织缺氧、磷释放增加，血磷增高，血钙水平相应低下。孕妇患糖尿病，婴儿从母体经胎盘转运来的钙量增加，其甲状旁腺受抑制，出生后头几日血中降钙素高，使出生后的新生儿约一半伴低钙血症。

（二）晚期低血钙

晚期低血钙指出生3天后至3周末发生的低血钙，多为足月儿、人工喂养儿，因牛乳、代乳品及谷类食物中含磷高，且钙磷比例不合理，一方面影响钙的吸收，另一方面高磷酸盐血症使血钙降低。

（三）其他低血钙

多见于维生素D缺乏或先天性甲状旁腺功能低下的婴儿。孕妇患甲状旁腺功能亢进，由于母亲血钙高，胎儿甲状腺受抑制，出生后可呈顽固性低血钙抽搐。暂时性先天性特发性甲状旁腺功能不全属自限性疾病，永久性甲状旁腺功能不全较少见，为X连锁隐性遗传。

三、临床特点

症状轻重不一，主要表现为易激惹、抖动、惊厥，重者喉痉挛和呼吸暂停，少数有水肿，颅内压增高。

足月儿血钙<2mmol／L（8mg／dL），游离钙<1mmol／L（4mg／dL）。早产儿血钙<1.75mmol／L（7.0mg／dL），游离钙<0.9mmol／L（3.5mg／dL）。心电图示Q-T间期延长（足月儿>0.19秒，早产儿>0.20秒）。血磷可升高。

四、护理问题

（一）有窒息的危险

与血钙造成的喉痉挛有关。

（二）婴儿行为紊乱

与神经、肌肉兴奋性增高有关。

（三）有受伤的危险

与抽搐有关。

五、护理目标

1. 患儿不发生窒息。
2. 患儿神经、肌肉兴奋性恢复正常。
3. 患儿不发生创伤，皮肤、黏膜无破损。

六、护理措施

（一）降低神经、肌肉兴奋性，防止窒息的发生

1. 保持室内安静，避免家长大声呼叫，减少刺激。惊厥发作时，将患儿头转向侧位，以免误吸分泌物或呕吐物造成窒息。

2. 按医嘱及时补充钙剂。10%葡萄糖酸钙静注或静滴时，用5%～10%葡萄糖溶液

稀释至少1倍，稀释后药液推注速度≤1mL／min，并有专人监护心率，以免注入过快引起循环衰竭和呕吐等毒性反应，当患儿的心率低于80次／分钟时，应立即停用。同时，严禁药液外渗，以免造成组织坏死。一旦发现药液外渗应立即拔针停止注射，局部用25%～50%硫酸镁湿敷。口服补钙应注意在两次喂奶间给药，乳类及茶水可影响钙吸收。

3. 强调母乳喂养或用母乳化配方奶喂养。

4. 加强巡视，备好抢救药品及器械，如氧气、吸引器、气管插管、呼吸机等。一旦发生喉痉挛，应立即将患儿舌尖拉出口外，进行人工呼吸或加压给氧，必要时进行气管插管。

（二）预防创伤的发生

1. 抽搐发作时应就地抢救，避免家长将患儿紧抱、摇晃，以免创伤或加重抽搐。

2. 剪短患儿指甲或戴手套。患儿抽搐时，应立即轻轻将患儿平放床上，以免摔伤，头下垫以柔软物品，不要对患儿肢体加以约束。

3. 按医嘱尽快给予抗惊厥药物。

（三）加强健康教育

1. 向家长解释病因及预后，以取得合作和理解。

2. 介绍育儿知识，提倡母乳喂养。无法母乳喂养者，提供可选择的几种配方奶。

3. 指导服用钙剂和维生素D的方法，坚持户外活动，多晒太阳。

第十七节　新生儿低镁血症

一、概述

新生儿低镁血症也是新生儿惊厥的常见原因，临床上可出现类似低钙性惊厥，主要见于3月龄以下牛乳喂养的婴儿，尤其是新生儿。

二、病因与发病机制

（一）先天储备不足

各种原因导致宫内发育不良、多胎、母亲患低镁血症或服用影响镁代谢的药物。

（二）镁丢失增加

患儿腹泻、肠瘘、服用枸橼酸换血后及尿毒症时体内磷排出增多。

（三）镁摄入减少

患肝病或肠道疾病及各种肠切除术后的吸收不良。

（四）磷镁比例失调

母乳中磷镁比例为1.9：1，而牛乳中磷镁比例高达7.5：1，磷可影响镁、钙的吸收，故牛乳喂养儿的血钙和血镁均较母乳喂养儿低。甲状旁腺功能低下时血磷高，也影响血中镁的浓度。

三、临床特点

临床特点无特异性，有烦躁、惊厥、抽搐或眼角、面肌小抽动，四肢强直及两眼凝视，与低钙血症难以区分，且2／3的患儿低镁血症伴发低钙血症，需结合血钙、镁值方可诊断。

血镁<0.6mmol／L（1.6mg／dL）即可确诊。24小时尿镁低值或镁负荷试验只保留40%更能反映实际情况。与低钙血症不同，低镁患儿心电图（electrocardiogram，ECG）的Q-T间期正常。

四、护理问题

（一）有窒息的危险

与低镁引起惊厥有关。

（二）婴儿行为紊乱

与神经、肌肉兴奋性增高有关。

五、护理目标

1. 患儿无窒息发生。
2. 患儿不发生惊厥、抽搐。

六、护理措施

（一）防止窒息，降低神经、肌肉兴奋性

1. 手足抽搐时立即肌注25%硫酸镁0.2～0.4mL／kg，或静脉注射2.5%硫酸镁2～4mL／kg，以每分钟不超过1mL的速度缓慢输入。早产儿不能肌内注射，因注射过浅可导致局部坏死。

2. 伴有低钙的低镁血症，用钙剂及维生素D治疗多数无效，应用镁治疗。

3. 用硫酸镁治疗过程中，每日应做血镁浓度测定，尤其在静脉给药时，如出现肌张力低下、膝腱反射消失或呼吸停止等血镁过高的表现，立即静脉注射10%葡萄糖酸钙2mL／kg。

（二）采取合理体位，防止呕吐、窒息

最好取侧卧位，严密观察病情，加强巡视，备好各种抢救器械和药物。

第二章 营养与营养紊乱患儿护理

第一节 能量与营养素的需要

一、热能的需要

热能对维持机体新陈代谢十分重要。人体依靠碳水化合物、脂肪、蛋白质三大营养素供给热能，它们在体内的产能分别为碳水化合物16.8kj／g（4kcal／g）、蛋白质16.8kj／g（4kcal／g）、脂肪37.8kj／g（9kcal／g）。若热能供应不足，可引起消瘦、发育迟缓，反之可引起肥胖。幼儿的热能消耗包括基础代谢、活动、生长发育、食物特殊动力和排泄五个方面。

（一）基础代谢

在清醒、安静、空腹的情况下，于20℃～25℃环境中，人体各种器官为了维持生命进行的最基本的生理活动所消耗的能量，如维持体温、呼吸、心跳、胃肠蠕动等。幼儿新陈代谢旺盛，基础代谢较成人高10%～15%。婴幼儿的基础代谢消耗的热能占总热能的60%，婴儿每天每千克体重需55kcal，7岁时需44kcal，12～13岁时每天需30kcal而接近成人。

（二）活动所需

用于肌肉活动的热能，与活动量成正比，个体差异较大，约占总热量的15%。婴儿每天每千克体重需15～20kcal，以后随年龄的增大，所需的量也相应增加，到12～13岁时每天每千克需30kcal。

（三）生长所需

此项为幼儿所特有，与幼儿生长发育呈正比，占总能量的25%～30%。婴儿期增长最快，6月龄以内每天每千克需40～50kcal，6月～1岁需15～20kcal，以后随生长减慢，需要量减少，到青春期又增高。

（四）食物特殊动力作用

食物特殊动力作用指食物消化、吸收及转化过程中所需的热能。它包括两个不同成分。

1. 摄食后胃肠道消化、吸收，器官蠕动增加。

2. 食物代谢过程所需要的热能。

其中蛋白质的特殊动力作用最大，婴儿期因以乳类食物为主，摄取的蛋白质较多，所以此项热能消耗占总热能的7%~8%，自幼儿期始，辅食添加使食物特殊动力作用消耗的热能减为5%。

（五）排泄的消耗

正常情况下，每天摄入的食物不能完全被消化、吸收，部分未经消化、吸收的食物排出体外。此项消耗不超过总热能的10%。

上述五方面能量的总和是总的能量需要。幼儿年龄越小，生长发育越快，基础代谢率越高，所需热能亦高。婴儿每天每千克体重约需热能110kcal，以后每增长3岁日需要减去10kcal，到15岁时需要为60kcal。此数为平均数，个体差异较大，如消瘦儿每天所需总热能比肥胖儿高。机体所需的热能主要来自碳水化合物、脂肪、蛋白质，根据我国膳食结构，每天膳食中总热能的分配以蛋白质15%、脂肪35%、碳水化合物50%为宜。

二、营养素的需要

（一）蛋白质

蛋白质是构成人体细胞和组织的基本成分，也是保证各种生理功能正常进行的物质基础，如人体所具有免疫功能的免疫球蛋白等，都是由蛋白质组成。蛋白质是机体代谢所需的营养物质，不能被其他营养物质所代替。幼儿不仅需要蛋白质补充消耗，而且还要用于生长，所以对蛋白质的需要量相对较多。婴幼儿生长旺盛，因此，蛋白质的供给比成人多。母乳喂养的婴儿每天每千克体重需2g，牛乳喂养每天需3.5g，混合喂养每天需4g，幼儿及学龄前儿重每天需2.5~3g，青春期又增加，到成人时每天1.0g即可满足机体需要。

蛋白质由氨基酸构成，构成人体蛋白质的氨基酸主要有20种，其中有些氨基酸不能在体内合成，必须由食物供给，称为必需氨基酸，如赖氨酸、色氨酸等8种，其余12种可以在体内合成，不需由食物供给，称为非必需氨基酸。蛋白质来源于动、植物食品，其中奶、蛋、肉、鱼和豆类等必需氨基酸含量高。要注意食物的搭配，提高营养价值，如豆类蛋白质中赖氨酸多，色氨酸少；而谷类蛋白质中赖氨基酸少，色氨酸多，所以将豆类与谷类混合食用可提高营养价值，称氨基酸的互补。长期缺乏蛋白质可引起营养不良、贫血、水肿、免疫力下降、感染等；但蛋白质过量可引起便秘、消化紊乱。

（二）脂肪

脂肪是热能的主要来源，分为饱和脂肪酸和不饱和脂肪酸。它的功能如下。

1. 提供能量。

2. 协助脂溶性维生素的吸收。

3. 防止散热。

4. 保护脏器。

5. 提供必需脂肪酸（如亚油酸、亚麻酸），维持人体正常生理功能。

婴儿每天每千克体重需要脂肪4～6g，学龄幼儿每天需3g。脂肪主要由食物中的乳类、肉类、植物油或由体内糖和蛋白质转化而来。长期缺乏脂肪可引起体重不增、脂溶性维生素缺乏、营养不良；过多又可引起腹泻、肥胖。

（三）碳水化合物

碳水化合物是人体最主要的功能物质，婴儿每天每千克体重需10～12g，2岁以上需10g。碳水化合物来源于乳类、谷类、水果、蔬菜等。碳水化合物摄入不足可引起酸中毒、水肿、营养不良，摄入过多可引起体重增长快，但苍白、虚胖、肌肉不紧。

（四）维生素

维生素是维持正常生长及生理功能所必需的营养素，参与和调节代谢过程，并可构成辅酶成分并不产生能量，可分为脂溶性维生素和水溶性维生素。脂溶性维生素（A、D、E、K）可储存体内，无须每日供给，易溶于脂肪和脂肪溶剂中排泄慢，缺乏时症状出现迟，过量易导致中毒；水溶性维生素（B、C）易溶于水，由尿排出，不易储存，需每日供给。维生素的来源和缺乏的主要表现如表2-1。

表2-1 维生素的来源和缺乏时的主要表现

维生素	缺乏时的主要表现	来源
A	在小肠吸收。缺乏时出现角膜软化、生长缓慢、眼干燥症、夜盲、骨骼和牙齿发育障碍等	肝、乳油、蛋黄、水果、绿色蔬菜及含胡萝卜素的黄色蔬菜
B_1	人体碳水化合物代谢的辅酶，缺乏时食欲差、乏力、激惹、便秘、软弱和发生周围神经炎	肝、鱼、蛋、肉、乳以及豆、米、面类谷物
B_2	对维持皮肤、口腔和眼的健康有益。缺乏时表现为口角炎、视觉模糊、眼痛和生长迟缓	肝、肉、蛋、鱼、乳制品、绿叶蔬菜、全麦及豆类
B_6	蛋白质合成所需，缺乏时出现激惹、惊厥、皮炎和低色素贫血、周围神经炎等	肝、肉、鱼、蛋、乳、全谷、花生、大豆
B_{12}	DNA合成和叶酸代谢中的辅酶，缺乏时出现巨细胞贫血和青年期恶性贫血	肉、肝、鱼、乳、蛋
叶酸	属酶系统，有促进骨髓造血作用，缺乏时发生巨细胞性贫血、胃肠道症状和舌炎	肝、鱼、肉、乳及绿色蔬菜，酵母中含量丰富

维生素	缺乏时的主要表现	来　源
C	缺乏易致坏血症、发生出血倾向、易感染、伤口愈合差、生长迟缓	水果、蔬菜、西红柿、青椒、柑橘、山楂、猕猴桃
D	缺乏时发生婴儿营养性维生素D缺乏，阻碍骨骼发育	鱼肝油、肝、蛋黄、乳类，多接触日光或紫外线
K	促进凝血酶原的合成，缺乏时可引起出血	肠内细菌可合成一部分维生素K，还可存在于肝、蛋、豆类、青菜中

（五）矿物质

不供给热量，但参与机体的构成，具有维持体液渗透压、调节酸碱平衡的作用。矿物质的来源和缺乏时的主要表现如表2-2。

表2-2　矿物质的来源和缺乏时的主要表现

矿物质	缺乏时的主要表现	来　源
钙	缺乏时可引起维生素D缺乏病、软骨病、骨质疏松，严重时影响生长发育	乳制品和海产品（虾皮、海带等）、蛋、绿叶蔬菜、豆类
磷	摄入不足可引起维生素D缺乏病	肝、鱼、蛋、乳以及豆、谷类、蔬菜
铁	缺乏时可引起低色素小细胞性贫血，也可使活动能力和体格、智力发育受影响	肝、肉、蛋黄、鱼、绿叶蔬菜、豆类、海带、紫菜
钠与氯	钠缺乏可引起酸中毒，氯缺乏可引起碱中毒	食盐及含食盐的调味品和腌制品，肉、蛋、乳
钾	缺乏时肌肉无力、肠麻痹	肉、乳、胡萝卜、桔子
碘	缺乏时引起甲状腺功能低下	海产品、加碘食盐
铜	缺乏时可引起贫血、白细胞减少和骨质疏松、色素减退	贝类、坚果、鱼、肉、肝
镁	缺乏时烦躁、震颤或惊厥	谷类、豆类、肉、乳、坚果
锌	缺乏时生长停滞、性发育迟缓、智能低下	肉、鱼、乳酪、坚果

（六）水

水是维持生命的重要物质和细胞组成的重要成分。所有的新陈代谢和体温的调节活动都需要水的参与。幼儿新陈代谢旺盛，需水量相对较多，年龄越小，需水量越大。婴儿每天每千克体重需水150mL，以后每增长3岁减少25mL，成人每天需40~45mL。水摄入不足，可发生脱水；若水摄入过多，超过机体调节能力，可发生水中毒。

（七）食物纤维

不被肠道消化酶所水解，部分可被肠道细菌水解，虽无营养功能，但可增加粪便体积，促进排便。

第二节 幼儿喂养与膳食安排

一、早产儿的营养和喂养

早产儿生长发育快，但各种消化酶不足，消化吸收能力差，出生后几日营养摄入不易满足其营养需要。合理喂养是提高早产儿存活率及生存质量的关键。

（一）开始喂养时间

目前多主张早期、足量喂养。一般出生后6小时开始，喂奶前先试喂糖水1~2次。体重过低或病情较重者可推迟喂养，但宜静脉补液。补液期间应给予吸吮空奶头，利于刺激胃肠激素的分泌，吸吮力差者可给予胃管或肠管喂养。

（二）喂奶间隔时间及喂奶量

早产儿体重越低，胃容量越小，喂奶间隔时间宜越短，喂奶量根据早产儿耐受力而定，以不发生胃潴留和呕吐为原则。早产儿喂奶量及间隔时间如表2-3。

表2-3 早产儿喂奶量及间隔时间

出生体重（g）	开始量（mL）	每天隔次增加量（mL）	哺乳间隔时间（h）
< 1000	1~2	1	1
1000~1500	3~4	2	2
1500~2000	5~10	5~10	2~3
> 2000	10~15	10~15	3

（三）乳液选择

首选母乳，其次为早产儿配方乳。选用牛乳喂养时，浓度适宜，渗透压不超过460mmol／L，否则易致坏死性小肠结肠炎。

（四）早产儿喂养技术

根据早产儿的成熟程度、疾病及胃肠功能可选择不同的喂养方法。

1. 哺乳法　用于较大的早产儿。出生体重>1500g或胎龄>32周，吸吮和吞咽能力正常的早产儿可直接哺母乳或用奶瓶喂养。

禁忌证：

（1）窒息、呼吸急促、心动过缓、发绀、呼吸暂停或有心力衰竭表现。

（2）因功能紊乱或组织坏死所致的胃肠道梗阻。

注意事项：

（1）奶瓶宜配有足够软的奶嘴。

（2）体重达到1 800g时应改为母乳喂养。

2. 插管喂养　胎龄<32周或出生体重<1500g、吸吮和吞咽不协调的早产儿可采用插管喂养法。

间歇胃管饲法适用于体重1 000～1 500g或胎龄<32周，吸吮和吞咽功能不协调的早产儿，胎龄较大但吸吮和吞咽功能较差的婴儿，宜直接哺乳和间歇胃管法并用。采用间歇胃管饲法喂养的患儿，先从口腔或鼻腔插入胃管，长度从耳垂到鼻尖至剑突的距离，插入后注入空气测试，如在胃部可听到水泡声，表示胃管在胃内，然后用注射器吸出胃内残留物，记录其量后再将其推入胃中，以防不断吸出胃酸和电解质引起代谢性并发症。每次将奶抽入针筒内，再连接胃管，使奶自然流入胃中或缓慢推入，切忌加压推入，以免刺激胃壁引起呕吐。喂完奶取出胃管时应夹紧胃管迅速抽出，以防管中液体流入咽喉部，或者夹紧胃管在体外的一端，至下次喂奶时开放。每次喂奶前应先抽胃液，观察是否有残奶，如有残奶则应喂较少奶量或停喂1次。喂奶后将婴儿置于右侧卧位，身体上部略抬高，有助于胃排空减少残留奶。

持续胃管饲法用于胃内易有残奶的早产儿和用间歇胃管法易出现缺氧或呼吸困难的婴儿，频繁呼吸暂停的早产儿不宜用胃管饲法。操作方法与间歇胃管法相同。胃管的体外端与输液泵连接，以1～2mL／h速度将1日乳量连续缓慢滴入胃中，每隔2～4小时抽取胃液，检查胃内残奶量，以调整滴入速度，残奶量不应超过每小时的入量。胃管和输液泵的管应每日更换1次。

空肠管饲法用于极低体重儿，胃排空时间长、胃反流或用胃管喂奶后易出现气促、呼吸暂停（由于插管和胃膨胀）的婴儿。管的长度为从鼻尖到膝部的距离。将管插入胃后，置婴儿于右侧卧位，使管通过幽门进入十二指肠或空肠，抽到胆汁或pH值在7以上的液体说明进入恰当位置，最后用X线来证实。将管与输液泵连接，开始以

0.5～1mL／h速度滴入，如能耐受则每12～24小时增加0.5～1mL／h，至150～180mL／（kg·d）。每3～6小时检查1次胃内残留量，如残奶量>2mL应减少奶量或将管向下延伸；腹胀说明可能有肠梗阻，为坏死性小肠结肠炎的早期症状；腹泻说明喂奶过多或吸收不良。每3天更换1次管，以防小肠穿孔。

十二指肠管饲法可用于不同体重的早产儿。适应证为胃排空时间长而持续有残奶的患儿、下胃管或胃胀导致反复出现呼吸暂停的患儿、长时间应用呼吸机治疗的患儿、单独或部分静脉营养联合及静脉营养后患儿。插管时患儿取仰卧位，稍偏向右侧或右侧卧位。用8号导管从口腔插入胃内，确定导管在胃内后，每千克体重注入空气10mL，钳闭导管口。用5号导管（极小早产儿用3.5号导管），导管长度为从鼻尖到剑突的长度再加8～10cm，将导管上口连接注射器，头端用液状石蜡油润滑，经鼻插入，确定在胃内后，固定导管，用注射器反复吸引，抽到胆汁或内容物pH>7，表明导管已进入十二指肠。经胃管抽出空气，拔出胃管。也可不必先下胃管注空气，直接经口插入十二指肠管，效果更佳。确认导管插入十二指肠后，将导管的上口与输液器连接，滴注牛乳或配方奶。开始速度0.5～1mL／（kg·h），最后增加到150～180mL／（kg·d）。如耐受良好，可改为每2小时缓慢推注或滴注1次。每3日更换1次管，改为另一鼻孔，以免导管变硬导致肠穿孔。需要注意的是，每3～6小时用经口胃管检查1次有无十二指肠反流，若反流量>2mL，应减少奶量或将导管向前稍延伸。腹泻可能是喂奶过多或吸收不良。腹胀提示肠梗阻，可能是坏死小肠结肠炎的早期症状，应终止管饲。呼吸不畅可能发生鼻炎，可改为经口十二指肠管饲。

3. 胃肠道外营养　不能用胃肠道内营养的早产儿，可采用静脉内营养提供维持生命及生长发育的需要。

二、新生儿的营养和喂养

提倡母乳喂养，指导母亲按需哺乳，喂奶的时间和次数以饥饿哭闹为准，一昼夜不应少于8次。观察母亲哺乳的全过程，注意哺喂时母婴姿势、吸吮部位，指导并纠正其错误和不适宜的行为。根据婴儿体重增长和小便次数帮助母亲客观地判断其哺乳量是否充足，依据为：①体重每周增加150g以上，或每月增加600g以上；②每日排尿6次以上，尿液无色或呈淡黄色，且无味。若产妇奶水不足，护士应耐心对其讲授促进乳汁分泌的方法，即让婴儿有力地吸吮，吸空乳房，保证婴儿吸到富含脂肪的后奶，以利于体重增长。帮助产妇分析母乳不足的原因，不要轻易添加其他奶类。告知产妇不要出于慰藉婴儿而给其吸吮橡皮奶头。及时发现产妇乳头异常（乳头凹陷、平坦、皲裂、胀痛等），并给予妥善处理。指导产妇注意哺乳期的营养、睡眠，以保证乳汁分泌充足。

随着母乳喂养率的增高，新生儿母乳性黄疸的比例也随之增高。母乳性黄疸是一种无危害性的高胆红素血症，多发生在出生后第1周末，持续时间可达3周至3个月。母乳性黄疸的新生儿一般情况良好，精神、吃奶均正常，无疾病表现。如果遇到新生儿黄疸较重、持续10~14天未消退，且排除疾病因素，可暂停喂母乳24~48小时，改以配方奶或鲜奶代之。若停喂母乳后新生儿黄疸程度减轻，则可排除病理性黄疸，母亲可继续母乳喂养。在实验性停喂母乳期间，母亲要坚持每3小时左右挤一次奶，以保持泌乳。挤出的母乳可经过56℃、15分钟加热后再哺喂婴儿。经以上处理黄疸未见减轻者，应立即到医院治疗。

三、婴儿的营养和喂养

（一）婴儿营养摄入特点

婴儿保健人员应掌握和了解婴儿消化系统发育特点，如吸吮、吞咽的机制，食道运动、肠道运动发育，消化酶的分泌水平等，正确指导家长喂养婴儿。

1. 婴儿进食技能发育　新生儿先天即有原始的进食技能，即觅食反射和吸吮反射。

觅食反射即用手指或乳头抚弄婴儿的面颊，婴儿会转头张嘴，开始吮吸动作。觅食反射是婴儿出生就具有的一种最基本的进食动作。

婴儿口腔解剖发育特点是婴儿吸吮的基础，如口腔小、舌短而宽，无牙、颊脂肪垫、颊肌与唇肌发育良好，这是吸吮反射的解剖学基础。最早在孕28周时，胎儿即有吸-吞反射，新生儿出生时，即有吸吮能力；至2月龄左右，吸吮动作更加成熟；4月龄时，吸吮、吞咽动作可分开，可随意吸吮、吞咽；5月龄时，吸吮能力增强，从咬反射到有意识咬的动作先后出现；6月龄时，可有意识张嘴接受用勺进食，用杯喝奶、喝水；8月龄以上会用唇吸吮勺内食物。食物的口腔刺激、味觉、乳头感觉、饥饿感均可刺激吸吮的发育。

咀嚼动作是有节奏地咬运动、滚动、研磨的口腔协调运动。咀嚼发育代表婴儿消化功能发育成熟。消化过程的口腔阶段，咀嚼动作是婴儿转换食物所必需的技能，其发展有赖于许多因素。后天咀嚼行为学习的敏感期在4~6月龄，此期有意训练婴儿咬嚼块状食物，有利于幼儿口腔发育。

出生时婴儿的吞咽是反射引起的，主要为舌体后部运动。3~4月龄的婴儿对固体食物刺激反应为舌体抬高、舌向前吐出的挤压反射，最初的这种对固体食物的抵抗可被认为是一种适应性功能，其生理意义是防止吞入不宜吞入的东西。5~6月龄时婴儿舌体下降，舌的前部逐渐开始活动，可判别进食的部位，食物放在舌上可咀嚼和吸吮，食物可送达舌后部并进行吞咽。

2. 胃排空特点　胃排空与食物中所含的营养素有关，脂肪、蛋白质、高渗液等可延长胃排空时间。婴儿以乳类食物为主，由于不同乳汁中营养素的含量及乳凝块的大小不同，乳汁在胃内排空时间各异，如母乳2~3小时，牛乳3~4小时，水0.5~1小时，混合食物4~5小时。

3. 婴儿消化、吸收特点　婴儿消化系统的发育有其自身特点，故婴儿对不同的食物其消化、吸收也不同。

婴儿出生时蛋白酶活性低，自出生后1周龄起活性增加，1月龄时达成人水平；胃蛋白酶3月龄起活性增加，18月龄时达成人水平。故婴儿消化蛋白质的能力较成人强。由于出生后几个月婴儿小肠上皮细胞渗透性高，虽然有利于母乳中的免疫球蛋白吸收，但不利的方面是异体蛋白（如牛乳蛋白、鸡蛋白）、毒素、微生物以及未完全分解的代谢产物吸收机会同样增加，故此期婴儿易产生过敏或肠道感染。因此，对婴儿，特别是新生儿，食物的蛋白质应有一定限制。

婴儿出生时脂肪酶缺乏且活性低，其中胰脂肪酶分泌极少（因胆汁缺乏其不能被胆盐激活，到2岁时才能达成人水平）、肠脂肪酶分泌不足，故婴儿消化脂肪能力较差，但胃脂肪酶尚可帮助胃内脂肪的消化，加之随月龄增加，吸收脂肪的能力会提高。足月儿出生时，脂肪的吸收率为90%；出生后6个月时，对脂肪的吸收率达95%以上。

0~6月龄婴儿食物中的碳水化合物主要是乳糖，婴儿出生时肠乳糖酶活性较高，对乳糖的吸收率较高。出生至3月龄内婴儿唾液腺淀粉酶活性低，3月龄后其活性逐渐增高，4~6龄婴儿开始分泌胰淀粉酶。故婴儿出生后3个月内消化淀粉能力较差。

（二）婴儿喂养

世界卫生组织和联合国幼儿基金会大力推荐，所有婴儿出生后4~6个月必须给予母乳喂养，提倡4月龄以内的婴儿母乳喂养率要达到80%以上。而后虽逐渐添加副食品，但仍要坚持母乳喂养直至2岁。

1. 母乳喂养的特点　母乳是理想的天然食物，它不仅能提供幼儿需要的各种营养物质，且可以增强抵抗疾病的抵抗力，也有利于母亲产后康复。与牛乳比较，母乳喂养具有以下优点（表2-4）。

表2-4　人乳与牛乳成分比较

成分	人乳	牛乳
蛋白质（g/L）	12	35
清蛋白质（g/L）	9.6	5
酪蛋白（g/L）	2.4	30
脂肪（g/L）	38（不饱和脂肪酸多）	37（饱和脂肪酸多）
乳糖（g/L）	68（乙型乳糖）	46（甲型乳糖）
盐类（g/L）	2.0	7.5
钙（g/L）	0.35	1.25
磷（g/L）	0.15	0.99
维生素A（U/L）	1898	1025
维生素D（U/L）	22	14
能量（kJ/L）	2900	2700

母乳营养丰富，在母乳蛋白质中乳清蛋白约占60%，而酪蛋白含量却非常少，这样在婴儿胃内形成的凝乳细小柔软，易于被消化吸收；母乳中蛋白质的必需氨基酸构成比牛乳更适合婴儿，牛乳中的蛋白质含量虽然高，约为母乳的3倍，但酪蛋白的含量也很高，在婴儿体内的消化吸收不如母乳，过高的蛋白含量还会增加婴儿肾脏的负担。由于牛乳蛋白质与人乳蛋白质有一定的差异性，因此当其被婴儿尚未发育完全的肠道黏膜吸收后，可造成某些婴儿出现过敏反应，表现为婴儿肠道持续少量出血或湿疹等症状，尤其是婴儿食用未经充分加热的牛乳更易如此，而这种现象在母乳喂养中极少发生。

母乳中的脂肪含量与牛乳相似，但母乳中多不饱和脂肪酸，特别是亚油酸的含量较为丰富，还有含量很高的卵磷脂、鞘磷脂、牛磺酸等，有利于婴儿大脑的发育。此外，母乳中的乳脂酶能促进消化。

母乳中碳水化合物（即乳糖）含量高于牛乳。乳糖中的一部分用于能量的供给，另一部分可在小肠中被乳酸杆菌等有益菌群利用，并生成乳酸，从而抑制肠道腐败菌的生长。肠道内的乳糖还有利于钙的吸收。

母乳中维生素A、维生素C、维生素E的含量高于牛乳，相对地牛乳中维生素C的含量不但比母乳少，且在加热的过程中，还会被破坏。虽然母乳中维生素含量高于牛乳，但母乳中维生素的含量易受母亲膳食影响，因此哺乳的母亲要保持充足的营养和均衡的膳食。

母乳中的矿物质钙、磷的比例适当，有利于婴儿的吸收；母乳中约50%的铁可被婴儿吸收，而牛乳中只有10%的铁能被吸收。此外，母乳中的各种免疫因子，有助于增强婴儿的抗感染能力。母乳喂养同时还可有效预防佝偻病、肥胖症、低钙性手足抽搐、缺铁性贫血、锌缺乏症等疾病的发生。

母乳喂养可促进母子情感交流。母亲将婴儿抱在怀里哺乳，肌肤的紧密接触、爱抚的动作、亲切的语言与表情使其感到母爱的温暖，这对婴儿的心理发育是必不可少的。母爱使婴儿对母亲产生信任感，有利于建立依恋关系，进而发展为对周围世界的安全感。适宜的环境和足够的刺激对婴儿心理活动的发展十分重要。

2. 母乳喂养的技巧　成功的母乳喂养要求达到母婴双方积极参与，并以双方都感到满足之目的。孕母分泌充足的乳汁、哺乳时出现有效的射乳反射和婴儿有效的吸吮是成功母乳喂养的必要条件。要做到成功母乳喂养，护士需要协助母婴作好如下准备。

尽早开奶、尽早吸吮、按需哺乳。正常新生儿出生后即可进食（最好<30分钟）。产后母婴回室，将裸体的婴儿置于母亲胸前进行>30分钟的皮肤直接接触，同时吸吮乳头，以促使产妇早分泌、多分泌乳汁。

哺乳前，母亲要给婴儿更换干净尿布，然后洗手、清洁乳头、湿热敷乳房，并从乳房外侧边缘向乳晕方向轻拍或按摩乳房，促进乳房感觉神经的传导和泌乳。母亲采取舒适体位，全身肌肉松弛，以利乳汁排出，一般取坐位，两臂放在实处，背后用枕头或靠垫垫牢，怀抱婴儿，使其头肩部枕于母亲哺乳侧的肘弯部，用乳头触及婴儿面颊，在婴儿转过头寻找乳头、张大口时，将乳头送入婴儿口中，帮助婴儿含住乳头和大部分乳晕，婴儿即开始有效吸吮。若母亲乳房很大，可用另一手拇指和四指分别放在乳房上、下方将整个乳房托起。注意观察婴儿吸吮和吞咽情况，当射乳过急，婴儿出现呛、溢乳时取中、食指轻夹乳晕两旁（以适当减少乳汁射出量）的"剪刀式"哺喂姿势。

哺乳的持续时间取决于婴儿的需要。应让婴儿先吸空一侧乳房后，再吸吮另一侧的乳房。如果婴儿的食量小或孕母的泌乳量过多，仅吸吮一侧乳房的奶便可满足，则另一侧乳房中的乳汁可用吸乳器吸出。一般每次哺乳的持续时间以10~20分钟为宜。喂养的频率应以婴儿的需要和母亲的感觉而定，即婴儿饥饿和母亲乳胀即可进行哺乳。一般哺乳间隔不超过3小时，2~3月龄的婴儿每昼夜应哺乳8~10次，3月龄以上婴儿每昼夜应哺乳6~8次。

哺喂完毕后，将婴儿竖直抱起，头部靠在母亲肩部，轻拍背部，使空气排出，然后保持右侧卧位，以防溢奶。

3. 促进乳量增加的措施　通常情况下，随着婴儿月龄增加，进食量也增加，母乳分泌量自然也会随之增加。人乳的分泌量在产后1~2天较少，而2~3月时即可达到每天700mL以上，健康的产妇每日可泌乳850~1 000mL，足以满足6月龄以下婴儿的需要。如果乳量分泌不足，首先寻找原因，包括母亲的生理、心理、行为、营养及喂哺婴儿的知识、方法、技能等方面，其次要采取解决问题的措施。

主要的促进乳量增加的措施包括为乳母创造良好的家庭生活环境，使其心情愉悦，保证乳母良好的营养和充足的休息。指导乳母掌握正确的哺乳方法、技巧、原则及乳房保健技能。最重要的措施是增加婴儿对乳头的吸吮的刺激，这是促进乳量增加最有效的方法。

4. 不宜母乳喂养的情况　产妇感染艾滋病病毒（human immunodeficiency virus, HIV）禁忌哺乳，母亲患有严重疾病（慢性肾炎、糖尿病、恶性肿瘤、精神病、癫痫或心功能不全等）应停止哺乳，乳母患急性传染病时可将乳汁挤出经消毒后哺喂。

5. 人工喂养的选择　人工喂养是指6月龄以内的婴儿，母亲由于各种原因不能母乳喂养，而完全用其他动物乳或代乳品进行喂哺的方法。人工喂养虽不如母乳喂养好，但若能做到喂养合理，也能满足婴儿生长发育的需要。人工喂养宜首选鲜牛乳和配方奶粉，还涉及以下因素，应予注意。

乳品的改造包括：

（1）配方奶粉是以牛乳为基础的改造奶制品，使营养素成分尽量"接近"人乳，使之适合于婴儿的消化能力和肾功能（如降低酪蛋白和无机盐等），添加一些重要的营养素（如乳清蛋白、不饱和脂肪酸、乳糖），强化婴儿生长时所需要的微量营养素（如维生素A、维生素D和微量元素锌、铁等），使用时按月龄选用。

（2）在无条件选用配方奶时，可进行全牛乳的家庭改造以供婴儿食用，即选用全牛乳经过稀释（加水以降低牛乳中的矿物质、蛋白质浓度，减轻婴儿消化道、肾负荷，加水的稀释奶仅用于新生儿，新生儿期以后即可用全奶，生后不足2周新生儿采用2份牛乳加1份水，以后逐渐过渡到3：1、4：1奶）、加糖（婴儿食用全牛乳应加一定比例的糖，一般1000mL牛乳中可加5~8g蔗糖）、煮沸（常用家庭用水浴法，将牛乳置于奶瓶中隔水蒸，煮沸不超过5分钟立即冷却，对奶质的破坏较小）改造后再食用，使蛋白质、脂肪、糖三大供能营养素比例合理（表2-5），易于吸收，利于软化大便。

表2-5 三种乳类宏量营养素比较（100mL）

乳品类别	蛋白质（%）	脂肪（%）	糖（%）	总能量（kJ）
人乳	9	50	41	280
8%糖牛乳	13	36	51	414
牛乳	19	52	29	280

奶量摄入估计（适于6个月婴儿）：估计婴儿摄入的奶量，婴儿每天每千克体重需能量110kcal，一般市售配方奶粉100g供能500kcal，所以婴儿配方奶粉20g可满足婴儿日需要，如采用牛乳哺喂，8%糖牛乳100mL供能约100kcal，因此，婴儿日需8%糖牛乳100mL，需要注意的是，全牛乳喂养时，因牛乳蛋白质和矿物质含量较高，在两次哺喂时需加水，使奶和水量达到150mL。另外，评价婴儿的营养状况，婴儿的体重、推荐摄入量（recommended nutrient intake，RNI）以及奶制品规格是必备的资料。

6. 婴儿食物转换　随着婴儿的不断生长发育，喂养的食物应从纯乳类向固体类转换，这时期称为换乳期。

婴儿食物转换对婴儿的生长发育具有重要意义。大于3月龄婴儿消化酶的分泌渐趋成熟，6月龄起乳牙开始萌出，对食物的消化能力逐渐增强，此期婴儿已逐渐习惯用匙、杯、碗进食，对摄入其他食物的兴趣也逐渐增加，此期是对婴儿进行食物转换的最佳时期。乳类中的某些营养素，如B族维生素、维生素D、维生素C及铁等含量较低，不能满足婴儿生长发育的需要，如不及时补充，极易发生相应的营养素缺乏。食物转换不仅能有效地补充乳类中营养素的不足，促进婴儿逐渐适应各种食物的味道，从以乳类为主逐渐转换为以固体食物为主的饮食，还可促进婴儿吞咽功能和口腔肌肉的协调发育。

换乳期食物指婴儿从乳类食物过渡到固体食物，需添加富含能量和各种营养素的泥状食物（半固体食物）（表2-6）。

表2-6 小儿过渡期食物的引入

月　龄	进食技能	食物性状	种　类
4~6	用勺喂	泥状食物	菜泥、水果泥，含铁配方米粉等
6~9	学用杯	末状食物	粥、烂面、鱼、蛋、肝泥、豆腐
9~12	自用勺和手抓食物	碎食物	软饭、肉末、碎菜、豆制品

婴儿最初对新食物的抵抗可通过多次体验而改变，即在食物转换期有对其他食物的习惯过程。因此，食物转换应遵循由少到多、由一种到多种、由细到粗等原则。婴儿随着月龄增加，应逐渐减少乳类食物的摄入，随之逐渐添加米粉、蔬菜、水果、鱼、蛋、肉、豆制品等食物，同时在食物转换中要发挥婴儿手的参与，允许婴儿动手抓食物，配合婴儿用勺吃饭、用杯喝水，促进其神经心理发育。

7. 婴儿喂养问题

（1）溢乳：在生理情况下，6月龄以内的婴儿由于食管下端括约肌发育不成熟或神经肌肉协调功能差、过度喂养、不稳定的进食时间、进食时吞入过多气体等原因，可出现食物反流。

（2）食物转换不当：过早引入半固体食物，会影响母乳铁的吸收，增加食物过敏风险，肠道感染的机会增加，而过晚引入半固体食物，则影响婴儿味觉和咀嚼功能发育，造成饮食行为的异常，断离母乳和喂养困难，故引入半固体食物最好用碗、勺喂养，避免采用奶瓶喂养，以避免影响婴儿的咀嚼和吞咽功能的发育。

（3）频繁进食：婴儿胃的排空随着食物的种类不同而有所差异，频繁的进食（每天超过7~8次），使胃排空不足，影响饥饿感的产生，导致食欲减退，喂养困难。

（三）婴儿大便与喂养

婴儿大便可反映婴儿喂养状况。护士人员在指导合理喂养过程中，注意提醒家长观察婴儿的大便，特别是在婴儿开始食物转换时，帮助家长及时判断某种食品的增加是否过量，婴儿的肠胃对该食品是否适应。若食物过量或引入食物成分不适宜，容易引起婴儿消化功能紊乱或腹泻。

1. 婴儿正常大便　出生后采用母乳喂养的婴儿，大便呈金黄色、软膏状，略带酸性，每天排便4~6次。喂牛乳的婴儿，大便呈浅黄色、成型，酸臭味较大，每天排便1~2次。

2. 婴儿异常大便　大便带白色奶瓣，表明奶中的蛋白质成分高于婴儿消化能力，蛋白质未被消化吸收而排出体外，大便臭味明显，表明蛋白消化不良，这时适当减少奶粉量或加水稀释奶液；大便中多泡沫，表明碳水化合物消化不良，必须减少甚至停止喂食淀粉类的食物；大便外观如奶油状，显示脂肪消化不良，应减少油脂类食物的摄入；大便干结，是肠道中的水分不足；粪便呈灰白色，表明胆道梗阻或进食牛乳过多或糖过少，产生脂肪酸与食物中的矿物质钙和镁相结合，形成脂肪皂，粪便也可呈现灰白色质硬，并伴有臭味；黑色便，表明胃肠道上部出血或服用了铁剂；蛋花汤样粪便，表明病毒性肠炎和致病性大肠埃希菌性肠炎；水样粪便多见于食物中毒急性肠炎；豆腐渣样粪便常见于真菌引起的肠炎；绿色大便、液多属饥饿性腹泻，此外，一些吃了配方奶的婴儿排出的粪便呈暗绿色，其元凶是一般配方中加入一定量的铁质，这些铁质经消化道并与空气接触之后，呈暗绿色。

（四）婴儿治疗奶

1. 脱脂奶　可用脱脂鲜奶配制或用脱脂奶粉冲调而成。适用于腹泻、痢疾或消化不良的婴儿。

2. 酸奶　分为含双歧杆菌乳酸菌的活菌酸奶和可食用乳酸、枸橼酸配制的多种酸奶。适用于腹泻或消化不良的婴儿。

3. 厚奶　在奶中加入3%～7%的淀粉或米粉配制而成。适用于呕吐患儿或较大婴儿。

4. 蛋白奶　在全奶中加入适量的酪蛋白，其蛋白质含量提高至5%。适用于营养不良的婴儿。

5. 免乳糖奶　用酪蛋白钙或大豆蛋白、脂肪乳剂和糖浆配制或用市售免乳糖婴儿奶粉配制而成。适用于乳糖不耐受的患儿。

6. 焦米汤　用洗净大米炒焦，按炒米50g加水950mL比例熬煮取其汤。适用于消化不良患儿。

7. 米汤　将大米洗净煮稀粥，过筛而成，或用市售婴儿米粉按5%比例配制。适用于消化不良的患儿。

8. 胡萝卜水　将洗净胡萝卜加水煮熟，粉碎成泥状，加适量水（胡萝卜20g、水80mL）煮成液体。适用于消化不良患儿。

四、幼儿的营养与膳食

幼儿膳食应营养充足，能供给足够的热量和各种营养素，以满足体格生长、神经发育和活动增多的需要，但幼儿在2岁半以前，乳牙尚未出齐，咀嚼和胃肠消化能力较弱，因而幼儿的膳食应为细碎、易咀嚼的主副食混合餐，食物宜细、软、烂，要为他们安排平衡膳食，还要注意培养良好的进食习惯。

（一）幼儿膳食特点

由多种食物组成，不仅能提供足够的热量和各种营养素，以满足机体正常的生理需要，还能保证各种营养素之间的数量平衡，以利于营养的吸收和利用，达到合理营养的目的。

1. 优质膳食中有营养价值较高的各类食品。每餐将肉、菜等制成泥状加入谷类食物混合配制，主餐是半流质。

2. 膳食量要充足，能满足机体生长发育的需要，即足够的进食量和达到供给标准量80%以上的营养素摄入量。每日膳食中应供给400mL牛乳，供给蛋白质35～40g，能量1 050～1 200kcal。

3. 各种营养素之间的比例适当、合理，蛋白质供给热量应占总热量的12%～15%，脂肪占20%～30%，碳水化合物占50%～60%。

4. 避免食用不易消化及易导致伤害或易误入气管内的食物。

（二）膳食的合理安排

从有利于幼儿生长发育的基本点出发，幼儿膳食每日以4次进餐较好，全天热量在4餐中合理分配。一般一日热量的分配大致是早餐占25%，午餐占35%，午点占10%，晚餐占30%。进食时间，一般是早餐上午7：00左右，午餐10：00，午点15：00，晚餐18：00。

（三）良好的饮食习惯

幼儿自主性增加，喜欢自己进食，家长应鼓励幼儿自己进食的行为，并提供小块食物，可以用手拿着食物食用。餐前15分钟，让幼儿做好心理和生理上的就餐准备，以免由于幼儿兴奋或疲劳影响食欲。进食的时间应是愉快和享受的时间，家长不要把食物作为奖惩的手段。家长要以身作则，不挑食，不偏食，为幼儿树立好榜样。家长应经常变换食物的种类和制作方法，以增进幼儿食欲。在幼儿碗中放少量食物，吃完后再添加，使幼儿吃完后有成就感，而不感到家长的强迫。幼儿还喜欢将各种食物分开吃，先吃完一种再吃另一种。就餐时比较注重仪式，如喜欢用固定的碗、杯和汤匙等，并喜欢按固定时间进食。

五、学龄前幼儿饮食

4～7岁幼儿生长发育趋于稳定发展，活动量较前更多，其膳食已基本接近成人。一日三餐加一次午后点心。注意饮食花色品种多样化，重视营养素平衡，粗细粮交替，不宜多吃坚硬、油炸和刺激性食物，少吃零食和甜食。谷类食物宜成为主食。

六、学龄幼儿及少年饮食

学龄幼儿食物种类同成人，内含足够蛋白质，主要应为动物蛋白，以增强理解力和记忆力。早餐要保证高营养价值，最好喝一杯牛乳或豆浆和一些蛋和肉，以满足上午学习集中、脑力消耗及体力活动量大的需求。食品应注意花色品种多，有米面类主食，又有含优质蛋白的鱼、蛋、豆类，加上绿叶蔬菜和新鲜水果。提倡课间加餐。培养良好的饮食习惯，不偏食、不挑食、少吃零食，注意饮食卫生。

青春期少年体格发育进入高峰时期，尤其肌肉、骨骼的增长突出，各种营养素，如蛋白质、维生素及总能量的需要量增加。女孩月经来潮，应在饮食中应供给足够的铁剂。

第三节　蛋白质–能量营养不良

一、概述

蛋白质–能量营养不良是慢性营养缺乏症，多由长期摄入不足或消化吸收障碍所致。表现为渐进性消瘦，体脂减少及全身各器官不同程度萎缩和功能紊乱的临床综合征，多见于3岁以下幼儿。

二、病因与发病机制

（一）病因

1. 喂养不当

（1）营养物质长期供给不足如长期母乳量不足而未及时添加其他乳品，人工喂养调配不当，牛乳量过少或奶粉浓度过低而未及时添加其他乳品。

（2）喂养成方式不当如婴儿胃肠不能适应骤然断奶后过渡期食物，造成消化功能紊乱，长期喂养不定时、偏食、零食过多，以淀粉类为主造成食物成分不合理。

2. 疾病因素

（1）早产儿、低出生体重儿、双胎、多胎：出生后营养物质需要量相对较多，但其消化功能又相对低弱，易出现消化不良。

（2）迁延性腹泻、慢性细菌性痢疾或各种双糖酶缺乏、肠吸收不良等消化系统疾病：均可影响食物的消化吸收。

（3）先天性肠道畸形：如唇裂、腭裂、幽门狭窄等均可造成食物的摄入不足、代谢及消耗增加或营养物质的消化吸收和利用障碍。

（4）急慢性疾病：如麻疹、肝炎、结核病、寄生虫病、反复呼吸道感染及严重慢性心肾疾病者均可因需要量增多，而造成相对不足。

（二）病理生理

1. 新陈代谢异常

（1）糖代谢异常：因摄入不足后体内糖原积累不足或消耗过多，糖耐量曲线呈糖尿病型，常出现低血糖，严重者可引起昏迷或猝死。

（2）脂肪代谢异常：体内脂肪大量消耗以补充热能不足，故血清胆固醇浓度下降，严重时可导致脂肪肝。

（3）蛋白质代谢异常：蛋白质摄入不足时则呈负氮平衡，血清总蛋白、白蛋白明显下降，严重时可出现营养性水肿。

（4）水和电解质代谢异常：营养不良时幼儿体内总液量相对较多，细胞外液呈低渗状态，当呕吐、腹泻时易出现低渗性脱水、酸中毒，补液后易发生低钾血症、低钙血症。

（5）维生素和微量元素缺乏：营养不良常伴有各种维生素以及微量元素铁、铜、铬等缺乏而出现相应症状。

（6）体温调节异常：由于热能摄入不足、皮下脂肪较薄引起散热快、血糖及氧耗量、脉率和周围循环血量减少等，造成体温偏低。

2. 各系统器官功能低下

（1）消化系统功能低下：由于胃肠道蠕动减少、消化液和酶的分泌减少，影响营养物质的吸收，二者互为因果，形成恶性循环。

（2）循环系统功能低下：重度营养不良者心肌细胞萎缩、收缩力减弱、心搏出量减少，致使脉搏细微、血压偏低。

（3）泌尿系统功能低下：肾浓缩功能低下，尿量增多而尿比重低，肾血流量、肾小球滤过率及肾小管重吸收功能均低下。

（4）中枢神经系统功能低下：因神经递质合成分解酶活性降低，神经传导减慢，故患儿中枢神经处于抑制状态，表情淡漠、呆滞，反应迟钝，记忆力减退，智力和学习能力低下。

（5）免疫功能低下非特异性免疫功能（如皮肤黏膜屏障功能、白细胞吞噬功能及补体功能）和特异性免疫功能（如体液免疫、细胞免疫功能）均低下，常使患儿对细菌和病毒等致病物质的免疫力明显下降，容易并发各种感染性疾病和各种急慢性传染病，且死亡率明显升高。

二、临床特点

（一）体重低下

低于同年龄同性别均值2个标准差为轻度，介于2~3个标准差之间为中度，高于3个标准差为重度。

（二）生长迟缓

身高低于同年龄同性别均值2个标准差为轻度，在2~3个标准差之间为中度，高于3个标准差为重度。

（三）消瘦或水肿

皮下脂肪减少、变薄，腹部先发生，继之躯干、臀部及四肢，最后面颊脂肪消失而呈老人貌。水肿于低蛋白血症时发生。血浆蛋白低下，总蛋白<40g／L，白蛋白<20g／L，患儿出现水肿。

（四）各系统、器官功能低下

肠黏膜上皮及绒毛萎缩致吸收不良，各种消化酶分泌不足致消化不良。

（五）维生素及矿物质缺乏

维生素A吸收不良的患儿出现角膜干涩，甚至发生角膜溃疡。

四、护理问题

（一）营养失调

营养摄入低于机体需要量，与营养物质长期供应不足、营养吸收减少或消耗增加有关。

（二）生长发育改变

与营养物质缺乏有关。

（三）有感染的危险

与免疫功能低下有关。

（四）潜在的并发症

低血糖与热量摄入和贮存减少有关。

（五）知识缺乏

与家长缺乏营养和喂养幼儿的知识有关。

五、护理目标

1. 患儿营养状况改善，体重逐渐增加。
2. 患儿显示与同年龄组的正常值无差别。
3. 患儿体温正常，无感染征象。
4. 患儿不发生低血糖。
5. 家长能陈述营养不良的病因，能运用正确的喂养方法。

六、护理措施

（一）调整饮食、补充营养物质

调整原则根据患儿的具体情况、病情轻重、消化功能的强弱和对食物的耐受力、有无并发症等调整饮食的量及种类。其原则是由少到多、由稀到稠、循序渐进、逐渐增加饮食直到恢复正常。

1. 调整方法

（1）轻度营养不良患儿：因生理功能与正常幼儿接近，在基本维持原膳食的基础上，较早添加含蛋白质和高热能的食物，可从每日每千克体重热量120kcal、蛋白质3g，逐渐增至热量150kcal、蛋白质3.5~4.5g，体重接近正常后，再恢复至热量100~120kcal，同时补充多种维生素。

（2）中重度营养不良患儿：因其消化吸收功能弱、对食物耐受性差、食欲低下，热能和营养物质的供给从少量开始，可先从40~60kcal、蛋白质2g、脂肪1g，逐渐增至热量120~150kcal、脂肪3.5g，体重接近正常后，再恢复到正常生理需要量，同时补充各种维生素、微量元素等。

2. 观察调整效果　每周测体重1次，每月测身长1次。定期测量皮下脂肪的厚度，以评估生长发育的速度，调整饮食摄入量。

3. 促进生长发育措施

（1）保持清洁舒适的环境：室内应空气新鲜，温度适宜，合理安排生活，减少不良刺激，保持精神愉快及充足睡眠，恢复期患儿可到户外活动，接受新鲜空气及阳光，促进新陈代谢，利于生长发育。

（2）及时纠正先天畸形：积极治疗原发疾病，恢复期患儿应定时做四肢保健操，根据患儿的情况逐渐增加活动量，适量的运动及体育活动可促进生长发育。

（二）预防感染

1. 实行保护性隔离，与感染性疾病分开病室居住，防止交叉感染。保持皮肤清洁、干燥，防止皮肤破损，避免褥疮的出现。

2. 患儿抵抗力差，口腔黏膜应干燥，极易发生口炎，应做好口腔护理，必要时可局部涂药。

3. 根据天气变化应适当增减衣物，调节室温，防止呼吸道感染。

4. 对维生素A缺乏引起的眼干燥症，局部可用生理盐水湿润角膜及涂抗生素眼膏，同时口服或注射维生素A制剂。

（三）防止低血糖的发生

患儿夜间及清晨容易发生自发性低血糖，表现为出汗、肢冷、脉弱、神志不清、呼吸暂停。出现这种情况，立即静脉注射25%~50%的葡萄糖溶液进行抢救。

（四）健康教育

1. 根据患儿及家长的文化程度及理解能力选择适当的方法解释营养不良的原因，讲解科学喂养知识及合理饮食搭配与制作方法，指导母乳喂养，教会患儿家长混合喂养和人工喂养的具体执行方法，以保证患儿摄入足够的营养素。

2. 纠正患儿不良的饮食习惯，更要注意避免强迫患儿进食，以防产生畏食心理。

3. 家长观察并定期测量患儿体重，以监测生长发育的情况。

4. 加强患儿体格锻炼，增强体质，预防各种感染性疾病。

第四节 单纯性肥胖症

一、概述

单纯肥胖症（simple obesity）是由于长期能量摄入超过消耗，导致体内脂肪积聚过多而造成的一种营养障碍性疾病。本病可发生于任何年龄，最常见年龄为婴儿期、5～6岁及青春期。继发性肥胖不属于单纯肥胖症，继发性肥胖是由某些内分泌、代谢、遗传、中枢神经系统疾病引起的。药物引起的肥胖也不属于单纯肥胖症，如长期服用糖皮质激素引起的肥胖。由于肥胖病患儿约1／3会发展为成人肥胖症，并与冠心病、高血压、糖尿病等疾病有关，治疗十分困难，故应及早预防。

二、病因

（一）营养因素

营养素摄入太多，如缺乏科学的喂养知识，长期摄入淀粉类、高脂肪食物过多，自幼养成多食习惯，超过机体代谢需要，多余的能量以脂肪形式储存体内，造成肥胖。

（二）缺乏体育锻炼

体力活动过少，导致热量消耗减少，或是因某些疾病需长期卧床休息，同时增加营养，亦易形成肥胖。而肥胖后更加懒于活动，使肥胖加重，形成恶性循环。

（三）遗传因素

临床研究和动物实验证明，肥胖症有高度遗传性。肥胖双亲常有肥胖幼儿，其子女肥胖率为70%～80%，而正常双亲的后代发生率为14%左右。

（四）精神因素

精神创伤（如父母离异、亲属病故、学习成绩落后等）和心理异常（家庭溺爱造成胆小、恐惧、孤独等），可造成不合群，以进食为自娱而导致肥胖。

（五）其他因素

内分泌、代谢、遗传、中枢神经系统疾病以及长期服用糖皮质激素等因素引起的肥胖称为继发性肥胖。

三、临床特点

（一）肥胖

可发生于任何年龄，最常见于婴儿期、5～6岁和青春期。

（二）婴儿期肥胖

易患呼吸道感染、哮喘和佝偻病，而且以后很有可能发展为成人肥胖。

（三）青春前期肥胖

患儿食欲极好；常有多食、喜食肥肉、油炸食物或甜食的习惯。身高及体重与同龄相比均偏高，性成熟较早。可有疲乏感，用力时气短或腿痛。严重肥胖者可因脂肪过度堆积限制胸廓及辅助肌运动，致肺通气量不足、呼吸浅快、肺泡换气量减低，引起低氧血症、红细胞增多、发绀、心脏扩大、心力衰竭，甚至死亡，该病又称匹克-威克综合征。

四、护理问题

（一）营养失调

热量摄入高于机体需要量，与摄入高能量食物过多或运动过少有关。

（二）自我形象紊乱

与体态肥胖有关。

（三）知识缺乏

与患儿及家长缺乏合理营养知识有关。

五、护理目标

1. 能根据年龄分期和肥胖程度，合理摄入能量。
2. 患儿能正确认识自身体态。
3. 患儿及家长能正确选择食物，饮食构成合理。

六、护理措施

（一）限制饮食

1. 根据不同年龄、身高、体重计算热量，制订相应的食谱。饮食应以低脂肪、低碳水化合物、高蛋白质、高维生素、高微量元素的食物为主。为满足幼儿食欲，宜选择体积大而热量少的食物，如萝卜、芹菜、冬瓜、番茄等，可加适量的蛋白质类，如瘦肉、鸡肉、鱼、豆制品等。少吃或不吃高热量、高脂肪、体积小的食物，如饮料、油炸食品、巧克力、奶油等。食物切小块，减慢进食速度，吃饭时间不宜过长，吃饭时分散对食物的注意力，同时注意充分供应维生素、微量元素及矿物质。

2. 对患儿不良饮食习惯的干预是一个长期的过程。需强调的是，幼儿肥胖是与生活方式密切相关的疾病，而肥胖幼儿的生活方式是在家庭、学校和社会共同影响下形成的，因此，肥胖患儿干预方案的实施，应有多方面的参与，良好自理行为的建立至关重要。

3. 自理理论认为，自理是个人为维持生命、健康和完好而需要自己进行的活动。特别是7~12岁是从形象思维向逻辑思维过渡的时期，此期幼儿开始具有一定逻辑思维能力，自主性增强，乐于学习新的技能以完善自我。此期如果引导不良，幼儿易养成诸多饮食和运动方面的不良行为，使他们每日热卡摄入过多，而运动少使能量消耗过少，导致肥胖。

（二）增加活动

在限制饮食的同时，鼓励患儿进行体育活动。根据患儿耐受力逐渐增加运动量，以运动后轻松愉快、不感到疲劳为原则。运动可使胰岛素和甘油三酯水平下降，促使肌肉发育，保持体力。

（三）解除患儿的精神负担

鼓励患儿树立信心，消除因肥胖带来的自卑心理，创造机会并鼓励其参加力所能及的活动，及时给予表扬，使其能主动地参与到群体活动或游戏中去，以达到身心健康发展。

（四）健康教育

1. 纠正越胖越健康的错误传统观念，强调营养过剩的危害；大力提倡母乳喂养，减少高糖、高脂肪辅食的摄入，饮食量要适度；对患儿实施生长发育监测，及早发现体重增长过快及肥胖趋势。

2. 对学龄及青春期儿童，强调建立正常饮食制度、养成良好的饮食习惯的重要性，避免长时间看电视、玩游戏机等静坐活动。同时创造条件增加活动量，如走路上学和做家务运动等。

第五节　维生素D缺乏病

一、概述

维生素D缺乏病（vitamin D deficiency rickets）是婴幼儿期较常见的全身性疾病，以钙、磷代谢障碍和骨样组织钙化障碍为特征，严重者产生骨骼畸形。主要见于3岁以下的婴幼儿，为我国儿科重点防治的四病之一。

二、病因与发病机制

（一）病因

1. 日光照射不足　户外活动少，皮肤接受紫外线照射不足，内源性维生素D产生不足，是我国幼儿维生素D缺乏的主要原因。

2. 摄入量不足　天然食物中维生素D含量很少，如不能及时添加鱼肝油、蛋黄、肝泥等，则不能满足婴幼儿的需要。

3. 食物中钙、磷比例不当　人乳中钙磷比例适宜（2∶1），钙的吸收率较高，而牛乳中钙磷比例不当（1.2∶1），钙吸收率低，故牛乳喂养比人乳喂养婴儿易患维生素D缺乏病。

4. 生长发育速度快　骨骼的生长速度与维生素D和钙的需要成正比，婴儿生长速度快，尤其是双胎、早产儿，生长速度更快，若不及时补充维生素D和钙，极易发生维生素D缺乏病。

5. 药物和疾病的影响　胃肠道或肝胆疾病（如胆汁淤积、胆管扩张、慢性腹泻病等）影响维生素D和钙、磷吸收；长期使用抗惊厥药物（如苯巴比妥、苯妥英钠等）可干扰维生素D的代谢；肝、肾疾病可影响维生素D的羟化作用；服用糖皮质激素可拮抗维生素D对钙的转运调节。

（二）发病机制

维生素D缺乏时，肠道吸收钙、磷减少，血钙、血磷水平降低。血钙降低刺激甲状腺激素分泌增加，使旧骨脱钙增加，促进骨质吸收和骨盐溶解。其结果是血钙正常或偏低，血磷降低，钙磷乘积下降，骨样组织钙化受阻，临床上产生一系列的骨骼症状和血生化改变。

三、临床特点

（一）初期

多在出生后3个月起病，主要表现为非特异性神经症状，如幼儿多汗、夜惊、易激惹、烦躁不安、睡眠不好，因多汗以及摩擦可见枕秃。此期无X线变化。

（二）急性期

此期主要以骨骼改变和运动功能发育迟缓为主。

1. 骨骼改变　头部骨骼可出现颅骨软化、方颅甚至鞍状或十字状颅形。前囟闭合晚，牙釉质缺乏并易患龋齿；胸部骨骼出现维生素D缺乏，典型症状串珠（又称肋骨串珠）、肋膈沟、鸡胸或漏斗胸；四肢出现手足镯，下肢呈"O"形腿或"X"形腿。此外可见脊柱后突或侧弯畸形。

2. 运动功能发育迟缓　患儿全身肌肉松弛，肌张力低下，韧带松弛，表现为头颈软弱无力，坐、立、行均迟于正常幼儿，腹部膨隆如蛙形腹。

（三）恢复期

一经治疗，血钙、磷恢复最快。患儿临床症状减轻或消失，精神好转，肌张力恢复。

（四）后遗症期

多见于3岁以上幼儿，临床症状消失，只留下不同程度的骨骼畸形。

四、护理问题

（一）营养失调

摄入低于机体需要量，与户外活动少、维生素D摄入不足有关。

（二）生长发育改变

与维生素D缺乏导致体内钙磷代谢异常引起骨骼及神经发育迟缓有关。

（三）潜在并发症

维生素D中毒，与维生素D用药时间过长或过量有关。

（四）知识缺乏

家长缺乏维生素D缺乏病预防及护理知识有关。

五、护理目标

1. 患儿维生素D缺乏的早期症状得到改善。
2. 患儿生长发育达到正常标准。
3. 治疗期间患儿补充维生素D时剂量准确，不发生药物中毒。
4. 患儿家长能说出本病的预防和护理要点。

六、护理措施

（一）增加维生素D的摄入

1. 多到户外活动，接受日光照射。户外活动时间由短到长，从数分钟增加至1小时以上。夏季可在阴凉处活动，冬季室内活动时开窗，让紫外线能够透过。

2. 提倡母乳喂养，按时添加辅食，增加富含维生素D及矿物质的食物，如母乳、肝、蛋、蘑菇等，同时注意食物中钙、磷比例。

（二）促进生长发育的辅助措施

1. 保持室内空气新鲜，冷暖适宜，阳光充足，避免交叉感染。

2. 衣着柔软、宽松，床铺松软，避免过早、过久地坐、站、走。鼓励患儿多采取卧位。

3. 定期监测身长、智力发育，以评估生长发育情况。

（三）遵医嘱供给维生素D

不可擅自增加维生素D用量或增加疗程，同时应严密观察病情，如有维生素D中毒者应立即停服。

（四）健康教育

1. 向患儿家长介绍维生素D缺乏病的病因与预防要点，指导家长了解有关维生素D缺乏病的护理知识，如多晒太阳，积极调整饮食，不能坐、站过久等。

2. 介绍维生素D缺乏病的预防方法

（1）孕妇及哺乳母亲应接受日光照射，饮食应富含有丰富的维生素D、钙等营养物质。

（2）提倡母乳喂养，新生儿从出生后2周开始，坚持服用维生素D 400～800U。

（3）婴幼儿应及时添加辅食，选择富含维生素D、钙、磷和蛋白质的食物。

3. 以示范和指导练习的方式教授日光浴、户外活动及按摩肌肉的方法。

第六节　维生素D缺乏性手足搐搦症

一、概述

维生素D缺乏性手足搐搦症（tetany of vitamin D deficiency）又称维生素D缺乏性手足抽搐症、佝偻病性手足搐搦症或佝偻病性低钙惊厥，是由于缺乏维生素D、甲状腺旁腺代偿不足引起血中钙离子减低而导致的全身惊厥。本病多见于<6月龄的婴儿。

二、病因

1. 维生素D缺乏早期、甲状腺功能尚未亢进时，血钙降低、血磷正常。

2. 春夏季节接触日光增多或在维生素D治疗初期，使血中的维生素D的水平急速上升，大量钙沉积于骨上，使血钙降低。

3. 某些疾病（如发热、感染、饥饿、腹泻等）造成细胞组织分解释放磷，血磷升高，血钙下降。

三、临床特点

典型的临床特点为惊厥、手足搐搦、喉痉挛。以惊厥为最常见，一般无发热，神志清楚。手足搐搦可见于较大婴儿、幼儿。常有特征为面神经征和陶瑟征，在不发作时可通过刺激神经肌肉引出。

四、护理问题

（一）有窒息的危险

与惊厥、喉痉挛发作有关。

（二）有受伤的危险

与惊厥、手足搐搦有关。

五、护理目标

1. 患儿保持呼吸通畅。
2. 患儿不发生创伤，皮肤黏膜无破损。

六、护理措施

1. 遵医嘱立即使用镇静剂、钙剂，并严密观察用药后的反应。

2. 惊厥发作时，应就地抢救，松解患儿衣服，将头偏向一侧，清除呼吸道的分泌物和呕吐物，以免误吸。密切观察惊厥、喉痉挛的发作情况，做好气管插管或气管切开的术前准备。

3. 喉痉挛者立即将其舌头拉出口外，已出牙的患儿，在上、下中切牙间放置牙垫，防止舌咬伤。

4. 保持室内安静，避免不必要的刺激。病床两侧加床档，对患儿应专人守护，创造安全的环境，防止患儿惊厥或喉痉挛发作时造成损伤。

5. 健康教育

（1）教会家长惊厥、喉痉挛发作时的处理方法，如就地平卧、松开衣领、颈部伸直、头向后仰、保持呼吸道通畅，同时呼叫医护人员。

（2）宣传坚持户外活动，指导合理喂养，合理安排日常生活，每日遵医嘱补充维生素D和钙剂。

第七节　锌缺乏症

一、概述

锌为人体必需微量元素之一，主要存在于骨、牙齿、毛发、皮肤、肝脏和肌肉中，为100多种酶的关键组成成分，参与DNA、RNA和蛋白质的合成。幼儿缺锌的主要表现为食欲不振、生长发育减慢、免疫机能低下、味觉减退和夜盲，青春期缺锌可致性成熟障碍。

二、病因

（一）摄入不足

动物性食物不仅含锌丰富而且易于吸收，坚果类（核桃、板栗、花生等）含锌也不低，其他植物性食物则含锌少，故素食者容易缺锌。全胃肠外营养如未加锌也可致锌缺乏。

（二）吸收障碍

各种原因所致的腹泻皆可妨碍锌的吸收。谷类食物中含大量植酸和粗纤维，这些均可与锌结合而妨碍其吸收。牛乳含锌量与母乳相似，约$45.9 \sim 53.5 \mu mol / L$（$300 \sim 350 \mu g / dL$），但牛乳锌的吸收率（39%）远低于母乳锌（65%），故长期纯牛乳喂养也可致缺锌。肠病性肢端皮炎是一种常染色体隐性遗传病，因小肠缺乏吸收锌的载体，故可表现为严重缺锌。

（三）需要量增加

在生长发育迅速阶段的婴儿，或组织修复过程中，或营养不良恢复期等状态下，机体对锌需要量增多，如未及时补充，可发生锌缺乏。

（四）丢失过多

如反复出血、溶血、大面积灼伤、慢性肾脏疾病、长期透析、蛋白尿以及应用金属螯合剂（如青霉胺）等均可因锌丢失过多而导致锌缺乏。

三、临床特点

（一）临床表现

正常人体含锌$2 \sim 2.5g$，缺锌可影响核酸和蛋白质的合成及其他生理功能。

1. 消化功能减退　缺锌影响味蕾细胞更新和唾液磷酸酶的活性，使舌黏膜增生、角化不全，以致味觉敏感度下降，发生食欲不振、厌食、异嗜癖。

2. 生长发育落后　缺锌可妨碍生长激素轴功能以及性腺轴的成熟，表现为生长发育迟缓、体格矮小、性发育延迟和性腺功能减退。

3. 免疫机能降低　缺锌可导致T淋巴细胞功能损伤而容易发生感染。

4. 智能发育延迟　缺锌可使脑DNA和蛋白质合成障碍，脑内谷氨酸浓度降低，从而引起智能迟缓。

5. 其他　如脱发、皮肤粗糙、皮炎、地图舌、反复口腔溃疡、伤口愈合延迟、视黄醛结合蛋白减少而出现夜盲、贫血等。

（二）辅助检查

1. 血清锌测定　正常最低值为$11.47 \mu mol / L$（$75 \mu g / dL$）。

2. 餐后血清锌浓度反应试验（PICR）　测空腹血清锌浓度（A0）作为基础水平，然后给予标准饮食（按全天总热量的20%计算，其中蛋白质为10% ~ 15%，脂肪为30% ~ 35%，糖类为50% ~ 60%），2小时后复查血清锌（A2），按公式 PICR=（A0-A2）／A0×100%计算，若PICR>15%提示缺锌。

3. 发锌测定 不同部位的头发和不同的洗涤方法均可影响测定结果，轻度缺锌时发锌浓度降低，严重时头发生长减慢，发锌值反而增高，故发锌不能反映近期体内的锌营养状况。

四、护理问题

（一）营养失调

摄入低于机体需要量，与锌摄入不足、丢失过多有关。

（二）有感染的危险

与免疫功能低下有关。

（三）知识缺乏

家长缺乏合理喂养幼儿的有关知识。

五、护理目标

1. 患儿摄入足够的营养物质。
2. 患儿未发生感染。

六、护理措施

（一）供给含锌量多的食物

母乳中锌的含量及吸收利用率较高，特别是初乳中锌含量约4倍于成熟乳，是初生儿体内锌的主要来源。婴儿应母乳喂养并按时添加辅食，如肝、瘦肉、鱼等。纠正幼儿偏食的习惯，除食入动物性食物外，鼓励幼儿进食含锌量较丰富的豆类及坚果类食品。

（二）补充锌制剂

每日每千克体重给予元素锌0.5～1mg（相当于葡萄糖酸锌3.5～7mg），连服1～3个月。最好于饭前1～2小时服用，尚可加服维生素D，以利吸收。药物锌不宜过量，过量可致急性锌中毒，表现有腹泻、呕吐和嗜睡等。长期过量可引起因铜缺乏所致的贫血、血浆高密度脂蛋白及胆固醇水平下降。静脉输入锌过量可致少尿、低血压、腹泻、呕吐、黄疸和肺水肿，尸检可见急性肾小管坏死的病理改变。

七、健康教育

讲解饮食护理方法，介绍婴幼儿科学喂养知识，教会家长观察病情。

第三章 常见急症患儿护理

第一节 幼儿惊厥

一、概述

惊厥是幼儿时期常见的急症之一，表现为突然发生的意识丧失，两眼上翻，面肌或四肢肌肉的强直性、阵挛性或强直性-阵挛性抽搐，可表现为全身性或局限性抽搐，发作时间由数秒至数分钟。有的于惊厥后出现疲乏、嗜睡。

二、病因

（一）生理因素

1. 婴幼儿大脑皮层发育未完善，因而分析鉴别及抑制功能较差。
2. 神经髓鞘未完全形成，绝缘和保护作用差，受刺激后兴奋冲动易于泛化。
3. 免疫功能低下，易感染而致惊厥。
4. 血-脑屏障功能差，各种毒素容易透入脑组织。

（二）病理因素

1. 感染性　包括颅内感染和颅外感染。颅内感染包括病毒引起的乙脑、病毒性脑炎等，细菌引起的流脑、化脑、结脑等，霉菌引起的新型隐球菌脑膜炎等，以及弓形虫病、脑型疟疾等。颅外感染包括各种感染引起的高热惊厥、中毒性脑病等。

2. 非感染性　包括颅内疾病和颅外疾病。颅内疾病包括颅内占位性病变、颅脑损伤、脑发育缺陷、颅内出血等。颅外疾病包括各种中毒、代谢紊乱、心脏疾患、遗传代谢病等。

三、临床特点

意识突然丧失，同时急骤发生全身性或局部性、强直性或阵挛性面部、四肢肌肉抽搐，多伴有双眼上翻、凝视或斜视。由于喉痉挛、气管不畅，可有屏气甚至发绀。部分幼儿大小便失禁。发作时间可由数秒至数分钟，严重者反复多次发作，甚至呈持续状态。惊厥止后多入睡。新生儿可表现为轻微的局部性抽搐，如凝视、眼球偏斜、眼睑颤动，面肌抽搐、呼吸不规则等，由于幅度轻微，易被忽视。

四、护理问题

1. 有窒息的危险。
2. 有受伤的危险。
3. 潜在并发症脑水肿。
4. 潜在并发症酸中毒。
5. 潜在并发症呼吸、循环衰竭。
6. 知识缺乏。

五、护理目标

1. 不发生误吸或窒息，适当加以保护防止受伤。
2. 保护呼吸功能，预防并发症。
3. 患儿家长情绪稳定，能掌握止痉、降温等应急措施。

六、护理措施

（一）一般护理

1. 将患儿平放于床上，取头侧位。保持安静，治疗操作应尽量集中进行，动作轻柔敏捷，禁止一切不必要的刺激。

2. 保持呼吸道通畅，头侧向一边，及时清除呼吸道分泌物。有发绀者供给氧气，窒息时施行人工呼吸。

3. 控制高热，物理降温可用温水或冷水毛巾湿敷额头部，每5~10分钟更换一次，必要时用冰袋放在额部或枕部。

4. 注意安全，预防损伤，清理好周围物品，防止坠床和碰伤。

5. 协助做好各项检查，及时明确病因。根据病情需要，于惊厥停止后，配合医生做血糖、血钙或腰椎穿刺、血气分析及血电解质等针对性检查。

6. 加强皮肤护理，保持皮肤清洁干燥，衣、被、床单清洁、干燥、平整，以防皮肤感染及褥疮的发生。

7. 关心体贴患儿，处置操作熟练、准确，以取得患儿信任，消除其恐惧心理。说服患儿及家长主动配合各项检查及治疗，使诊疗工作顺利进行。

8. 向家长详细交代患儿的病情、惊厥的病因和诱因，指导家长掌握预防惊厥的措施。

（二）临床观察内容

1. 惊厥发作时，观察惊厥患儿抽搐的时间和部位，有无其他伴随症状。

2. 观察病情变化，尤其随时观察呼吸、面色、脉搏、血压、心音、心率、瞳孔大小、对光反射等重要的生命体征，发现异常及时通报医生，以便采取紧急抢救措施。

3. 观察体温变化，如有高热，及时做好物理降温及药物降温，如体温正常，应注意保暖。

（三）药物观察内容

1. 观察止惊药物的疗效。
2. 使用地西泮、苯巴比妥钠等止惊药物时，注意观察患儿呼吸及血压的变化。

（四）预见性观察

若惊厥持续时间长、频繁发作，应警惕有无脑水肿、颅内压增高的表现，如收缩压升高、脉率减慢、呼吸节律慢而不规则，则提示颅内压增高。如未及时处理，可进一步发生脑疝，表现为瞳孔不等大、对光反射消失、昏迷加重、呼吸节律不整甚至骤停。

（五）健康指导

向家长详细交代患儿的病情、惊厥的病因和诱因，指导家长掌握预防惊厥的措施。

第二节　心跳呼吸骤停

一、概念

心跳、呼吸骤停（cardiopulmonary arrest，CPA）为儿科危重急症，是指心跳、呼吸突然停止，由于血液循环终止，全身器官处于无血流或低血流状态，临床上表现为意识丧失或抽搐、窒息、脉搏消失、血压测不出。心电监护仪示心率极慢或停搏。幼儿心跳呼吸停止与成人不同，突然的、原发的心跳停止在年幼幼儿中很少发生，常见的是损伤或者疾病造成的呼吸或循环衰竭，伴有低氧血症和酸中毒，最终发生心跳及呼吸停止。此时患儿面临死亡，如抢救及时、措施得当，往往可起死回生。心肺腹苏是指对心跳呼吸停止者采取心肺功能抢救的一系列措施，目的是使患儿恢复自主心率和呼吸。

二、病因

（一）呼吸衰竭

1. 急性或亚急性呼吸道梗阻
（1）羊水吸入、异物及呕吐物吸入。
（2）因感染、炎症、过敏等引起咽喉部水肿。
（3）先天性后鼻孔闭锁、肿瘤、扁桃体脓肿。
（4）动脉血管环对气管的压迫等，也能引起窒息。
2. 机械性因素影响通气　如胸壁肌肉或膈肌瘫痪，手术后膈神经损伤，胸腔发育不良，大量胸腔积液、积气或膈疝等。

3. 肺组织换气障碍　肺组织疾患，如肺炎、哮喘、肺水肿。

（二）心脏疾患

因心脏疾病引起的心脏收缩力降低或节律异常，导致心功能衰竭，如先天性心脏病、心肌炎、心包炎、各种心律失常，以及心导管或心血管造影检查所致的心跳停止。

（三）中枢神经系统损伤

由于损伤直接或间接影响到呼吸、循环中枢，可直接引起心跳呼吸骤停、脑膜炎、脑炎、脑缺氧。

（四）电解质紊乱、酸中毒及代谢性疾病

如血钾过高或过低、低血糖、低血钙及严重的代谢性酸中毒。

（五）休克

心源性、低血容量性、创伤性、过敏性及感染性休克。

（六）中毒

有机磷农药、灭鼠药中毒，主要是医用药物，如麻醉性抑制剂、镇静剂、洋地黄及抗心律失常药中毒。

（七）意外损伤

损伤是造成幼儿死亡的首要原因，常见的有溺水、交通事故、异物吸入、电击、严重创伤、烧伤。

（八）其他

如婴儿猝死综合征。

三、临床特点

1. 神志突然丧失，出现昏迷、抽搐。

2. 颈动脉和股动脉搏动消失，血压测不出。

3. 呼吸、心跳相继停止，何者先停止由原发损害决定，儿科以呼吸停止较常见，其间隔可长可短。

4. 瞳孔散大，对光反射消失，面色苍白或发绀。

四、护理问题

1. 感知的改变。

2. 低效性呼吸型态。

3. 肺组织换气障碍。

4. 电解质和酸碱平衡失常。

5. 潜在并发症——休克。

6. 潜在并发症——猝死综合征。

7. 知识缺乏。

五、护理目标

1. 建立和维持气道的开放，保持足够的通气。

2. 采取相应措施使患者肺组织换气正常。

3. 发现和预防电解质和酸碱平衡紊乱。

4. 积极治疗，防止并发症出现。

5. 了解疾病相关知识，能够掌握相关急救措施。

六、护理措施

（一）一般护理

1. 整个操作过程中应注意保暖，适当地提高室温，必要时在辐射加温装置下进行复苏，防止低温损害。输库血时，应先在室温中复温后再输注，避免加重体温下降。

2. 反复评估患儿的病情变化，以便采取相应的复苏措施。

3. 胸外心脏按压时，应定位正确、用力均匀，既能保证有效的心搏出量，又要防止骨折和内脏损害。

4. 建立至少一条以上的可靠静脉通路，患儿病情稳定后应及时拔除骨髓腔通路。

5. 做好基础护理，保持五官及皮肤的清洁，复苏过程中的各种穿刺及用药应注意无菌操作，防止继发感染。

6. 做好家长的心理护理，应将患儿病情的危险性和治疗、护理方案及期望治疗结果告诉家长，让家长做到心中有数，并得到他们的配合。

（二）临床观察内容

对于各类急危重症的患儿应进行严密的病情观察，通过各系统的评估及时发现呼吸衰竭和休克的早期症状，通过及时的病因与对症处理，避免患儿发生呼吸、心搏骤停。

1. 呼吸功能的快速评价

（1）呼吸道能否独立维持开放。

（2）呼吸频率改变。

（3）呼吸力学如三凹征、呻吟、鼻翼扇动、辅助肌的应用。

（4）呼吸音及胸廓的扩张度。

（5）皮肤黏膜的颜色与温度。

2. 心血管功能的快速评价

（1）意识情况，瞳孔大小，对声音、疼痛的反应性，肌张力。

（2）心率、心律、心音强弱。

（3）血压变化，尤其是脉压的改变。

（4）周围脉搏的强度。

（5）毛细血管充盈时间，肢端皮肤的颜色与温度。

（三）复苏后的病情观察及护理

复苏后的患儿仍面临脑缺氧性损害、心律失常、低血压、电解质紊乱以及继发感染等威胁，因此必须进行严密的监护，密切观察病情的变化，防止心跳、呼吸的再次停止，以及各种并发症的发生。

1. 监测生命体征，注意体温、心率、心律、呼吸、血压、血氧饱和度、血气及电解质的变化。

2. 注意神志、精神、瞳孔、肌张力及周围循环的变化并记录，对预后做出初步的估计。

3. 监测血糖的变化，维持血糖在正常水平。

4. 仔细检查全身情况，注意有无皮肤破损及骨折，如有发生，应给予相应的处理与固定。

5. 加强呼吸道管理，做好胸部物理疗法，保持呼吸道通畅。如继续应用人工呼吸机者，按呼吸机的常规护理。

6. 做好皮肤护理，经常翻身，保持患儿的体位舒适，防止褥疮和坠积性肺炎。

7. 注意观察药物的不良反应，并采取相应的措施。

8. 维持有效的循环及水、电解质平衡，准确记录出入量，保证热卡供给。

9. 备好一切急救用品，以备急需。

（四）药物观察内容

1. 氧气　复苏中及复苏后常规氧气吸入，根据病情及血气分析提供相应的给氧方式，吸入的氧气要加温、湿化，并有氧浓度的监测，观察面色及血氧饱和度的变化，及时调整吸入氧浓度。

2. 肾上腺素　酸中毒可降低儿茶酚胺的作用，应用同时给氧、适度通气和恢复全身灌注等方法纠正代谢性酸中毒，提高肾上腺素的作用。因为碳酸氢钠可使儿茶酚胺灭活，故不能将儿茶酚胺与碳酸氢钠在同一条输液管内输注。肾上腺素有引起心动过速和室性异位搏动的可能，应注意观察心率、心律的变化。大剂量肾上腺素有强烈的缩血管作用，可使四肢、内脏的血管收缩，应注意尿量的变化。

3. 碳酸氢钠　应在有效的通气下使用。碳酸氢钠原液是高渗的，在早产儿中这种高渗性与脑室内出血的危险性增高相关，因此，在早产儿中应稀释一倍后使用。应用碳酸氢钠时要密切监测动脉血pH值的变化。

4. 钙剂　在低钙血症或治疗高血钾时才使用。使用中应防止药物外渗，以防皮肤局部坏死。

5. 多巴胺　不同剂量的多巴胺可有不同的临床作用，使用时应注意剂量正确。多巴胺渗入组织可造成局部组织坏死，必须通过安全可靠的静脉通道输入。应注意观察心率变化，防止心动过速。不能与碳酸氢钠混合使用。

6. 利多卡因　可造成心肌、循环抑制及中枢神经系统症状，如嗜睡、定向障碍、肌肉痉挛、抽搐、心动过缓。心脏骤停时由于药物清除能力减弱，应特别注意药物剂量，防止过量中毒。如出现中毒表现应立即停止用药。

（五）预见性观察

1. 有下列指征的患儿，随时可能发生心肺骤停，需立即进行心肺功能支持。这些体征如下。

（1）呼吸急促，大于60次／分钟。

（2）呼吸困难和呼吸音降低，有三凹征、呻吟、鼻翼扇动。

（3）≤5岁幼儿心率<80次／分钟或>180次／分钟，>5岁幼儿心率<60或>160次／分钟。

（4）意识改变，对家长和疼痛的反应减弱，肌张力改变，易激惹、嗜睡、惊厥。

（5）发绀或血氧饱和度降低。

（6）创伤、烧伤面积大于10%。

2. 复苏后的患儿如有某些症状和体征，常常提示预后不佳，有脑死亡的可能。这些症状和体征如下。

（1）没有意识，无自主活动，对所有的刺激均无反应。

（2）高热后，体温逐渐下降至正常体温。

（3）尿量增多，表现为尿崩。

（4）高血糖，可达30mmol／L以上。

（5）血钠浓度持续增高。

第三节　急性呼吸衰竭

一、概述

呼吸衰竭是指由于各种原因引起的肺通气和（或）换气功能严重障碍，以致不能进行有效的气体交换，导致缺氧和（或）二氧化碳潴留，从而引起一系列生理功能和代谢功能紊乱的临床综合征。

二、病因与发病机制

幼儿急性呼吸衰竭以呼吸系统疾病为主，中枢神经系统疾病次之。新生儿以呼吸窘迫综合征、颅内出血、窒息、上呼吸道梗阻和感染多见；婴幼儿以急性喉炎、支气管肺炎、异物吸入和脑炎为主；幼儿以哮喘持续状态、多发性神经根炎、支气管肺炎和脑炎常见。

急性呼吸衰竭分为中枢性和周围性两大类。中枢性呼吸衰竭因呼吸中枢的病变，呼吸运动发生障碍，通气量明显减少。周围性呼吸衰竭由呼吸器官或呼吸肌病变所致，可同时发生通气与换气功能障碍。急性呼吸衰竭的基本病理生理改变为缺氧、二氧化碳潴留和呼吸性酸中毒，脑细胞渗透性发生改变，出现脑水肿。

低氧血症和高碳酸血症对主要器官的影响：

（1）脑：早期使脑血管扩张，脑血流增加，晚期导致脑水肿，颅内压增高；

（2）心脏：$PaCO_2$轻度增加时兴奋交感神经，使心排出量增加，血压上升，但显著升高时，心排血量下降，血压下降。肺小动脉收缩，肾循环阻力增加，导致右心衰竭；

（3）肾脏：严重缺氧和$PaCO_2$明显增高时，肾血管收缩，肾血流量减少，肾小球滤过率降低，导致肾功能不全；

（4）肝脏：缺氧时可使谷丙转氨酶暂时性升高，在急性呼吸衰竭失代偿期，往往呼吸性与代谢性酸中毒同时存在。

三、临床特点

（一）主要症状

急性重度缺氧后表现为呼吸困难、呼吸频率加快、鼻翼扇动、辅助呼吸肌活动增强、呼吸费力，有时出现呼吸节律紊乱，表现为潮式呼吸、叹息样呼吸，主要见于中枢神经系统病变。重症患者有意识障碍、烦躁、定向障碍、谵妄、昏迷、抽搐、全身皮肤黏膜发绀、大汗淋漓，可有腹痛、恶心、呕吐等症状。

（二）主要体征

早期心率加快，血压升高；严重时心率减慢，心律失常，血压下降。严重高血钾时出现房室传导阻滞、心律失常，甚至心搏骤停。

四、护理问题

1. 不能维持自主呼吸。
2. 清理呼吸道无效。
3. 语言沟通障碍。
4. 营养失调低于机体需要量。
5. 躯体移动障碍。
6. 活动无耐力。
7. 知识缺乏。

五、护理目标

1. 患儿维持自主呼吸，呼吸困难、发绀减轻或消失。
2. 呼吸道保持通畅。
3. 保证营养供给。
4. 患儿及家长情绪稳定，能正确面对疾病。

六、护理措施

1. 宜安置患儿于单间，保持病室空气新鲜，每日病室通风1~2次，每次15~30分钟。温度18℃~24℃，湿度60%~78%，备好各种抢救物品及药品，如呼吸机、吸引器、气切包、插管箱、呼吸兴奋剂等。嘱患儿绝对卧床休息，保持舒适体位，以利呼吸。

2. 保持呼吸道通畅，神志清楚者，鼓励咳嗽、咳痰，更换体位和多饮水。危重患儿定时翻身，并由外向内，由下向上轻拍背部，促使痰液排出。痰多昏迷者，可用鼻导管吸痰。痰液黏稠、量多，不易吸出者，给予超声雾化吸入，必要时实施气管插管或气管切开，并按相应护理常规护理。机械通气患者的护理应注意以下几个问题。

（1）保持呼吸机正常运转。

（2）保持接口紧密。

（3）了解通气量是否合适。

（4）及时防治机械通气治疗的并发症。

（5）防止肺部感染。

3. 严密观察生命体征的变化，监测呼吸频率、节律、深度。

4. 提供高蛋白、高维生素、易消化、无刺激性流质或半流质饮食。嘱患者少量多餐，以维持机体需要。昏迷患儿应给予鼻饲或静脉高营养。

5. 做好基础护理，保持患儿口腔及床单清洁。

6. 做好心理护理，鼓励患儿向医护人员及家属表达自己的需要。呼吸衰竭患儿病情危重，行氧疗时向清醒患儿讲解氧疗注意事项及氧疗对疾病的作用。各项操作前应向患儿及家属做好解释并取得配合。

第四节　急性颅内压增高

一、概述

急性颅内压增高征（acute intracranial hypertension，AIH）是由于多种原因引起的脑实质体积增大或颅内液体量异常增加造成颅内压力增高的一种严重临床综合征。

二、病因

（一）急性感染

感染后24小时之内可出现脑水肿颅内压增高表现。

1. 颅内感染　是引起幼儿AIH的最常见原因。常见的有脑炎、脑膜炎、脑膜脑炎、脑脓肿等。

2. 颅外感染　重症肺炎、败血症、中毒性痢疾、急性重型肝炎等。

（二）脑缺氧

缺氧重者数小时之内即可出现脑水肿，常见原因有窒息、心搏骤停、休克、肺性脑病、心力衰竭、呼吸衰竭等。

（三）颅内出血

蛛网膜下腔出血、婴儿维生素K缺乏症、血友病、白血病等。

（四）中毒

CO中毒、氰化物中毒、重金属中毒、农药中毒、食物中毒、酒精中毒等。

（五）水、电解质平衡紊乱

水中毒、低钠血症、酸中毒等。

（六）颅内占位病变

脑肿瘤、颅内血肿、寄生虫病等。

（七）其他

高血压脑病、Reye综合征、代谢性疾病。

三、临床特点

颅内压增高三主征：头痛、呕吐、视神经盘水肿。颅内压增高所致头痛特点常是持续性发作，阵发性加剧。呕吐常出现于头痛剧烈时，典型表现为与饮食无关的喷射性呕吐，但并不多见。视盘水肿是颅内压增高的重要体征，是由于颅内高压影响眼底静脉回流之故。持续视神经盘水肿，可导致视神经萎缩，造成不可恢复的失明。因此，早期及时处理颅内高压对保护视觉很重要。

四、护理问题

1. 脑组织灌注量改变，与颅内压增高有关。

2. 头痛，与颅内高压有关。

3. 潜在并发症，脑疝。

五、护理目标

1. 颅内压增高的症状减轻。
2. 生命体征保持正常，不发生或能及时控制脑疝。

六、护理措施

（一）常规护理

1. 卧床休息，头部抬高15°～30°，加床档防止坠床。
2. 保持呼吸道通畅，及时吸出痰液。
3. 遵医嘱给予氧气吸入，必要时可用高压氧。
4. 加强基础护理，昏迷患者注意眼、耳、鼻、口腔护理及皮肤护理。

（二）专科护理

1. 保持患儿安静，治疗、护理尽量集中进行。避免不必要的刺激，防止患儿哭闹。
2. 保持大小便通畅，便秘时用开塞露润肠，防止患儿用力排便。
3. 遵医嘱给予脱水利尿剂，保证准确、及时用药。观察治疗后的反应，记录24小时尿量。

第五节　幼儿感染性休克

一、概述

感染性休克是发生在严重感染的基础上，由致病微生物及其产物所引起的急性微循环障碍、有效循环血量减少、组织血液灌注不足，导致组织细胞缺氧、细胞代谢障碍，甚至重要器官功能衰竭的临床综合征。

感染性休克是儿科临床工作中的危重急症。它来势凶猛，发展迅速，若不尽早认识、正确处理，会带来严重后果。

二、病因

多种病原体均可引起，但临床上以革兰阴性杆菌多见，如大肠埃希菌、痢疾杆菌、绿脓杆菌、脑膜炎双球菌等。其次为金黄色葡萄球菌、溶血性链球菌、肺炎链球菌等革兰阳性球菌。近年来不少条件致病菌，如克雷伯菌、沙门菌、变形杆菌及一些厌氧菌等所致的感染，也有上升趋势。

幼儿感染性休克常发生在中毒性痢疾、暴发性流行性脑脊髓膜炎、出血性坏死性肠炎、败血症、大叶性肺炎，及胆道感染等急性感染性疾病的基础上。

三、临床特点

（一）临床表现

患儿除有严重感染症状外，表现为微循环功能不全和组织缺血、缺氧，重要器官代谢和功能障碍。临床上可出现血压低、脉压小、四肢冷、脉微弱、面色苍白、呼吸急促、精神萎靡或烦躁、尿少等。

（二）辅助检查

1. 血象　绝大多数感染性休克，外周血白细胞总数显著增高，分类中性粒细胞占绝对优势，伴核左移，常有中毒颗粒。

2. 血气分析　早期有代谢性酸中毒，pH值及碱储备降低，晚期动脉血氧下降，血乳酸值升高。

3. 出、凝血时间测定　出现弥散性血管内凝血（disseminated inravascular coagulation，DIC）时，血小板进行性减少，凝血时间缩短（<3s），外周血涂片可见破碎异形红细胞，凝血酶原时间延长（>15s或比对照>3s），纤维蛋白原减少，血黏度升高。低凝状态时，鱼精蛋白溶解时间缩短（<2h），活化部分凝血活酶时间延长（>25s或比对照>3s），全血块溶解时间缩短（20h以下）。

4. 尿常规　早期尿浓缩，晚期肾功能衰竭时比重下降，出现尿蛋白，镜检可见管型及红细胞。

四、护理问题

1. 体温过高与感染有关。
2. 有效血容量不足。
3. 组织灌流量的改变。
4. 气体交换障碍。
5. 体液不足。
6. 心排血量减少。
7. 潜在并发症——皮肤完整性受损。

五、护理目标

（一）一般护理

1. 平卧位，适当保暖，不随便搬动患儿。
2. 保持呼吸道通畅，必要时吸氧、吸痰。
3. 迅速建立两条有效的静脉通路，保证扩容的有效进行。
4. 用心肺监护仪监测生命体征，常规监测心率、脉搏、呼吸、血压。

5. 按医嘱迅速扩容，纠正酸中毒，应用血管活性药物，做好降温、止惊等。

（二）临床观察内容

1. 密切观察生命体征变化，定时监测脉搏、呼吸、血压和体温。护士应视病情每15～30分钟测脉搏和血压一次，病情稳定后改为1～2小时测一次。每2～4小时测肛温一次，体温低于正常者保温，高热者降温。

2. 观察意识状态、神志的变化，及早发现变化。若原来烦躁的患儿突然嗜睡，或已经清醒的患儿又突然沉闷，表示病情恶化；反之，由昏睡转为清醒、烦躁转为安稳，表示病情好转。

3. 注意四肢皮肤温度及色泽，如面色苍白、甲床发绀、肢端发凉、出冷汗等微循环障碍、休克的表现，如有变化及时与医生联系。

4. 详细记录尿量，必要时留置导尿管。按医嘱要求控制输液速度，准确记录出入量。

5. 监测中心静脉压、肺毛细血管楔压、血气分析、血糖等。

（三）药物观察内容

观察扩容的效果，血容量补充应达到：

（1）面色转红，肢端暖，发绀消失；

（2）脉搏有力，血压达正常，脉压 > 30mmHg；

（3）尿量 > 30ml ／（m^2·h）；

（4）中心静脉压6～12cmH$_2$O。

使用血管收缩及舒张药时密切观察血压的变化；使用多巴胺时注意观察心脏的速率与节律；使用血管扩张药（山莨菪碱、东莨菪碱及阿托品）时注意观察面色是否转红、四肢是否转温和血压是否回升等情况。观察脱水剂的使用效果，注意有无明显的电解质紊乱。

（四）预见性观察

1. 若部分重型休克患儿，经以上积极治疗，休克始终不能缓解，应详细分析有无其他致病原因，临床常见腹腔感染或腹部疾患（肠梗阻、肠坏死等）所致的肠源性休克，应随时请外科会诊。

2. 注意呼吸的改变，如有进行性呼吸困难，出现呼吸衰竭、发绀、面色暗红或青灰，肺部体征早期可无异常，晚期可有呼吸音减低、啰音或管状呼吸音，是合并急性呼吸窘迫综合征（acute respiratory distress syndrome，ARDS）的表现。

3. 如并发心功能不全，可表现为低血压、脉细弱、脉压小、中心静脉压高，呼吸、心率突然增快，发绀加重，肝脏有进行性增大。

4. 感染性休克如伴有意识障碍并迅速加深而进入昏迷、惊厥、面色苍灰、肌张力增高、瞳孔改变及中枢性呼吸障碍，显示有脑水肿及颅内高压。

5. 如感染性休克长时间不能纠正，扩容后仍表现为少尿或无尿，应用脱水剂或利尿剂后无反应者，可初步确诊为肾衰竭。

6. 若全身皮肤出现花纹、淤点、瘀斑，则提示为弥散性血管内凝血。

第六节　急性中毒

一、概述

急性中毒是指具有毒性作用的物质，通过不同的途径进入人体，在短时间内，出现一系列中毒症状和体征，引起组织和器官功能性和器质性损害，重者危及生命，是儿科常见急症之一。

二、中毒原因

幼儿中毒的原因，大多由于年幼无知，对一些物质的有毒或无毒不能辨别而误食；家长疏忽大意，将毒物误作普通食物；药物或毒物保管不严，幼儿误服或使用剂量过大。

三、临床特点

（一）临床表现

幼儿既往健康，突然出现原因不明的恶心、呕吐、腹痛、面色发绀；皮肤潮红、多汗；狂躁、昏迷或惊厥等。家庭或集体幼儿机构中数人同时发病，也应考虑中毒。急性中毒常出现以下特征性症状和体征。

1. 神经系统

（1）惊厥：中枢兴奋剂、异丙嗪、苯海拉明、氨茶碱、利血平、氰化物、毒草、白果、山道年、有机磷、有机氯、异烟肼、奎宁等；

（2）昏迷：上述引起惊厥的毒物及颠茄类中毒的晚期，中枢抑制剂、一氧化碳、二氧化碳等；

（3）狂躁：颠茄类、异丙嗪、氯丙嗪、乙醇、毒蕈、樟脑等。

2. 呼吸系统

（1）呼吸困难：氰化物、一氧化碳、亚硝酸盐、有机磷、硫化氢等；

（2）呼吸缓慢：安眠剂、镇静剂、氰化物、一氧化碳、钡等；

（3）呼吸急速：氨、酚、颠茄类、的士宁、咖啡因等；

（4）喉头水肿、肺水肿：毒蕈、有机磷、毛果芸香碱、安妥（毒鼠药）等。

3. 呼气及吐出物特殊气味

（1）异味：乙醇、松节油、樟脑、氨水、汽油、煤油、煤酚皂等；

（2）蒜臭：有机磷、无机磷、砷等；

（3）苦杏仁味：氰化物、含氰苷果仁等。

4. 心率

（1）过速：肾上腺素、颠茄类、麻黄碱等；

（2）过缓：洋地黄、毒蕈、利血平、蟾蜍、奎宁等。

5. 瞳孔

（1）扩大：乙醇、颠茄、莨菪碱、阿托品、普鲁卡因、普鲁苯辛、哌替啶等；

（2）缩小：有机磷、毒蕈、巴比妥类、鸦片类、氯丙嗪、水合氯醛、咖啡因、新斯的明等。

6. 皮肤

（1）潮红：颠茄类、乙醇、河豚、烟酸、阿司匹林、利血平、组胺等；

（2）发绀：亚硝酸盐、二氧化碳、氰化物、有机磷、巴比妥类等；

（3）黄疸：毒蕈、无机磷、磷化锌，引起溶血及损害肝脏的药物；

（4）湿润：有机磷、水杨酸盐、毒蕈、蟾蜍、乙醇等。

7. 消化系统

（1）流涎：有机磷、毒蕈、铅、新斯的明等；

（2）腹痛、吐泻：磷、强酸、强碱、毒蕈、桐油子、蓖麻子、蟾蜍等；

（3）口腔黏膜糜烂：强酸、强碱。

8. 尿液异常

（1）血尿：磺胺药、环磷酰胺、酚、毒蕈、松节油等；

（2）血红蛋白尿：伯氨喹、奎宁、呋喃妥因、苯、毒蕈等。

（二）实验室检查

1. 对中毒原因不明、毒物性质不详者，可收集剩余毒物、呕吐物及洗胃残渣，或根据可疑线索分别采集血、尿、粪进行毒物鉴定。

2. 根据临床表现，做有关特异性实验室检查。

（三）处理原则

应在诊断的同时争取时间积极抢救。对中毒原因不明者，先进行一般急救处理，包括尽快清除毒物、促进毒物排泄、阻滞毒物吸收、对症处理等，一旦毒物明确，应尽快使用特效解毒剂。各种中毒的临床表现及处理如表3-1。

表3-1 各种中毒的临床表现及处理

毒 物	临床表现	急救处理
毒鼠强	中毒数分钟或半小时内出现恶心、呕吐、抽搐、意识丧失。严重者伴颅脑损伤，呼吸功能、心、肝、胃肠功能不全的多脏器功能失常综合征（MODS）	清水反复洗胃，50%硫酸镁导泻，50g活性炭吸附残留的毒物。吸痰、给氧，控制抽搐：以苯巴比妥钠首选，二巯基丙磺酸钠制止毒鼠强中毒所致的抽搐有效。静脉快速滴注20%甘露醇，同时加用激素或β-七叶皂苷钠，以减轻脑水肿，防止脑疝形成；对有急性心衰、肺水肿者，可按心衰常规治疗；对胃肠损害，除用胃肠道保护剂外，还应尽早实行胃肠内营养，这是防止MODS的重要环节。必要时可做血液透析疗法
有机磷农药	流涎、出汗、肌纤维颤动、瞳孔缩小、恶心、呕吐、血压升高或降低，重者烦躁、昏迷、呼吸麻痹等	清除毒物和防止毒物继续吸收：将患者移离现场，口服中毒者立即洗胃，除敌百虫外，可用2%~4%碳酸氢钠洗胃；皮肤吸收中毒者，用肥皂水清洗皮肤和毛发。轻度中毒者肌注阿托品，每次0.02~0.03mg/kg，必要时每隔2~4h一次，或用氯磷啶每次15mg/kg，肌注，每隔2~4h一次；中度中毒：阿托品与氯磷啶或解磷啶合用，前者每次0.03~0.05 mg/kg，每30~60min肌注1次，后者每次15~30mg/kg。每2~4h静脉注射1次；重度中毒：阿托品每次0.05~1mg/kg静脉注射，每隔15~20min一次。同时静脉注射氯磷啶或解磷啶，症状缓解后剂量减少，注射时间延长。苯克磷和长效托宁也有较好的疗效
强酸（硝酸、硫酸、盐酸）	口腔黏膜糜烂、肿胀、灼痛，声门水肿、呼吸困难，吐出物酸性、带血	忌洗胃，忌催吐，忌用碳酸氢钠，可内服牛乳或蛋清，服镁乳或氢氧化铝凝胶中和毒物，其他对症处理
强碱（氢氧化钾、氢氧化钠、氨水）	口腔黏膜糜烂，吐出物碱性、带血	忌洗胃、催吐，服3%醋酸或食醋中和后再服蛋清，其他对症处理

毒　物	临床表现	急救处理
亚硝酸盐类（原发性发绀）	皮肤和黏膜发绀、四肢发冷、呕吐、腹痛、烦躁，重者嗜睡、神志不清、惊厥、昏迷、血压降低，呼吸和循环衰竭	催吐，1∶5000高锰酸钾洗胃，硫酸镁导泻，25%葡萄糖加维生素C 1g静注或1%亚甲蓝，每次0.1～0.2ml/kg，用25%葡糖糖稀释后静注；对症治疗
一氧化碳	头晕、头痛、恶心、呕吐、全身乏力、颜面潮红、口唇呈樱桃红色、烦躁、血压下降，严重者昏迷、惊厥、呼吸衰竭	立即将患者转移到空气新鲜的场所，注意保暖，吸氧，必要时人工呼吸，条件允许者可用高压氧治疗；及时控制脑水肿，静滴细胞色素C和大量维生素C，严重中毒时输鲜血或换血；注意保护心脏和中枢神经功能
磷化锌（毒鼠药）	恶心、呕吐、腹泻、口中有蒜臭味、昏迷、惊厥、肝及肾功能损害	0.2%～0.5%硫酸铜催吐，0.02%高锰酸钾溶液洗胃，硫酸镁导泻，补液，保护肝肾功能，及时对症治疗
敌鼠（毒鼠药）	恶心、呕吐、出血症状明显，严重者发生出血性休克	催吐、洗胃、导泻，肌注或静滴维生素K_1，足量维生素C和糖皮质激素
毒蕈	不同种类的毒蕈出现不同的症状：①消化道症状；②神经系统症状；③溶血；④肝肾功能损害	用0.02%高锰酸钾洗胃，口服活性炭，纠正水、电解质紊乱；造成肝功能损害者可注射5%二巯基丙磺酸钠；对有副交感神经兴奋症状者可注射阿托品，对症治疗
含氰化物（木薯、杏仁、桃仁、李子仁、枇杷仁、樱桃仁等）	恶心、呕吐、头晕、嗜睡或烦躁。重者有呼吸困难、发绀、神志不清、抽搐、心律失常、呼吸衰竭	催吐：0.025%高锰酸钾、5%硫代硫酸钠洗胃；导泻：吸入亚硝酸戊脂15～30s，每隔2min吸入一次，并注意血压；静注1%亚硝酸钠，每次6～10mg/kg，5min内注完，随后静注20%硫代硫酸钠0.25 g/kg，10min内注完。如症状未改善，1h后重复静注一次；也可用1%亚甲蓝，每次按10mg/kg，加入5%葡萄糖20～40ml静注，与硫代硫酸钠交替注射。其他对症治疗
鱼胆	腹痛、呕吐、腹泻、肝大、黄疸、血清谷丙转氨酶升高、少尿或无尿、头晕、抽搐、神志不清	洗胃、护肝，针对急性肾衰竭进行治疗

毒　物	临床表现	急救处理
发芽马铃薯	恶心、呕吐、腹痛、腹泻、耳鸣、眩晕、发热、瞳孔散大、呼吸困难、惊厥	催吐，0.02%高锰酸钾洗胃，硫酸镁导泻，输液，对症治疗
蟾蜍	呕吐、腹泻、腹痛、腹泻、出汗、口唇及四肢麻木、头痛、头晕、嗜睡、休克、血清铁增高或正常	洗胃、导泻，严重心律失常者可按洋地黄中毒处理
水杨酸盐类（阿司匹林、水杨酸钠）	恶心、呕吐、多汗、出血倾向、水和电解质紊乱、肺水肿、昏迷、惊厥、肾功能损害等	2%～3%碳酸氢钠洗胃，硫酸镁导泻，纠正水、电解质紊乱，注射维生素K止血，碱化尿液，以加速水杨酸排泄，保护肝功能，必要时可输鲜血或做透析疗法
氨茶碱	烦躁不安、恶心、呕吐、吐咖啡色物、肌震颤、惊厥、体温不升、多汗、心动过速、血压下降、心力衰竭、呼吸衰竭	洗胃、导泻、高位结肠灌洗；早期可用足量镇静剂或人工冬眠以抗惊厥和退热，及时纠正休克、脑水肿和呼吸衰竭，忌用麻黄碱、咖啡因、肾上腺素等药物，可用利尿剂促进毒物排泄
麻黄碱	恶心、呕吐、面色潮红、出汗、烦躁、震颤、心动过速、血压上升、瞳孔散大，甚至心律失常、惊厥	0.02%高锰酸钾洗胃，导泻，氯丙嗪肌注或静滴，高血压时用降压药，注意心脏功能，禁用洋地黄，以免引起心律失常
抗组胺类药物	烦躁不安、恶心、呕吐、皮肤发红、运动失调、呼吸表浅、心动过速、肌肉震颤、惊厥、呼吸麻痹	0.02%高锰酸钾洗胃，硫酸镁导泻，吸氧，必要时皮下注射磷酸组织胺；抑制现象发生时忌用中枢兴奋剂，以免引起惊厥，静脉输液促进毒物排泄
苯妥英钠	眩晕、震颤、言语含糊、恶心、呕吐、吞咽困难、精神错乱、共济失调、惊厥、呼吸循环衰竭	温开水洗胃，硫酸镁导泻，控制惊厥，补液以促进毒物排泄；纠正休克，静滴γ-酪氨酸促进大脑功能恢复
颠茄类（阿托品、莨菪碱）	口干、皮肤潮红、黏膜干燥、烦躁、瞳孔散大、心动过速、体温上升、惊厥、神志不清、呼吸麻痹	4%鞣酸溶液洗胃，口服浓茶或0.5%活性炭混悬液，硫酸镁导泻；肌注1%毛果芸香碱每次0.5～1ml，或肌注新斯的明每次0.04mg／kg，每15～20min注射一次；以上两药使用至口干消失为止。其他对症治疗

毒 物	临床表现	急救处理
巴比妥类	头晕、眩晕、谵妄、嗜睡、瞳孔缩小、血压下降、震颤、言语不清、呼吸缓慢而表浅，甚至出现呼吸、循环衰竭	温水或0.02%高锰酸钾洗胃，洗胃后灌入硫酸钠和活性炭混悬液于胃中；利尿并碱化尿液；保持呼吸道通畅，及时纠正休克；可用贝美格静脉注射，每次1mg／kg，每15～30min注射一次直至清醒为止。或用山梗菜碱和尼可刹米，每隔2h交替肌注一次
氯丙嗪、异丙嗪	嗜睡、心动过速、瞳孔缩小、血压下降、昏迷、惊厥、体温降低	洗胃、导泻，平卧以防体位性休克，保持呼吸道通畅，补液，使用呼吸和心脏兴奋剂，血压下降时用去甲肾上腺素治疗
利血平	鼻塞、颜面潮红、嗜睡、心动过缓、瞳孔缩小、血压过低、呼吸深慢、呼吸和循环衰竭	洗胃、硫酸镁导泻，静脉输液以维持循环功能

四、护理诊断

1. 生命体征改变与毒物进入人体，引起组织和器官损害有关。
2. 恐惧与病情危重受到死亡的威胁而产生恐惧感有关。
3. 知识缺乏与患儿年幼缺乏安全防护知识有关。

五、护理目标

1. 患儿生命体征维持正常。
2. 患儿及家长情绪稳定。
3. 患儿及家长掌握一定的安全防护知识。

六、护理措施

迅速将患儿送入抢救室后，立即了解发病经过、中毒时间、毒物名称及性质，同时迅速准备急救药品、洗胃溶液和解毒药物，若有残留毒物或呕吐物，应保留标本立即送检。

（一）严密观察病情变化

注意患儿的一般情况，特别是神志、呼吸、循环状态，给予心电监护，监测生命体征，以判断中毒的轻重。对重症患儿要边检查边抢救，保持呼吸道通畅，给氧，建立静脉通道；昏迷、惊厥者应侧卧或平卧，头偏向一侧，及时清除呼吸道分泌物，防止呕吐物误吸引起窒息。做好气管插管、气管切开及呼吸机辅助呼吸等器械的准备。

（二）快速清除毒物

尽快将进入人体的尚未吸收或已被吸收的毒物从不同途径清除，防止中毒症状的进一步加重。

1. 口服毒物中毒　可采用催吐、洗胃、导泻、洗肠等方法，将毒物尽快从消化道清除。

催吐适用于毒物食入后4~6小时内，年长患儿、神志清楚且能合作者。常用方法：口服温盐水或1∶5 000高锰酸钾溶液，每次100~200ml，用压舌板或手指压迫舌根或刺激咽后壁导吐。反复多次催吐，直至呕吐物不含毒物残渣为止。婴幼儿、严重心脏病、神志不清者及强酸、强碱、油剂中毒者禁用。

洗胃适用于毒物不明者，可先用温开水或生理盐水洗胃，应尽早进行，一般在口服毒物4~6小时内洗胃有效，但也不用受时间的限制。强酸、强碱中毒者，洗胃损伤胃黏膜可致胃穿孔，禁忌洗胃，可改用弱酸、弱碱类中和的方法。患儿取侧卧头低位，采用Y型管回流洗胃，每次灌入量不超过胃容量的1／2，反复灌洗，直至流出液体清澈无味。油剂中毒或昏迷者洗胃可引起吸入性肺炎，操作时需小心细致。牛乳、豆浆、蛋清等对胃黏膜有保护作用。

导泻适用于口服毒物6小时以上者，毒物进入肠道，可服泻剂。在催吐或洗胃后给予泻剂，可促使毒物尽快排除。常用50%硫酸镁或20%甘露醇加水口服，服后2小时未排便可用高渗盐水灌肠。

洗肠适用于中毒4小时以上者，可用生理盐水或1%肥皂水灌肠。

2. 皮肤接触中毒　立即脱去污染的衣物，用清水反复冲洗皮肤、毛发、指（趾）甲等。强酸、强碱可用柔软棉布轻拭后再冲洗。有机磷中毒可用肥皂水（敌百虫除外）或清水冲洗；强酸可用3%~5%碳酸氢钠或淡肥皂水冲洗；强碱可用3%~5%醋酸或食用醋稀释后冲洗。皮肤、黏膜糜烂溃疡者遵医嘱用药，防止感染。

3. 吸入中毒　立即将患儿撤离现场，吸入新鲜空气或氧气，保持呼吸道通畅，必要时进行人工呼吸。

（三）促进毒物排泄和阻滞毒物吸收

鼓励患儿多饮水，静脉滴注10%葡萄糖以稀释毒物在体内的浓度和增加尿量，必要时可使用利尿剂以加速毒物的排泄。危重急性中毒伴有肾功能不全者，可采用腹透或血透疗法，加速毒物排泄。牛乳、豆浆、蛋清、浓茶等能与毒物发生沉淀作用，延缓毒物吸收。活性炭也能吸附毒物。

（四）使用特效解毒剂

一旦毒物明确，应立即应用特效解毒剂，如有机磷中毒应用解磷啶、阿托品或氯磷啶；亚硝酸盐中毒可用亚甲蓝。应用解毒剂后，注意观察患儿用药后的反应及其可能产生的副作用，以决定药物的增减。

（五）详细记录出入量

由于催吐、洗胃、导泻、利尿等措施，可造成患儿脱水、酸中毒，必须保证出入量平衡，维持有效循环血量。对于惊厥、昏迷时间较长者应注意保暖，定时翻身，并做好皮肤、口腔、眼、耳、鼻及臀部的护理，以预防感染。

（六）心理支持

急救处理后应作好心理护理，减轻或消除患儿及家长紧张和恐惧心理。对自杀的患儿应指导家长随时了解患儿的心理状态和情绪变化，及时发现问题及时疏导，防止再次自杀。

（七）健康教育

1. 向家长讲解预防中毒的有关知识，如勿擅自给幼儿用药，不食变质或有毒的食物。

2. 告知家长对一切毒物和药品应妥善保管，以防幼儿误食而致中毒，预防煤气中毒。

3. 向家长讲解中毒时的急救知识。

（八）护理评价

1. 患儿体内毒素是否清除，生命体征是否维持稳定。

2. 患儿及家长情绪是否稳定，自杀患儿无自杀倾向。

3. 患儿及家长是否掌握安全防护知识和急救知识。

第四章 骨与关节疾病患者护理

骨与关节疾病是指发生在脊柱和四肢的骨、关节、肌肉、肌腱、筋膜、滑膜、神经、血管、淋巴等组织和器官的疾病。这些疾病主要影响人的活动，给病人的日常生活、工作、劳动、学习带来一定的困难，严重时造成肢体残疾，给社会和家庭造成一定的负担。护理这类病人时，要充分调动家属和病人的积极性，共同参与疾病的治疗和护理，最大程度地恢复肢体的功能，提高病人的生存质量，减轻社会和家庭的负担。

第一节 骨折

一、概述

骨的连续性或完整性中断即为骨折。可发生在骨的任何部位，以创伤性骨折较常见。

（一）病因

1. 直接暴力　外力直接撞击，暴力作用于骨骼，使直接受击处骨折，多伴有广泛的皮肤和软组织损伤。

2. 间接暴力　暴力接触身体后，经传导、杠杆、扭转作用使受击点远隔部位发生骨折，如跌倒时手掌着地致锁骨骨折，下肢跌倒时股四头肌猛烈收缩致髌骨骨折。

3. 积累劳损　骨骼某处长久地承受一种持续应力，该处可能发生疲劳性骨折，如长途行军致第2、3跖骨颈骨折等。

4. 骨骼疾病　因骨骼局部结构破坏或脆弱，正常活动中即可发生病理性骨折，如骨髓炎、各种骨肿瘤所致骨折。

（二）分类

1. 根据骨折端是否与外界相通分类

（1）闭合性骨折：骨折处皮肤或黏膜完整，骨折断面不与外界相贯通。

（2）开放性骨折：骨折处皮肤或黏膜破损，且骨折部位直接地或间接地（刺破中空性器官）与外界相通。骨折端已污染，发生感染的可能性较大。

2. 根据骨折的程度及骨折线的形态分类

（1）不完全性骨折：骨的连续性部分中断，如裂缝骨折、青枝骨折等。

（2）完全性骨折：骨的连续性完全中断，如横形、斜形、螺旋形、粉碎、嵌插骨折及压缩骨折等。完全性骨折常有骨断端移位，其移位情况取决于暴力方向、肢体重量、肌肉牵拉、搬运不当等因素，给治疗增加了一定难度，可造成严重并发症。

3. 根据骨折的稳定程度分类

（1）稳定性骨折：指复位后在适当外固定下不易发生移位的骨折，如不完全骨折及横断、嵌插骨折等。

（2）不稳定骨折：指复位后易于移位的骨折，如斜形、螺旋形、粉碎性骨折等。不稳定骨折的复位、固定都有较多复杂性。

4. 根据骨折的时间长短分类

（1）新鲜骨折：指骨折后短期内（一般在2周内），骨断端尚未形成纤维性连接者，此期是手法闭合复位的理想时期，时间越短越好。

（2）陈旧骨折：指骨折断端血肿机化，已经形成纤维性粘连者（多发生于骨折2周后），此时复位较难，多需手术处理。

【护理评估】

（一）健康史

了解病人的年龄、受伤经过，既往有无骨骼疾病史，如骨髓炎、肿瘤等。明确病人受伤时外力作用的方向、大小、部位、程度及受伤时的体位，伤后立即发生的功能障碍及其发展过程，急救处理的经过、搬移和运送方式等。

（二）身体状况

1. 一般表现

（1）疼痛和压痛：骨折处有明显疼痛和压痛。骨盆骨折、肋骨骨折时，分别做骨盆挤压试验、胸廓挤压试验，可产生剧痛。

（2）肿胀及瘀斑：骨折发生后局部血肿形成，同时因创伤性炎症反应，致患处明显肿胀，严重时出现皮肤水泡。血肿浸润皮下常见大片瘀斑。

（3）功能障碍：骨折时因骨骼支架作用障碍和局部疼痛，肢体主动或被动活动受限。

2. 骨折的专有体征

（1）畸形：骨折端发生重叠、侧方、成角、旋转等移位时，受伤局部表现短缩、异常角度等畸形改变。

（2）反常活动：在四肢长骨骨折时，原来应该连贯的没有关节的部位，出现了反常的类似关节的活动。

（3）骨擦音（感）：局部肌肉的痉挛或肢体位置变动，使骨折两端碰触而发生的摩擦声音。骨折专有体征多见于完全性骨折。

3. 骨折的并发症　骨折发生后，在短期内或在愈合后期，常出现各种并发症，轻者可能致残，重者会危及生命。

（1）早期并发症：肱骨髁上骨折。

1）休克：多发性骨折、骨盆骨折、股骨干骨折出血量较大，且伴有较重软组织损伤，易发生创伤性或失血性休克。

2）血管损伤：邻近骨折部位的重要动脉或静脉有损伤可能。如肱骨髁上骨折可损伤肱动脉，股骨下1／3骨折可损伤腘动脉，锁骨骨折可损伤锁骨下动脉。血管损伤能造成肢体远端血液循环障碍，严重时导致肢体残疾或肢体坏死。

3）神经损伤：常见的如肱骨干骨折致桡神经损伤，肘关节周围骨折致尺神经或正中神经损伤，腓骨颈骨折致腓总神损伤等。脊椎压缩性骨折可致脊髓损伤而出现不同程度截瘫。

4）内脏损伤：骨盆骨折时骨盆变形或骨折端锐刺可致膀胱、尿道和直肠损伤，肋骨骨折时断端刺向深部或暴力冲击可致气胸、血胸以及肝、脾破裂等。要注意复杂性损伤常合并有颅脑、胸部、腹部损伤，评估中应密切注视全身和局部症状。

5）骨筋膜室综合征：骨筋膜室是由深筋膜与骨、骨间膜、肌间隔所围成的容量有限的软组织间室。骨筋膜室综合征是由于骨折时形成的血肿和严重软组织水肿，导致间室内压力增高，间室内软组织的血液循环障碍，肌肉、神经急性缺血而出现的一系列综合征。常见于前臂掌侧和小腿。主要表现是：①肢体组织因缺血和受压而剧烈疼痛。②局部肿胀，严重压痛。③指（趾）呈屈曲状，活动受限，被动牵拉时疼痛加剧。④因动脉供血障碍或静脉回流障碍，表面皮色苍白或潮红、发绀。⑤远端动脉搏动可正常，但严重时减弱或消失。根据以上表现一经确诊，应紧急地充分切开深筋膜及肌间隔以缓解间室压力。如延误诊治可导致肢体坏疽或缺血性肌挛缩等严重后果。此外，尚需注意肢体外绷带包扎过紧或肢体主要动脉、静脉损伤也易引起骨筋膜室综合征。

（2）晚期并发症：

1）关节僵硬：患肢固定日久而缺少适当功能锻炼，可使关节囊等周围软组织挛缩。尤其是关节内和周围软组织损伤，形成关节面之间或关节与周围软组织之间的广泛粘连，从而致关节活动受限。常伴骨质脱钙及失用性肌萎缩。

2）损伤性骨化（骨化性肌炎）：常见于关节脱位或关节附近骨折。因局部形成血肿，骨膜剥离移位，随后发生了血肿广泛骨化，并波及周围损伤出血的肌肉等软组织中，致使关节功能障碍。

3）愈合障碍：全身情况较差或骨折处骨质血供不良、骨断端分离或有软组织嵌入、复位或固定不妥当、不适当的过早过度活动、局部感染等诸多因素，均可使骨折延迟愈合或不愈合。

4）畸形愈合：复位或固定不妥当、过早负重活动等，可使骨折在重叠、旋转、成角等畸形状态下愈合连接。

5）创伤性关节炎：关节内骨折使关节面不平滑，或肢体骨折后畸形愈合使关节活动应力紊乱，均可造成创伤性关节炎。表现为活动时关节疼痛和运动障碍。

6）缺血性骨坏死：骨折处骨质因血供障碍而坏死，如股骨颈骨折的股骨头坏死。

7）缺血性肌挛缩：因肢体重要血管损伤所致，也可是骨筋膜室综合征的后期结果。缺血肌群变性、坏死、机化而出现挛缩，如发生在前臂掌侧即表现为特殊的"爪形手"畸形，也称 Volkmann 挛缩。

另外，长期卧床还可引起皮肤压疮、泌尿系统感染及结石、坠积性肺炎等其他并发症。

（三）辅助检查

X线摄片可明确有无骨折以及骨折类型。投照部位包括骨折处上或下邻近关节，常规摄正、侧位片，必要时加特殊位置摄片。对复杂性损伤病人和手术前后病人应做血常规检查，了解失血情况或感染情况。

（四）治疗原则

1. 骨折的治疗方法与效果　骨折治疗的原则是复位、固定和功能锻炼。复位就是用手法或手术使骨折部位恢复到正常或接近正常的解剖关系；固定就是用外固定方法（小夹板、石膏绷带、牵引等）或手术切开内固定方法将骨折稳定在复位后的位置，使其以良好的对位对线关系达到牢固愈合；骨折复位与固定后，为促进骨折愈合和患肢肌肉、肌腱、韧带、关节囊舒缩活动的恢复，应指导病人循序渐进地进行功能锻炼。

骨折的常用治疗方法有以下4类：

（1）手法复位与外固定：这是临床上最常用的方法，大多数病人采用这种简单的方法，可获得满意的愈合效果。手法复位是在麻醉下（常用局麻），沿肢体纵轴对骨折处施以有效牵引和对抗牵引，然后采取合适的手法使骨折断端的移位得到矫正。如果使两骨折端接触面（对位）和两骨折端在纵轴线上的关系（对线）完全恢复了正常解剖关系，即为解剖复位。如果两骨折端对位欠佳，但对线基本良好，愈合后肢体功能正常，此属功能复位。

（2）持续牵引：是利用牵引力和反牵引力机械装置，作用于骨折部位，以达到复位和维持固定的目的。常用于手法复位有困难或夹板、石膏固定有困难者，如股骨干闭合性骨折，因骨折周围肌肉丰满、肌痉挛，难以手法复位也难于稳妥进行外固定；胫腓骨不稳定性骨折，一般外固定不易奏效；再如四肢骨折局部严重肿胀或有皮肤挫裂伤，胫、股骨开放性骨折等也宜采取持续牵引法。

持续牵引有皮牵引和骨牵引两种方法。前者是用宽胶布粘贴在患肢皮肤或使用预制的牵引带而挂上重量作牵引，牵引力量小。后者是通过贯穿在骨组织内的钢针作牵引，牵引力量大。两者均需要相应的滑轮装置。牵引初期力量大，有复位作用；骨折复位后减轻重量以维持固定。持续牵引的优点是可解除肌肉痉挛；并因肌肉的牵张而形成骨折四周的"软组织夹板"作用，以促进碎骨片聚拢复位，骨牵引还有利于开放性损伤伤口观察及换药；便于关节功能锻炼，一般不能早期下床活动；牵引力过小而不能复位可致畸形愈合，牵引过度而骨折端分离可致愈合障碍等。

（3）手术复位与内固定：有些特殊情况需考虑手术复位，如骨折断端有肌肉等软组织嵌入者、手法复位难以奏效的关节内骨折者、合并重要血管或神经损伤须手术探查者、陈旧性骨折或手法复位失败的骨折等。方法是手术切开后直视下骨折复位。优点是复位准确；缺点是手术损伤骨折周围软组织及骨膜，使局部血供破坏而致不同程度愈合。手术切开复位者，一般采取内固定，紧贴骨骼，使用对人体组织无不良刺激的金属内固定物，如髓内针、螺丝钉、接骨钢板等。优点是固定牢靠，但常需二次手术去除内固定物。

（4）外固定器：是介于内固定与外固定之间的一种方法。外固定器具有复位和固定双重作用，易于处理伤口，不限制关节活动。

2. 骨折的愈合过程与标准　经过正确的处理，如果没有并发症，成人骨折需3～4个月可达到良好愈合的效果。

（1）骨折的愈合过程：其过程大致可分3个阶段。

1）血肿机化期：骨折后局部形成的血肿，逐渐机化为纤维组织。此时骨断端发生纤维性联结，故又称纤维愈合期，大约为2周。

2）原始骨痂形成期：骨断端的骨内、外膜处经过成骨细胞增生、钙化等一系列愈合过程，形成新生骨组织，即内骨痂和外骨痂；骨断端之间的纤维组织也转化为软骨组织，再钙化、骨化为骨组织，形成腔内骨痂和环状骨痂。骨痂的形成使骨折处能耐受肌肉收缩产生的一般应力，这时可去除外固定，逐渐恢复日常活动。故此期又称临床愈合期，大约3个月。

3）骨痂改造塑形期：在以后相当长期的负重活动中，应力轴线上的骨痂不断加强，其他骨痂逐渐吸收，骨髓腔沟通，可恢复至正常骨结构。

（2）骨折临床愈合标准：骨折的临床愈合是否达到治疗效果要求，可参考5项标准：①局部无压痛及纵向叩击痛。②局部无异常活动。③X线片显示骨折处有连续性骨痂，骨折线模糊。④解除外固定后应满足下列要求：上肢向前平举1kg重物持续1分钟，下肢在3分钟内不扶拐可平地连续行走30步以上。⑤连续观察2周不变形。

（3）影响骨折愈合的因素：

1）全身性因素：儿童及青少年愈合快，老年人愈合慢，营养不良或患有各种代谢障碍性疾病等健康状况不佳者愈合慢。

2）局部性因素：①骨折的部位、类型、程度等影响愈合。如松质骨比密质骨愈合快，损伤重、血肿大、骨缺损或坏死等愈合慢或不愈合。②治疗或护理不当，如复位或固定欠妥、不恰当的手术处理、功能锻炼不够或过度等可影响愈合。③骨折端的血供不良或周围软组织较少或软组织损伤重，骨愈合慢。④骨断端接触不佳或分离或有软组织嵌入则影响愈合。⑤骨折局部有感染则影响愈合。

（五）心理-社会状态

意外的车祸或工伤事故，事先并无先兆，病人缺乏心理准备与适应。伤后由于肢体活动受限、担心致残、学习和工作中断等，使病人多表现抑郁反应，如忧愁、悲伤、后悔、自责或抱怨。当伤肢功能残障或肢体缺失时，病人会出现悲观、失望，甚至会有轻生的想法。

【护理诊断及合作性问题】

1. 焦虑　与学习、工作中断或担心肢体伤残等有关。

2. 躯体活动障碍　与患肢疼痛、肢体固定及医嘱要求卧床有关。

3. 有感染的危险　与开放性损伤、手术创伤、长期卧床、缺少活动及抵抗力下降等因素有关。

4. 潜在并发症　休克、内脏损伤、脂肪栓塞等骨折早期并发症；缺血性肌挛缩、创伤性关节炎、肌肉萎缩、关节僵硬、肢体畸形等骨折晚期并发症。

其他常见护理诊断：自理能力缺陷、营养失调、便秘、有周围神经或血管功能障碍的危险、有意外损伤的危险、执行治疗方案无效、自我形象紊乱、社交障碍等。

【护理目标】

病人疼痛缓解，焦虑减轻，能顺利适应角色改变和生活、工作环境；生活得到照顾，经过指导和训练，生活自理能力提高；尽量避免各种并发症的发生；配合医护人员工作，提高自我保健及康复能力。

【护理措施】

（一）急救护理

1. 抢救生命　病人出现呼吸心跳停止、窒息、休克、大出血、开放性气胸或张力性气胸时，应及时配合急救，包括胸外心脏按压、人工呼吸、压迫止血、给氧、输液等处理。同时注意观察神志、呼吸、脉搏、血压等情况，并做好记录。

2. 保护伤口　开放性骨折用无菌敷料或现场最清洁的布类包扎伤口，以免继续污染；外露骨端一般不进行现场复位，以免细菌侵入。

3. 妥善固定　凡有骨折或疑有骨折的病人，均应给予临时固定处理，以免骨折端移动加重损伤，同时可减轻搬运中的疼痛，有利于防止休克。四肢长骨固定应超过骨折两端关节，固定物一般使用预制的夹板，但现场可就地取材，如用木棍、木板、书本等。在无材料可取时上肢可固定于胸部，下肢固定于健侧下肢。

4. 迅速转运 病人经初步抢救和包扎固定后，应迅速平稳地转送医院，以便及时正规地治疗。病情复杂者，应有医护人员陪送。

（二）非手术治疗及术前护理

1. 一般护理

（1）生活护理：骨科病人常需较长时间卧硬板床，卧床期要做好生活护理，如协助洗漱、进饮食等。供给病人高能量、高营养饮食，多吃水果、蔬菜，以防便秘。鼓励、促使病人主动进行有关躯体活动。做好排尿、排便护理，保持会阴部及床单清洁。长期卧床易发生骨质脱钙，应多饮水，预防泌尿系统结石和感染。长期卧床还可能发生压疮、呼吸系统感染，应经常进行皮肤护理，常翻身，练习深呼吸运动等。

（2）体位：长期卧床或使用外固定的病人，应注意保持肢体功能位置。如肘关节应屈曲70°～90°，前臂中立位，腕关节应背伸30°左右；掌指及指间关节应拇指对掌，且各指成半握拳状等，对截瘫病人，一般在足部使用石膏托或支架以防垂足畸形。

2. 心理护理 对就诊病人要态度和蔼，尊重病人，增强病人安全感和信任感。对治疗期间的病人，给予理解和同情，耐心听取病人的诉说与不适，尽量满足病人合理需求。对康复期病人，多做安慰和鼓励，帮助病人主动适应新的生活环境。主动介绍骨折的愈合过程，及时解除病人认知上的疑虑和误解，消除心态上的焦虑与抑郁，克服存在的消极或厌世态度，做好相应的护理工作，促进早日康复。

3. 病情观察 对多发性骨折或复杂性创伤病人，重视生命体征变化和颅脑、胸、腹部症状体征，以便及时发现合并伤和骨折早期并发症；对骨折早期病人，了解患肢远端血液循环情况，触摸桡动脉或足背动脉搏动是否正常；在骨折病人治疗期和康复期，要经常观察患肢肌群和关节的形态与功能状况，配合医嘱、教育病人定期作骨折部位X线复查，以随时了解、评估骨折愈合的现状和晚期并发症发生的可能性。

4. 做好小夹板、牵引、石膏固定病人的护理。

5. 术前准备 闭合性骨折重点是皮肤准备，术前2～3日开始备皮，每日用肥皂水清洗手术区域皮肤，再用70％的乙醇或碘酊消毒后，用无菌布单包扎；术前1日剃去毛发后，再消毒包扎。开放性骨折待急救处理后，先进行清创术，再进行骨折手术。

（三）术后护理

1. 一般护理

（1）搬运：注意保护患肢，应采用三人平托法，以保持病人身体轴线平直。

（2）体位：四肢手术后应抬高患肢，以利于血液回流，减轻或预防患肢肿胀。手术后有石膏外固定者应用枕头、沙袋等衬垫妥当。肢体位置以有利于静脉回流，不引起石膏断裂，尽量舒适为原则。

2. 病情观察 观察患肢血液循环，随时观察患肢有无疼痛、肿胀、肢端麻木。检查局部皮肤的温度、颜色、感觉及活动度。

3. 防止意外伤害　加强基础护理，为病人提供方便、安全的医疗护理环境，以防止病人由于躯体活动受限发生跌倒等意外伤害。

4. 功能锻炼　骨折病人进行功能锻炼的主要目的是迅速恢复患侧肢体的正常功能，从而恢复独立生活。而实际病人却往往因为惧怕疼痛或由于缺乏相关知识而不敢或难以进行功能锻炼。因此护士应在不影响固定的前提下指导病人早期进行功能锻炼。

（1）宣传锻炼的意义及方法：使病人意识到功能锻炼的重要性，消除思想顾虑，主动运动锻炼。

（2）了解各关节的功能位：功能位是指关节保持的位置可以发挥最大功能的姿势。在骨折的治疗中病人被动体位或肢体固定要保持功能位，以减少并发症发生。①腕关节：背伸20°～30°。②肘关节：屈曲90°③肩关节：外展45°、前屈30°、外旋15°④踝关节：0°（即足与小腿呈90°）。⑤膝关节：屈曲5°⑥髋关节：前屈15°～20°、外展10°～20°、外旋5°～10°。

（3）一切功能活动都应在医护人员指导下进行，随着骨折部位稳定程度的增长及周围损伤软组织逐步修复，功能锻炼活动范围由小到大，次数由少渐多，时间由短至长，强度由弱到强。具体锻炼方法可分为3个时期。

1）骨折早期：伤后1～2周内，伤肢局部肿胀疼痛，骨痂尚未形成，骨折端不稳定，容易再移位，加之外固定限制，妨碍患肢和关节的活动。此期功能锻炼的主要形式是：在关节不活动的情况下，主动地使肌肉收缩和舒张，每天数次，每次15～20分钟。上肢肌肉锻炼的方法是用力握拳和充分伸直五指。下肢肌肉锻炼的方法是用力收缩和放松股四头肌，以及用力使踝关节背伸、趾屈及伸屈足趾。原则上骨折部上、下关节不活动，身体其他部位均应正常活动。此期制动并抬高患肢，促进血液循环，减轻水肿，观察伤口情况，使用有效抗生素，开放性骨折加用TAT注射治疗处理，以免导致不良后果。功能锻炼的主要目的是促进患肢血液循环，以利消肿和稳定骨折。

2）骨折中期：伤后2～10周，局部疼痛消失，肿胀消退，骨折部日趋稳定。此期锻炼的形式除继续增强患肢肌肉等长舒缩活动外，在医护人员或健肢的帮助下进行骨折部上、下关节的活动，并逐渐由被动活动转为主动活动。运动强度、运动量及运动时间可逐步增加，防止关节僵硬、肌肉萎缩、骨质疏松等。每天2～3次作关节的全范围活动。

3）骨折后期：此期骨愈合已较坚固，已达临床愈合，外固定已解除。此期功能锻炼的主要形式是加强患肢关节的活动和负重，使各关节迅速恢复正常活动和肢体正常力量。

（4）功能锻炼以恢复肢体的生理机能为主。上肢以增强手的功能为主；下肢以增强负重、步行能力为主。

（5）功能锻炼以骨折部位不发生疼痛，病人不感到疲劳为原则。锻炼后患肢轻度肿胀，经晚间休息后能够消肿的可以坚持锻炼。如肿胀较重伴有疼痛，应抬高患肢，减少活动，待肿胀、疼痛消失后再恢复锻炼。如果肿胀、疼痛加重，经对症处理无明显好转，并伴关节活动范围减少；或骨折部位突发疼痛时，应暂停锻炼，并进一步检查，谨防发生新的损伤。

（6）功能锻炼应严格控制不利于骨折端稳定的活动。如外展型肱骨外科颈骨折的肩关节外展活动；伸直型肱骨髁上骨折的伸肘活动；踝部骨折的足跖屈活动等。

5. 心理护理　鼓励病人自理，经常与病人交谈，了解病人及家属的要求，取得病人与家属的信任。指导并协助病人完成自己的日常生活活动，增强恢复健康的信心。鼓励、协助和指导病人功能锻炼，使其肢体尽快恢复功能，生活自理。

【健康指导】

1. 骨折初期　应教育病人及时就诊，及时采取正确治疗，预防骨折并发症。指导病人在骨折整复后，遵医嘱及时到医院复诊。

2. 对骨折固定期的病人要适时进行宣教，指导病人和家属配合治疗和护理工作。

（1）告知病人病情和治疗的基本情况。

（2）应鼓励病人多饮水，多吃蔬菜、水果及易消化食物，多做卧床活动锻炼，必要时服用缓泻药物。

（3）年老、体弱、瘫痪或有外固定的病人，易发生压疮，指导病人和家属学会预防及护理压疮的方法。

（4）指导家属定时开窗通风；注意病人保暖，避免受凉；协助卧床病人翻身和肢体运动，嘱病人多作深呼吸及咳嗽，以预防肺部并发症。

3. 疾病康复期　应最大限度地恢复肢体功能活动，避免残障。鼓励、指导病人学会、改进并坚持长期功能锻炼的方法。

4. 社区护理中要教育人们遵守交通规则，加强生产、生活环境的安全保护措施，预防骨折发生。

二、常见骨折病人的护理

（一）桡骨下端骨折病人的护理

多发生于桡骨远端2～3cm范围内，以桡骨远端伸直型骨折（Cols骨折）多见，即跌倒时腕部背伸，以手掌撑地，间接暴力使骨折远端向背侧桡侧移位。局部典型移位在侧面观呈"餐叉"畸形，在正面观为"枪刺样"畸形。X线摄片有助于了解骨折详细情况。

1. 处理原则　手法复位、石膏绷带或小夹板外固定。

2. 护理要点　复位固定前后均应注意患侧手指血液循环、感觉、运动有无异常。固定期间作手指、肘、肩运动，拆除固定后进行腕关节功能锻炼。

（二）肱骨髁上骨折病人的护理

肱骨髁上骨折指肱骨髁上约2cm以内的骨折。以伸直型骨折最多见，即跌倒时手掌着地，间接暴力使骨折远端向后方移位，可同时伴有桡侧或尺侧移位，易合并肱动脉或正中神经损伤。局部可有骨折一般表现及特殊体征，但肘后三角关系正常。X线摄片可明确骨折类型及程度。

1. 处理原则　一般采取手法复位及肘关节屈曲位外固定；对局部肿胀明显者，宜先行尺骨鹰嘴悬吊牵引，待肿胀消失后再行手法复位；手法复位失败或合并血管、神经损伤者宜手术治疗。

2. 护理要点　按一般骨折病人进行护理，但特别要注意观察患肢桡动脉搏动及末梢血液循环、感觉、活动情况，晚期注意有无骨化性肌炎、肘内翻畸形，甚至Volkmann挛缩等并发症发生。

（三）肱骨外科颈骨折病人的护理

肱骨外科颈位于解剖颈下2～3cm，即肱骨大结节之下，胸大肌止点之上，是肱骨干骨密质与骨松质交接处，最易发生骨折，故名外科颈骨折。

根据骨折原因可分为无移位型骨折、外展型骨折和内收型骨折三型，以外展型骨折多见。肱骨外科颈骨折诊断容易。了解受伤史及发病机理，伤后有肩部疼痛、肿胀、皮下瘀斑、肩关节活动受限。大结节下方骨折处有压痛，根据肩部正位X片可显示骨折类型。

1. 处理原则　可采用手法复位后用超肩小夹板或用石膏托固定于贴胸位四周，固定后强调早期功能锻炼。手法复位不成功，复位不满意或陈旧性骨折，应采用手术复位，髓内针或螺钉内固定。

2. 护理要点　注意观察患肢血运，指导病人在外固定后进行患肢的主动运动，防止肌肉萎缩和僵硬，抬高患肢，减轻水肿，解除固定后，加强肩关节、肘关节的运动。

（四）股骨颈骨折病人的护理

股骨颈骨折多发生于老年人，有三种类型：①头下骨折。②经颈骨折。③基底骨折。由于股骨颈局部血供较差，易并发骨折不愈合和股骨头缺血性坏死。多数情况下是跌倒时，身体发生扭转，间接暴力使股骨颈折断。临床表现为患髋疼痛，活动障碍，患肢呈缩短外旋畸形，检查见大转子上移。但嵌插骨折时畸形不明显，仍可勉强行走，X线摄片检查可明确诊断。

1. 处理原则　对嵌插骨折或无移位的稳定骨折，可穿"丁"字鞋或行持续皮牵引6～8周，后逐渐扶拐下地，患肢不负重行走。有移位的骨折或不稳定的骨折应在X线监测下，手法复位后行加压螺钉内固定或角钢板固定。并发股骨头坏死或不愈合者，应考虑人工股骨头置换术或全髋关节置换术。

2. 护理要点　非手术治疗卧床期间进行股四头肌等长收缩训练和踝、足趾的屈伸活动；不可取侧位，不可使患肢内收，避免骨折移位；牵引8周后可在床上起坐，3个月后可下地扶拐不负重行走，6个月渐弃拐行走；长期卧床应注意肺部感染、泌尿系统感染、褥疮等并发症。手术治疗的病人卧床2~3周后可坐起，6周后下地扶拐不负重行走；人工股骨头置换术后1周后可酌情下地活动。

（五）脊柱骨折病人的护理

脊柱骨折可发生于颈椎、胸椎或腰椎。多因间接暴力所致，常造成椎体压缩或粉碎性骨折，严重时合并关节脱位或脊髓损伤。临床表现为局部疼痛、肿胀，脊柱活动受限，骨折处棘突有明显压痛和叩痛，胸、腰椎骨折常有后突畸形。合并截瘫时，损伤脊髓平面以下感觉、运动、反射障碍；颈椎骨折致高位截瘫时四肢瘫痪，可出现呼吸困难，第4颈椎以上损伤可能呼吸停止。X线或CT、MR检查有助于骨折部位、程度、脊髓损伤情况的判断。

1. 处理原则

（1）颈椎骨折压缩或移位较轻者，用颌枕吊带卧位牵引；较重者用持续颅骨牵引。一般牵引4~6周，待X线片复查，复位良好即可改用头颈胸石膏固定3个月。

（2）胸、腰椎体压缩程度在1／5以内者，应平卧硬板床，骨折处垫厚枕，在数日后逐渐进行腰背肌后伸锻炼，6~8周后带围腰逐渐下床活动；椎体压缩显著而后突畸形明显者，应在俯卧位使脊柱过度后伸情况下进行复位，随后做石膏背心固定3个月。

（3）伴有脊髓损伤者，宜及早切开复位并行椎板切除术等，必要时考虑适当内固定或脊柱植骨融合术以稳定脊柱，防止脊髓损伤加重。

2. 脊柱骨折的急救　由3人分别托扶病人的头背、腰臀及双下肢部位，协调动作，平稳置于硬板上抬运。始终保持脊柱中立位，切忌背驮、抱持等方法，以免脊柱扭曲、旋转致骨折处移位而损伤脊髓。疑有颈椎骨折或脱位时，须用双手牵引头部使颈椎维持中立位，平置病人于硬板上，在头颈两侧填塞沙袋或布团以限制头颈活动。

3. 护理要点　脊柱骨折急救时，特别注意搬动病人的方法，以免加重损伤；治疗期间卧硬板床，指导病人腰背肌后伸锻炼；除执行一般骨折病人牵引、石膏固定等有关护理原则外，对截瘫病人应做好相应护理，如积极预防压疮、肺部感染、泌尿系统感染和结石等并发症，对高位截瘫者特别注意观察并维护呼吸功能。

（六）骨盆骨折病人的护理

骨盆骨折是一种严重外伤，多由直接暴力挤压骨盆所致，多见于交通事故和塌方。骨盆骨折创伤约半数以上伴有并发症或多发伤。最严重的是创伤性休克、失血性休克及盆腔脏器合并伤，救治不当有很高的死亡率。

骨盆骨折按骨盆环的损伤情况可分为骨盆边缘孤立性骨折、骨盆环单处骨折和骨盆环双处骨折伴骨盆环破裂三类。患者有严重外伤史，尤其是骨盆受挤压的外伤史。临床表现为局部疼痛广泛，活动下肢或坐位时加重。局部肿胀，在会阴部、耻骨联合处可见皮下瘀斑，压痛明显。从两侧髂嵴部位向内挤压或向外分离骨盆环，骨折处均因受到牵扯或挤压而产生疼痛（骨盆挤压分离试验）。常伴有休克，X线、CT检查可显示骨折类型和骨折移位情况。可并发腹膜后血肿、尿道或膀胱损伤、直肠损伤等。

1. 处理原则　重点是对休克及各种危及生命的并发症进行处理。对骨盆边缘性骨折，只需卧床休息处理，对骨盆单环骨折有分离时，可用骨盆兜带悬吊牵引固定。骨盆兜带用厚帆布制成，其宽度上抵髂骨翼，下达股骨大转子，悬吊重量以将臀部抬离床面为宜，5~6周后换用石膏短裤固定。对骨盆环双处骨折伴骨盆环破裂，目前大都采用手术复位及内固定。

2. 护理要点　注意观察生命体征的变化，防止休克的发生。维持排尿、排便的通畅。保持皮肤的清洁卫生，按时按摩受压部位，防止发生压疮。协助和指导病人进行合理锻炼，避免发生肌肉萎缩，促进早日康复。

第二节　关节脱位

一、概述

构成关节的关节面失去正常对合关系，称为关节脱位。好发于儿童、青少年，上肢多于下肢。

【分类】

（一）按脱位发生的原因分类

1. 创伤性脱位　较多见，即直接暴力或间接暴力作用于关节而致脱位，如跌倒时手掌撑地使肘关节脱位等。

2. 习惯性脱位　创伤性脱位使关节囊、关节周围韧带撕裂或撕脱，如处理方法不当易形成关节周围软组织松弛或薄弱，以后每遇较轻外力作用可反复发生脱位。此种情况也称习惯性脱位，常见于肩关节。

3. 先天性脱位　先天性胚胎发育不良，导致关节结构发育不全可造成先天性关节畸形，如先天性髋关节脱位。

4. 病理性脱位　骨关节疾病史、关节结核或化脓性关节炎等疾病可使关节结构破坏，逐渐导致关节病理性脱位。

（二）按脱位后的时间分类

分为新鲜性脱位和陈旧性脱位。脱位后时间未超过3周者为新鲜性脱位，超过3周者为陈旧性脱位。陈旧性脱位的关节腔及周围软组织内血肿已机化，复位较难。

（三）按脱位后关节腔是否与外界相通分类

分为闭合性脱位和开放性脱位。闭合性脱位指脱位处皮肤完整，关节腔不与外界相通；开放性脱位指脱位处皮肤破裂，关节腔与外界相通。

（四）按脱位的程度分类

分为全脱位和半脱位。全脱位指关节面对合关系完全失常，半脱位指关节面对合关系部分失常。

【病理生理】

创伤性关节脱位时，构成关节的骨端有移位，关节囊有不同程度撕裂，关节腔内外有积血。3周左右血肿机化，形成肉芽组织，继而成为纤维组织，形成关节周围粘连。关节脱位的同时伴有关节附近韧带、肌腱和肌肉的损伤，有时伴有撕脱性骨折及血管、神经等的损伤。

【护理评估】

（一）健康史

了解外伤发生的经过，暴力的大小、方向、性质及受伤部位、治疗情况等，评估有无骨关节疾病史。

（二）身体状况

创伤性脱位多见。本节主要讨论创伤性脱位。

1. 一般表现　脱位的关节疼痛、肿胀及瘀斑、活动障碍，开放性脱位可有伤口及出血。

2. 专有表现

（1）畸形关节脱位：后骨端移位造成的局部形态异常。

（2）弹性固定关节脱位：使其周围肌肉痉挛，同时使关节囊、韧带扭曲牵拉，从而固定受伤局部于畸形状态，在被动活动时可感到一定弹性抗力。

（3）关节部位空虚：因关节的骨端发生了移位，触诊见原关节部位空虚。

3. 并发症

（1）常可合并关节内、外骨折。

（2）可损伤及压迫关节附近重要血管损伤，出现肢体远端皮肤苍白或水肿，动脉搏动减弱或消失，严重时可发生肢体坏死。

（3）牵拉和压迫作用可致附近神经麻痹，其支配区域的感觉、运动和反射功能障碍。

（4）晚期可发生骨化性肌炎或创伤性关节炎等。

（三）X线检查

早期行X线检查，以明确脱位及其类型，了解有无合并骨折等。

（四）治疗原则

即复位、固定、功能锻炼，以恢复关节的正常解剖关系和功能。

1. 复位　新鲜脱位主要采取手法复位，适当麻醉可解除疼痛和达到肌肉松弛，一般按脱位时骨端脱出的途径进行复位。对开放性脱位尽早行清创缝合、复位并固定。对陈旧性脱位、合并关节内骨折、软组织嵌入和手法复位失败者，可行手术切开复位。

2. 固定　复位后以适当外固定使关节处于稳定位置2～3周，使受伤的关节囊、韧带、肌肉等软组织修复愈合，预防习惯性脱位和骨化性肌炎。

3. 功能锻炼　复位后固定期间，注意指导病人进行关节周围肌肉的舒缩活动和患肢其他关节的主动运动。解除固定后，逐渐进行以病变关节为重点的主动功能练习，可酌情给予药物熏洗及理疗等。

（五）心理−社会状态

创伤性脱位的突然发生或需要手术处理等，病人可能有不同程度的焦虑或恐惧反应。如果形成习惯性脱位，病人往往不敢像健全人那样从事某些正常活动，平时活动非常谨慎，可逐渐形成较重的心理压力。

【护理诊断】

1. 不舒适、疼痛与关节损伤有关。
2. 身体活动障碍与关节损伤及肢体固定有关。
3. 有周围血管或神经功能障碍的危险与关节脱位有关。

【护理目标】

病人自述疼痛感明显解除，表情自然；得到良好的护理照顾，生活自理能力提高，保持肢体感觉、运动和血液循环情况良好，如有异常能及时发现，并得到及时处理；病人能了解治疗、护理的措施，主动配合治疗、护理计划的实施。

【护理措施】

（一）缓解疼痛

1. 及时给予病人精神安慰，关心病人，可减轻紧张心理；遵医嘱适当给予镇痛剂，缓解疼痛，解除疼痛有利于病人的舒适与睡眠。

2. 早期正确、及时复位。

3. 脱位早期局部冷敷，超过24小时后宜行局部热敷、中药烫洗或理疗，以减轻肌肉痉挛。

4. 在移动病人时需托扶患肢，动作轻柔，避免因活动患肢引起疼痛。

（二）保持有效的固定

1. 向病人讲解关节脱位后固定的重要性，以及不固定的危害，取得其合作。

2. 观察病人固定位置有无变动、局部压迫症状，保持患肢于功能位置。尤其是髋关节脱位手法复位后，应注意在持续的皮牵引下保持患肢于外展位，防止髋关节屈曲、内收、内旋，严禁病人坐起。

3. 告诉病人固定时限，若合并骨折可适当延长时间。若固定时间过长易发生关节僵硬；若过短，损伤的关节囊、韧带得不到充分修复，易发生再脱位。

4. 做好悬吊牵引或石膏固定护理。

（三）病情观察

移位局部的骨端可压迫邻近的神经和血管，引起患肢感觉、运动障碍和患肢缺血。

1. 定时观察患肢末端的血液循环，发现患肢苍白冰冷、大动脉搏动消失等，提示有大血管损伤的可能，应及时通知医师处理。

2. 对皮肤感觉功能障碍的肢体使用暖水袋、照射红外线时要注意防止烫伤。

3. 定时观察患肢的感觉和运动，以了解神经损伤程度及恢复情况。

4. 固定时期，经常观察肢体固定的位置是否确切，保持固定有效。

（四）功能锻炼

向病人及家属讲解功能锻炼的必要性和重要性，指导正确功能锻炼的方法，使病人能自觉按计划进行功能锻炼，以减少盲目性，消除关节复位就是治疗结束的错误认识。

【健康指导】

1. 教育病人要尽早就诊，及时进行复位，避免发展成陈旧性脱位。

2. 教育病人及家属充分认识患肢固定的要求及意义，预防习惯性脱位。

3. 伤肢固定期间，指导病人进行脱位关节周围肌群的等长性舒缩活动，并增强患肢其他正常关节的主动运动；解除固定后逐渐增强受伤关节的活动范围及力度，促进该关节功能的恢复。

二、常见关节脱位病人的护理

（一）肩关节脱位病人的护理

肩关节盂小而浅，肱骨头大而圆，其活动范围大而稳定性差，故肩关节脱位多见。在上臂外展外旋位时，受间接或直接暴力冲击，常会发生前脱位。局部表现疼痛，不能活动，呈"方肩畸形"，原关节盂处空虚。杜加征（Dugas征）阳性：即患侧肘部紧贴胸部，其手不能搭到健侧肩部；或患侧手搭于健侧肩部，患侧肘部不能贴与胸部。脱位时，牵拉或肱骨头压迫腋神经或臂丛神经，患侧上肢出现运动、感觉障碍，反射减弱或消失。也可损伤腋动脉，引起上肢血液循环障碍。

1. 处理原则　采用足蹬法、旋转法复位，复位失败和关节内骨折等，行开放手术复位。

2. 护理要点　协助医生进行复位，复位后伤肢贴胸壁，屈肘90°悬托固定于胸前约3周。注意观察患肢远端感觉、运动及血运情况，有无臂丛神经等损伤；摄X线片了解有无合并骨折；指导病人正确进行功能锻炼。

（二）肘关节脱位病人的护理

肘关节脱位是关节脱位中最多见的。常因跌倒时手掌着地，间接暴力使肘过伸而发生后脱位。有时可合并尺骨冠状突骨折、肱骨内上髁骨折、正中神经或尺神经损伤等。除脱位一般表现外，肘部明显畸形，前方为突破关节囊的肱骨远端，后方为移位的尺骨鹰嘴，患肘处于半伸位弹性固定。肘后三点关系失常。X线片可了解移位情况及有无骨折等。

1. 处理原则　一般用手法复位多能成功，随即以长臂石膏托固定肘关节于90°功能位约3周。

2. 护理要点　按功能锻炼原则指导病人进行患肢功能锻炼。

（三）髋关节脱位病人的护理

髋关节脱位以后脱位多见。因髋关节在屈曲、内收位时股骨头关节面大部分向后暴露于髋臼之外，髋关节囊后下壁又缺乏韧带支持而显得薄弱，故膝部受到向后的外力打击时，传导的间接暴力易使股骨头向后脱臼。临床表现为患侧疼痛，活动障碍。患肢短缩，髋关节在屈曲、内收、内旋畸形状态弹性固定。检查见大转子上移，臀部异常隆起且可触到移位的股骨头。X线片可了解脱位情况及有无合并骨折等。

1. 处理原则　一般需在腰麻或全麻下行提拉法进行复位，复位后将患肢固定在伸直、轻度外展位，持续皮牵引或穿"丁"字鞋3～4周。

2. 护理要点　指导病人进行功能锻炼，固定期间活动足、踝关节，并作股四头肌舒缩活动。4周可扶双拐下床活动，但3个月内避免患肢负重，防止股骨头缺血性坏死及受压变形等。

第三节　化脓性骨髓炎

化脓性骨髓炎是由化脓性细菌所致的骨质、骨膜、骨髓的感染。按病程和病理改变可分为急性骨髓炎和慢性骨髓炎；按病因可分为血源性骨髓炎和创伤性骨髓炎。临床上以急性血源性骨髓炎多见。

一、急性血源性骨髓炎病人的护理

急性血源性骨髓炎多见于儿童，由于某种损伤使肢体局部抵抗力下降或某种疾病使全身抵抗力下降的情况下，身体其他部位感染病灶内细菌，如金黄色葡萄球菌、化脓性链球菌、大肠埃希菌等，经血液循环到达骨骼而引起急性化脓性感染。发病部位多在胫骨、股骨、肱骨等长管骨的干骺端。因干骺端血管网丰富，血流缓慢，细菌易于沉积；此处靠近关节易受损伤使局部抵抗力下降，故易发生感染。

干骺端急性感染后形成脓肿，可由3条途径扩散蔓延。

1. 穿过骨皮质形成骨膜下脓肿，骨组织的感染及骨膜被脓肿剥离而造成骨的缺血，使病变区可能形成死骨。

2. 骨膜下脓肿经骨小管（哈佛管）蔓延至骨干骨髓腔，或干骺端病灶直接扩散至骨髓腔而形成弥漫性骨髓炎。同时，骨膜下脓肿破裂后，即可引起软组织感染或形成窦道。

3. 干骺端脓肿穿入附近关节，继发化脓性关节炎。

【护理评估】

（一）健康史

发病前身体其他部位常有化脓性感染病灶存在，如疖、痈、扁桃体炎、中耳炎等。致病菌经血源性播散而引起化脓性骨髓炎。常有局部损伤史和感冒等全身抵抗力下降的病史。

（二）身体状况

1. 本病发病急，早期即出现高热、寒战、脉快、头痛、呕吐、食欲减退等全身中毒症状。患肢有持续性、进行性加重的疼痛。

2. 早期表现患处（干骺端）持续性剧痛及深压痛，患肢活动受限，局部皮温增高。数天后，骨膜下脓肿形成。当脓肿穿破骨膜形成软组织深部脓肿时，才出现明显的局部红、肿、热、痛或波动感。

3. 脓液穿破皮肤可形成通道，病灶邻近关节可合并化脓性关节炎，骨干破坏易发生病理性骨折。

（三）辅助检查

1. 早期即出现血白细胞计数升高，血细菌培养阳性。

2. 早期局部分层穿刺，可在骨膜下或骨质内抽出脓性血性混浊液，应注意勿将软组织感染细菌带入骨内，抽出液可做涂片和细菌培养。

3. X线摄片在早期无异常发现，2~3周后可见骨破坏征象及骨膜反应。

（四）治疗原则

急性骨髓炎诊断不及时，治疗方法不恰当，往往演变为慢性骨髓炎。故早期诊断，早期开窗引流与冲洗的处理，是提高治疗效果的关键。

1. 加强支持疗法，提高机体抵抗力。

2. 早期联用大剂量有效抗生素。

3. 患肢制动，可做皮肤牵引和石膏托固定，以减轻疼痛、预防骨折和防止炎症扩散。

4. 尽早行开窗引流术，即在病灶处骨皮质开窗减压，于窗洞内放置两根导管作持续冲洗及引流，近端导管供滴入抗生素冲洗液，远端导管用于负压吸引引流。

（五）心理-社会状态

本病多发生于儿童。由于病痛的折磨，心理脆弱，对周围事物的感受和态度变得冷漠，或者情绪上不接受任何良好的影响及安慰；上学中断，对孩子的情感也是一种冲击。患儿的亲人对疾病的现状、转归和预后不明确或过分担心，以及病程迁延不愈，易产生焦虑、恐慌与悲伤等情绪变化。

【护理诊断及合作性问题】

1. 体温过高　与急性感染有关。

2. 不舒适、疼痛　与急性感染有关。

3. 躯体活动障碍　与疼痛或患肢制动有关。

4. 潜在并发症　化脓性关节炎、脓毒症或感染性休克、关节僵硬、肌肉萎缩、肢体畸形等。

5. 其他护理诊断　体液不足、营养失调、皮肤完整性受损、焦虑等。

【护理目标】

病人体温维持在正常或接近正常的水平；疼痛缓解，情绪稳定；伤口的冲洗与引流保持通畅；避免各种潜在并发症的发生；可被有效预防、及时控制。

【护理措施】

（一）非手术治疗及术前护理

1. 一般护理　卧床休息，维持肢体功能位，限制患肢活动，必要时抬高患肢，以促进炎症吸收，减轻疼痛，防止畸形和病理性骨折。给予病人高能量、高营养饮食，多吃水果、蔬菜，以防便秘。

2. 病情观察　观察生命体征及神志变化，观察伤口引流情况；注意邻近关节有无红、肿、热、痛或积液出现。

3. 用药护理　遵医嘱正确应用抗生素抗感染。合理掌握给药途径、用药时间、配伍禁忌等。一般在体温正常后继续用药2~3周。

4. 对症护理

（1）制动患肢，石膏托或皮牵引（预制牵引带）固定患肢于功能位，可解除肌痉挛，缓解疼痛，防止炎症扩散，防止畸形和病理性骨折。

（2）有窦道形成时，加强局部皮肤的护理，预防压疮。

（3）高热病人，给予物理降温或药物降温，并注意维持水、电解质和酸碱平衡。

5. 术前准备　除常规准备外，重点是进行术后适应性训练，包括床上使用便器、正确翻身及功能锻炼方法等。

（二）术后护理

1. 一般护理　全身支持高蛋白、高糖、高维生素饮食；静脉补液，必要时少量多次输新鲜血。

2. 伤口护理　按医嘱做好导管持续冲洗及负压引流，即每日骨窗内滴入抗生素溶液1500～2000mL，其中抗生素剂量相当于每日全身用量的1～2倍。24小时连续冲洗引流，直至体温正常。注意保持引流通畅，记录引流出入量，及时更换伤口敷料。

3. 功能锻炼　急性炎症控制后，指导病人进行适当功能锻炼，防止肌萎缩。病情痊愈，X线片见局部骨包壳坚固时才可负重活动。注意防止跌倒致病理性骨折。

【健康指导】

1. 适当讲解疾病的原因、表现、转归及预后，宣讲治疗与护理计划、有关措施的方法及意义。

2. 教育病人和亲属及时住院治疗，争取早期诊断和处理，避免转化成慢性骨髓炎。切莫病急乱投医或者进行封建迷信活动，延误诊治时机。

3. 适时指导肢体功能锻炼的方法与步骤，避免各种并发症或病理性骨折。

4. 告知出院后用药、功能活动、肢体保护、饮食营养、复诊时间等注意事项。如有复发症状和体征时应及时就诊，警惕慢性骨髓炎形成。

二、慢性骨髓炎病人的护理

慢性骨髓炎多因急性化脓性骨髓炎治疗不及时或不彻底而形成。病理特点是急性炎症消退后，局部留有大小不等的死骨，在其周围有广泛的新生骨包壳及无效腔；慢性窦道经久不愈。

1. 临床表现

（1）反复发作的低热、局部红肿、疼痛及窦道流脓，皮肤色素沉着。

（2）肢体局部变粗、变形，骨骺受到炎症刺激或破坏，可使患肢增长或短缩或内、外翻畸形。

（3）病灶附近关节可挛缩、僵硬。

（4）全身衰弱、消瘦、贫血等。

（5）X线见骨质增厚、硬化、包壳形成，内有死骨或无效腔。

2. 处理原则　一般行局部病灶清除术及带蒂肌瓣填充术等。功能不重要部位也可行病灶切除术。

3. 护理要点　加强营养及全身支持；避免意外损伤，防止骨折；手术前后用大量抗生素控制感染，手术后患肢固定，做好伤口护理等。

第四节　骨、关节结核

一、概述

骨、关节结核好发于儿童与青少年，以脊柱最多见，约占50%，其次是膝关节、髋关节、肘关节，常继发于肺结核以及其他部位结核。结核杆菌经血流侵入骨质或滑膜，在身体抵抗力减弱时，引起单纯性骨结核或单纯性滑膜结核，病变逐渐发展将形成全关节结核。可导致关节功能障碍和病理性脱位，以及病理性骨折、肢体畸形或残疾。

二、护理评估

（一）健康史

1. 年龄因素　好发于青少年及儿童。

2. 结核病史或结核接触史　病人常有结核病接触史，或者有肺结核等结核病史。在身体抵抗力较差时易形成骨、关节结核。

（二）身体状况

1. 全身症状　起病缓慢，多有低热、乏力、盗汗、食欲减退、消瘦、贫血等全身慢性中毒表现，在病变活动期表现较明显。

2. 疼痛　病变关节早期即有轻度疼痛，随病情发展疼痛加重，尤其在活动或负重时疼痛更明显。小儿患病时常出现"夜啼"，因为熟睡后，患病关节周围的保护性肌痉挛解除，在活动肢体或翻身时即发生突然疼痛而哭叫。部分患者因病灶内脓液突然破向关节腔而产生剧烈疼痛。

3. 功能障碍　病变关节的疼痛及周围肌肉的保护性痉挛，常使肢体关节活动受限或出现异常姿势。如髋关节结核早期就有跛行，查体可见托马斯征（Thomas征）阳性，即在平卧时两下肢平置，见腰部生理前屈加大；让病人双手抱紧健侧膝部，骨盆平置，则患侧髋与膝呈屈曲状态。此征象说明患侧有屈曲畸形存在。又如腰椎活动度受限，常挺腰屈膝下蹲状去捡拾地上物品，称拾物试验阳性。

4. 肿胀及畸形　早期四肢关节结核可见局部轻度肿胀。晚期因关节肿胀重且附近肌肉失用性萎缩，使病变关节呈梭形肿胀，如膝关节结核可呈"膝"畸形或因积液过多而出现浮髌试验阳性。关节骨质破坏、病理性脱位或骨折、儿童病人骨骺受侵犯等也可造成肢体畸形，如脊柱结核可能发生后突畸形，即呈"驼背"，甚至使脊髓受压而发生截瘫。

5. 寒性脓肿及窦道　寒性脓肿形成后一般局限在病灶附近，但脊柱结核脓肿可以沿肌肉及筋膜间隙流向远处。如下胸椎或腰椎病变所致的椎旁脓肿，穿破骨膜后可形成腰大肌脓肿，继续向下流注而形成髂窝脓肿、腹股沟脓肿，甚至在股部外侧或膝外上部形成脓肿。脓肿破溃后可形成窦道，经久不愈，易并发混合性感染。

6. 病理性脱位或病理性骨折　由于关节或骨质破坏所致。

（三）辅助检查

实验室检查常见贫血，血沉增速，混合感染时血白细胞增多；X线片或CT、MRI检查可了解病变进展情况及程度等。

（四）治疗原则

1. 支持疗法，注意休息，补充营养。

2. 局部制动，适当固定。

3. 合理使用抗结核药物，合并感染给予抗生素治疗。

4. 非手术疗法不能控制病变发展，或有明显死骨、较大脓肿、经久不愈的窦道，或合并截瘫等，应在积极手术前准备下行结核病灶清除术及关节融合术。

5. 早期确诊，及时、规范的治疗和护理，是控制病情、保存肢体功能的关键。

（五）心理-社会状态

需了解病人及家属对疾病的认知和态度。结核病病情多较缓慢，需较长时间的持续治疗，病情严重者遗留功能障碍，病人和家属常有不同程度的焦虑、恐惧、悲观等不良情绪及心态，影响疾病的治疗和康复。

三、护理诊断及合作性问题

1. 焦虑或悲哀　与病期长、影响学习和工作、担心预后等因素有关。

2. 营养失调　与结核病慢性消耗及补养不足有关。

3. 躯体活动障碍　与患肢制动或关节破坏、疼痛、僵直等因素有关。

4. 潜在并发症的危险　与关节破坏、脱位、强直、畸形等因素有关。

四、护理目标

病人情绪稳定，能主动配合治疗；营养状况改善，抵抗力增强；患肢功能得到良好保护和尽早恢复；药物毒、副作用得到及时监测和有效处理。

五、护理措施

（一）非手术治疗及术前护理

1. 一般护理

（1）饮食：加强营养，给予高蛋白、高热量、高维生素、易消化的饮食，保证充足的营养供应，提高机体的抵抗力。

（2）体位与活动：卧床休息，适当限制活动。一般采取石膏托或石膏管型及皮肤牵引做患肢制动，有利于缓解疼痛，预防病理性脱位或骨折。固定时注意保持肢体的功能位，防止关节畸形。病人活动时注意防止跌倒，避免关节脱位或骨折等意外发生。

2. 心理护理　青少年病人正在学习或工作的年龄，患结核后病程漫长，乏力，活动受限，会表现出不同程度的焦虑；肢体疼痛、畸形或残疾会使病人悲观失望，对生活或前途丧失信心。因此，对骨与关节结核的病人应重视心理护理。

3. 用药护理　遵医嘱合理应用抗结核药物，注意药物毒性反应及副作用的发生。

4. 伤口护理　窦道换药时，应严格无菌操作，注意消毒隔离措施，避免混合感染的发生。

5. 术前准备　按骨科术前常规护理，遵医嘱用抗结核药物，手术前使用抗结核药物至少2周；对有窦道者应使用广谱抗生素至少1周；积极改善手术的耐受能力，矫正贫血，进行适应性训练。

（二）术后护理

1. 妥善固定　脊柱结核术后脊柱很不稳定，尤其脊柱融合术后，必须局部确切制动，避免继发损伤及植骨脱落等。关节融合术后，多采用石膏固定，注意石膏固定的护理。

2. 功能锻炼　鼓励病人早期适当主动活动病变关节以外的关节，防止关节僵直。原则是循序渐进，持之以恒，以达到最大限度地恢复肢体功能。

3. 用药护理　术后继续应用抗结核药物3～6个月。无化脓感染者，可用广谱抗生素1周左右，有混合感染者继续使用抗生素2～3周，直至切口愈合。

4. 防止交叉感染　开放性结核病病人的排泄物、被结核菌污染过的器皿、敷料及被服，均应严格消毒处理，以杀灭结核菌，避免交叉感染。

六、健康指导

指导病人养成良好的卫生习惯，防止结核传染；患结核病时应遵医嘱坚持服用有效抗结核药物；定期检查，防止骨、关节结核的发生。

第五节　颈、腰椎退行性疾病

一、颈椎病

颈椎病指颈椎间盘退行性病变及继发性椎间关节退行性病变所致脊髓、神经、血管损害的相应症状和体征。颈椎间盘一般从20岁左右开始发生退行性病变，出现颈椎病症状者，以50岁以上人群居多，男性多见。好发部位依次为$C_{5\sim6}$、$C_{4\sim5}$、$C_{6\sim7}$。

常见致病因素有：①急、慢性损伤史：病人常有过度劳累，长期的某种工作体位或不良睡眠姿势，可使颈部肌肉和颈椎处于慢性疲劳、损伤状态；部分病人有急性外伤史，使颈部受到暴力损伤。这些急、慢性颈椎损伤因素常能促进颈椎病发生。②先天性因素：少数病人因先天性颈椎畸形或发育性颈椎管狭窄，而较早出现了颈椎病症状。

根据受压或刺激的组织不同，临床上将颈椎病分为以下几种类型。

1. 神经根型　此型最常见，占50%～60%。主要是由于退行性变的椎间盘发生向后外侧突出，钩椎关节、椎间关节增生肥大等，压迫或刺激神经根所致。临床表现颈、肩部疼痛，可向上肢放射，颈部僵硬，上肢麻木。体征可见患侧颈部肌肉痉挛，头部歪向患侧，且患侧肩部上耸，以减轻疼痛不适。病程长者上肢肌肉有不同程度的萎缩。颈肩部有局限性压痛。颈部、肩关节可有不同程度的活动受限。受累神经根支配区皮肤感觉减退、感觉过敏、相关肌肉肌力减弱。上肢牵拉试验阳性，压头试验也可为阳性。

2. 脊髓型　由于颈椎退行性病变，压迫脊髓所致，此型症状最重。据脊髓受压部位和程度不同，可产生不同临床症状，如上肢表现有手部麻木，活动不灵，精细活动失调，握力减退；或下肢麻木，步态不稳，有踩棉花样感觉，足尖拖地；躯干部可有束胸感；随着病情加重，出现排便、排尿功能障碍。查体可见感觉障碍平面，肌力减退，四肢腱反射活跃或亢进，腹壁反射、提睾反射和肛门反射减退或消失，Hoffmann征、髌阵挛、Babinski征等阳性。

3. 交感神经型　此型症状复杂，中年妇女多见。由于颈椎结构退行性病变刺激颈交感神经，表现出一系列的交感神经兴奋或抑制的症状。兴奋性症状：头痛、头晕，头部活动时加重，可伴有恶心、呕吐等消化道反应；眼部感到胀痛，视力下降、瞳孔扩大或缩小；耳鸣、听力减退、声音改变；心率加快、心律不齐、血压升高，有时感心前区疼痛不适；头、颈、面部、四肢异常出汗等。抑制性症状：头晕、眼花、流泪、鼻塞、心率过缓、血压下降、胃肠道胀气等。

4. 椎动脉型　由于颈椎退行性病变的机械性压迫因素或因退行性变所致颈椎节段不稳定，造成椎动脉受压迫或刺激，引起椎基底动脉供血不足。主要表现眩晕、头痛、突然猝倒、视觉障碍、耳鸣、听力降低。

颈椎X线片正、侧位可显示颈椎生理前凸变小或消失，椎间隙变窄，骨质增生，椎关节增生；左、右斜位见椎间孔变形、缩小；过伸、过屈位可见颈椎节段性不稳等征象。CT、MRI可见椎间盘突出，神经、脊髓受压情况等。椎动脉造影可显示椎动脉局部受压、梗阻、血流不畅等迹象。

（一）治疗原则

包括颌枕带颈椎牵引、围领或颈托制动、理疗、推拿按摩、高压氧、药物对症治疗、改善不良工作体位与睡眠姿势等，主要适用于神经根型、椎动脉型、交感神经型颈椎病。一般病人酌情选用2～3种方法，经过一段时间正规治疗后，其症状多能得到缓解或消失。手术治疗适用于上述3种类型颈椎病经非手术治疗半年以上而无效者，或症状较重影响生活、工作者；脊髓型颈椎病症状进行性加重时，应及时采用手术治疗。手术方式常采用经前路椎间盘摘除植骨融合术、经后路椎管扩大成形术等。

（二）非手术治疗及术前主要护理措施

1. 纠正不良的工作体位和睡眠姿势。

2. 注意休息，避免劳累，如果眩晕症状明显，应卧床休息、颈部制动，以减轻症状。

3. 取坐位或卧位颌枕带间断牵引时，每日数次，每次0.5～1小时，重量2～6kg。采取持续牵引时，一般取卧位牵引，每日持续牵引6～8小时，2周为1疗程。

（三）手术后主要护理措施

1. 卧床期间翻身时保持头–颈–躯干中立位，以预防并发症发生。

2. 防治喉头水肿，手术后2～3天作超声雾化吸入，每日1～2次。

3. 注意颈部伤口渗血及引流情况，保持引流通畅，当渗出液浸透伤口敷料时应及时更换，引流条一般在术后2～3天拔除。

4. 观察呼吸变化，术后常规床头备气管切开包，必要时拆线清除血肿或作气管切开。

5. 手术后保持稳定的头颈部体位，颈部用颈围或颈托制动，头颈两侧垫枕或沙袋，避免头颈过多屈伸，控制旋转活动。在用力咳嗽、喷嚏，或用力排便时，用手轻按颈部切口处，以防植骨块脱落移位。

6. 鼓励早期进行四肢功能锻炼，防止肌萎缩和静脉血栓形成。

二、腰椎间盘突出症

腰椎间盘突出症是指腰椎间盘变性后纤维环破裂和髓核组织突出，刺激、压迫了神经根或马尾神经而引起的一种综合征。好发于20～50岁，男性多于女性。其是腰腿痛最常见的原因之一，临床表现多在L1～L5与L5～S1间隙。

（一）常见致病因素

1. 急、慢性损伤史　病人多数有弯腰猛力抬（抱）重物，或扭转腰部猛力投物等急性腰部损伤史；长期处于与职业有关的不当体位、动作或姿势，有慢性腰部损伤史。

2. 其他因素　妊娠期妇女，由于脊柱所受负荷和应力改变，腰部整个韧带松弛，易发生椎间盘膨出；个别病人有家族遗传史；腰骶椎先天异常，使下腰椎承受异常应力，也是造成椎间盘损伤的因素之一。

（二）症状

主要症状为腰痛及坐骨神经痛，因髓核膨出或突出，压迫了纤维环外层、后纵韧带及神经根所致。早期病人表现仅有腰痛，可呈急性剧痛或慢性隐痛，以后逐渐发生坐骨神经痛；部分病人腰痛与坐骨神经痛表现同时出现。坐骨神经痛是沿坐骨神经走行方向的放射痛，从下腰部放散向臀部、大腿后方，甚至到小腿外侧、足背或足外侧，同时伴有麻木感。部分患者因中央型突出或巨大型突出的髓核组织，压迫马尾神经致马尾神经受压综合征，表现为会阴区感觉麻木，排便、排尿功能障碍，双下肢疼痛等感觉、运动异常。

（三）体征

1. 因疼痛致腰部活动受限，以前屈受限最明显。由于疼痛引起腰背肌保护性痉挛，可出现腰部强直，生理前凸消失，腰椎侧弯。

2. 在相应的病变椎间隙、棘突旁侧有深压痛、叩痛，并伴有下肢放散痛。

3. 直腿抬高试验及加强试验阳性，即让病人仰卧，膝伸直，被动抬高患侧下肢至20°～40°时，则发生坐骨神经痛，为直腿抬高试验阳性；此时稍降低患肢高度至疼痛缓解，再将踝关节被动背屈，如又出现坐骨神经痛为加强试验阳性。

4. 感觉、腱反射异常，肌力下降。常见腰5神经根受损，小腿前外侧及足背内侧痛觉、触觉减退，足拇趾背伸力减弱。骶1神经根受损时，外踝附近及足外侧痛觉、触觉减退，踝反射减弱或消失。X线平片可显示腰椎及椎间盘退化情况；CT、MRI可显示髓核突出，压迫神经根的部位和程度。

对于年轻病人、初次发作的病人、症状较轻或病程较短者，以及休息后症状可自行缓解的病人等，可采用非手术治疗。80%～90%的病人能得到缓解或治愈。主要方法包括绝对卧床休息、持续骨盆水平牵引、硬膜外隙封闭、理疗及推拿按摩，中央型椎间盘突出不宜推拿。不适合非手术治疗者、经严格的非手术治疗无效者或马尾神经受压者需采用手术治疗，行髓核摘除术、经皮穿刺髓核切吸术等。

（四）非手术治疗主要护理措施

1. 急性期需绝对卧硬板床休息，卧床时间须4周或至疼痛症状缓解，然后带腰围下床活动。

2. 在病情缓解，允许起床时，指导病人采取正确的起床方法。先将身体翻向一侧，抬高床头，将腿放于床的一侧，用上肢支撑上身起来。然后坐在床沿，双脚踩地，慢慢站起。以后可按相反的顺序回到床上。

3. 3个月内不做弯腰持物活动。

4. 持续骨盆水平牵引，根据个体差异牵引重量在7～15kg，床的足端抬高15～30cm以作反牵引，持续2周。亦可采用间断牵引法，每日2次，每次1～2小时。注意孕妇、高血压、心脏病病人禁用骨盆牵引治疗。

5. 常用醋酸泼尼松龙+利多卡因行硬脊膜外隙封闭，以减轻神经根周围的炎症和粘连。指导病人配合治疗和护理方案，封闭结束后按硬脊膜外麻醉后进行护理。

（五）术后主要护理措施

1. 术后平卧硬板床1～3周。

2. 注意观察伤口渗血、渗液情况，以及引流管是否通畅，引流液量、质，有无脑脊液漏出。一般术后24小时后拔除引流管。

3. 术后要求病人坚持深呼吸练习。定时进行四肢，尤其是双下肢活动，给予小腿、大腿肌肉按摩，每日温水洗脚1次，预防静脉血栓形成及静脉炎的发生。术后2～3天后指导并督促、鼓励病人进行腰背肌锻炼，预防肌萎缩，增强脊柱稳定性；逐步练习直腿抬高动作，防止神经根粘连。

第六节　骨肿瘤

一、概述

骨肿瘤是指骨组织（骨膜、骨和软骨）及骨附属组织（骨的血管、神经、脂肪、纤维组织等）所发生的肿瘤。根据肿瘤组织的形态、细胞的分化程度及细胞间质的类型，可分为良性、中间性和恶性三大类。恶性以骨肉瘤占首位。骨肿瘤的病因尚不明确，但发现其发生具有年龄和部位特点，如骨肉瘤多见于儿童和青少年，骨巨细胞瘤多见于成人，而骨髓瘤多见于老年人，大多数肿瘤生长于长骨的干骺端，如股骨下端、胫骨上端和肱骨上端，而骨骺则很少发生。

二、护理评估

（一）健康史

了解病人的年龄、性别、职业、工作环境和生活习惯，特别注意有无发生肿瘤的相关因素。有无外伤和骨折史。评估病人的一般状况，是否有食欲减退、低热和肢体疼痛等病史，肢体疼痛的性质、程度，加重或缓解的相关因素。既往有无其他部位肿瘤史，家族中有无类似病史者。

（二）身体状况

1. 疼痛　除少数肿瘤，如骨样骨瘤外，良性骨肿瘤多无疼痛。恶性骨肿瘤几乎都有疼痛，且呈进行性加重，表现为剧痛、夜间痛，并有局部压痛。

2. 肿块和肿胀　良性肿瘤多以肿块为首发症状，肿块质硬、无压痛。恶性肿瘤常表现为发展迅速的局部肿胀和肿块，表面可见浅静脉怒张。

3. 功能障碍和压迫症状　发生于长骨干骺端的骨肿瘤多近关节，由于疼痛、肿胀和畸形，关节功能障碍。肿块巨大时，可压迫周围组织引起相应症状，如脊柱肿瘤压迫脊髓，出现截瘫。

4. 病理性骨折　肿瘤生长可破坏骨质，良、恶性肿瘤均可发生病理性骨折。

5. 转移和复发　晚期恶性肿瘤可经血流和淋巴向远处转移，如肺转移。恶性肿瘤治疗后可复发。良性肿瘤复发后有恶变的可能。

（三）辅助检查

1. 实验室检查　恶性骨肿瘤病人可有血钙和血清碱性磷酸酶升高。

2. 影像学检查　X线检查对骨肿瘤诊断有重要价值，能显示骨与软组织的基本病变。良性肿瘤呈膨胀性骨病损，密度均匀，边界清楚。恶性肿瘤表现为病灶不规则，密度不均，边界不清，可见软组织阴影和骨膜反应。CT、MRI或核素骨显像检查可辅助诊断。数字减影血管造影可显示肿瘤的血供，并可进行选择性血管栓塞、化疗。

3. 组织病理学检查　可通过穿刺活检或手术活检确诊。

4. 现代生物技术检测　免疫组化技术、流式细胞技术等现代生物技术的应用，进一步提高了骨肿瘤的诊断水平。

（四）治疗原则

以骨肿瘤的外科分期为指导，选择不同的治疗方法。良性肿瘤以手术切除为主，手术方式有刮除植骨术及外生性骨肿瘤切除术。恶性肿瘤采用手术治疗（包括保肢手术、截肢术）、化疗、放疗、栓塞治疗和免疫等综合治疗手段。

（五）心理-社会状态

恶性骨肿瘤病人常见的心理状态有疑虑、惊恐、自卑、失望。在确诊之前，往往忧心忡忡、焦虑不安，一旦确诊，如大祸降临，对生活失去信心，精神萎靡。病人害怕肢体缺失，害怕手术，害怕被抛弃，依赖性增强，更担心医治无效，甚至对死亡产生预感性悲哀。

三、护理诊断及合作性问题

1. 恐惧　与担心病情预后有关。

2. 疼痛　与肿瘤的压迫、浸润有关。

3. 躯体移动障碍　与疼痛、病理性骨折、脱位有关。

4. 营养失调　与机体消耗有关。

5. 有受伤的危险　与病理性骨折、脱位有关。

6. 知识缺乏　对疾病的诊断、治疗措施、预后等缺乏应有的了解。

四、护理目标

1. 病人恐惧减轻或消除。

2. 疼痛缓解或消失。

3. 关节活动得到恢复或重建。

4. 病人了解术前配合和术后康复的有关知识，能主动配合治疗和护理。

5. 无并发症发生。若发生，能够得到及时发现和处理。

五、护理措施

（一）非手术治疗及术前护理

1. 一般护理　鼓励患者摄取足够营养，合理进食高蛋白、高糖、多维生素饮食。饮食宜清淡，易消化。必要时进行少量多次输血和补液，以增强抵抗力，为手术治疗创造条件。嘱咐病人下地时患肢不要负重，以免发生病理性骨折和关节脱位意外损伤；脊柱肿瘤的病人应绝对卧床休息，指导病人作松弛活动，不要坐起或行走，以防止脊柱骨折造成截瘫。对于允许下床活动而不能走动的病人，利用轮椅帮助病人每天有一定的室外活动时间。对无法休息和睡眠的病人，应注意改善环境，必要时睡前给予适量的镇静止痛药物，以保证病人休息。

2. 病情观察　观察病人生命体征，精神状况、肢体运动状况及疼痛情况，对症处理。

3. 心理护理　深刻理解病人的心理变化，给予心理安慰和支持，消除害怕和焦虑，使病人情绪稳定，耐心向病人解释病情，根据病人的心理状态，要注意保护性医疗措施。解释治疗措施尤其是手术治疗对挽救生命、防止复发和转移的重要性。通过语言、表情、举止和态度给病人以良性刺激，使病人乐观地对待疾病和人生。同时要注意社会因素对病人心理的影响，做好亲属的心理指导。满足病人的个人卫生及其他生活需要，布置好环境，调整病人心理状态，积极配合治疗措施的实施。

4. 疼痛护理　要及时解除或缓解疼痛，可按照"三级止痛"方案用药。

一级止痛：疼痛一般，使用非麻醉类药物，如阿司匹林+辅佐剂（非类固醇类抗炎药，如吲哚美辛）。

二级止痛：中度持续性疼痛，使用弱麻醉药，如可卡因+阿司匹林+辅佐剂。

三级止痛：强烈持续性疼痛，使用强麻醉剂，如吗啡+非麻醉剂+辅佐剂。

5. 化学药物疗法的护理　应了解和掌握化学治疗药物的作用和毒性反应，掌握药物的浓度，定时查血常规，了解抗癌药物对骨髓功能的抑制程度。贫血重者应给予输新鲜全血；白细胞减少时，要防止感染，必要时采取隔离措施；血小板减少时注意观察出血情况，必要时给予成分输血。定期查肝、肾功能，以了解抗癌药物对其损害情况。

6. 术前准备

（1）做好心理护理，对骨恶性肿瘤的病人，应在适当的时机告知其病情，使之在情绪稳定的情况下进行手术治疗。

（2）纠正病人营养状况，提高对手术的耐受力，争取早日手术。

（3）脊柱、下肢手术者，手术前1日晚肥皂水灌肠，防止术后长时间卧床而腹胀。

（4）骶尾部手术，术前3天服用肠道抗菌药物，手术前1日晚清洁灌肠。

（二）术后护理

1. 一般护理　抬高患肢，注意患肢血运情况。注意手术切口的护理，及时更换敷料。防止关节屈曲、挛缩，指导病人进行残肢锻炼，以增强肌力，保持关节活动的正常功能，鼓励病人使用辅助工具（拐杖），早期下床活动，为安装假肢做准备。

2. 病情观察　密切观察术后生命体征变化，尤其是血压的变化；床边备用橡皮止血带，并注意观察切口渗血情况，引流液的色、质、量，以防截肢残端大出血；合理安排补液速度和抗生素的使用，必要时输血，慎防体液不足的发生和切口感染。用石膏外固定时，注意肢端血运情况，鼓励病人适当作肌肉收缩活动，石膏解除后，加强锻炼，促进功能恢复。

3. 心理护理　恶性骨肿瘤截肢或关节离断术后，病人往往出现某些精神失常症状，称为"创伤性精神病"，所以要有专人护理，防止病人发生意外。术后出现患肢痛应解释原因，对症处理。

六、健康指导

1. 向病人讲解骨肿瘤的一些情况，随着肿瘤的综合性治疗的发展，树立战胜疾病的信心，稳定情绪，促进身心健康。

2. 告诉病人合理应用镇静止痛药物，提高病人的生活质量。

3. 指导病人进行各种形式的功能锻炼，最大限度地提高病人的生活处理能力。

4. 嘱咐病人按时复查，出现异常情况，如局部肿胀、疼痛等应及时就诊。

第七节　截瘫

一、概述

截瘫是指脊髓损伤后，受伤平面以下双侧肢体感觉、运动、反射等消失和膀胱、肛门括约肌功能丧失的一种病症。其中，上述功能完全丧失者，称完全性截瘫，还有部分功能存在者称不完全性截瘫。早期为弛缓性瘫痪，3~6周后，逐渐转为痉挛性瘫痪。临床上其病理改变可以分为：①脊髓震荡。②脊髓挫伤与出血。③脊髓断裂。④脊髓受压。脊髓颈段损伤可造成高位截瘫，除表现为四肢瘫痪以外，还可能出现呼吸困难，甚至呼吸停止，尤其是第4~5颈椎节段以上损伤，危险性较大。

截瘫是一种严重的创伤，病人如不进行积极的康复治疗，得不到妥善的护理，常因严重并发症而死亡或长年卧床，过着完全依靠他人帮助而生存的痛苦生活，成为社会负担。

二、护理评估

（一）健康史

脊柱的骨折脱位、退行性变、结核及肿瘤等均可损伤脊髓而致肢体瘫痪。

（二）身体状况

1. 瘫痪程度　常以截瘫指数作为评定指标，即以"0、1、2"表示肢体的运动、感觉和排尿排便障碍程度，其中"0"表示功能正常，"1"表示功能部分障碍，"2"表示功能完全障碍。如脊柱骨折时肢体肌肉舒缩运动完全丧失，运动指数计2；感觉减退其感觉指数计1；排便尚能控制，排尿功能障碍其反射功能指数计1；该病人截瘫指数为"4"。在治疗护理过程中，指数升高，说明病情加重；指数下降，说明病情有好转。

2. 并发症　常见呼吸系统、泌尿系统并发症及压疮。长期卧床易致肺部感染，应观察病人有无发热、咳嗽、咳痰、肺部湿啰音等症状体征出现；长期卧床及排尿障碍可引起泌尿系统感染及结石，应观察有无尿频、尿急、尿痛症状或排尿困难，必要时检查血尿、脓尿情况等；截瘫病人肢体感觉、运动障碍及营养障碍，易发生皮肤压疮。完全性截瘫和高位截瘫更易发生并发症。

3. 肢体瘫痪　可能导致肌肉萎缩、关节僵硬、肢体畸形等。

（三）治疗原则

1. 尽早解除对脊髓的压迫，防止继发性脊髓损害，是保证脊髓功能尽可能恢复的首要问题，对椎体骨折或骨折脱位，应尽早行闭合复位或手术复位，在复位的同时解除压迫因素。

2. 稳定脊柱，特别对椎体不稳定型骨折，复位和减压后必需行确切固定，避免再移位。

3. 尽早开展功能锻炼，避免瘫痪肢体肌肉萎缩、关节僵硬，可行针灸、电疗、推拿、按摩。

4. 防止各种并发症。

（四）心理–社会状态

瘫痪病人的心理状态复杂，在疾病初期的心理变化强烈。躯体功能的缺陷；生活自理能力的障碍；原家庭或社会角色的改变；患病时间长，家庭成员所给予的精神、感情、经济的关怀不够等，这些生理、心理、社会的综合因素刺激，常使病人产生较大的心理压力，甚至导致心理问题或疾病。

三、护理诊断及合作性问题

1. 焦虑或悲哀　与丧失生活、工作能力有关。

2. 自理能力缺陷　与肢体瘫痪有关。

3. 有窒息的危险　与高位截瘫有关。

4. 排便异常便秘或排便失禁，与肛门括约肌功能障碍或肠功能障碍有关。

5. 排尿异常尿潴留或尿失禁，与尿道括约肌功能障碍或排尿反射障碍有关。

6. 有失用综合征的危险，如肌肉萎缩、关节僵硬、肢体畸形等，与肢体瘫痪及长期卧床有关。

7. 潜在的并发症，如肺部感染、泌尿系统感染、皮肤压疮等。

四、护理目标

病人能最大限度地恢复躯体功能，生活自理能力提高；病人能正确地对待疾病，配合医护工作；截瘫有关并发症得到预防或处理。

五、护理措施

1. 一般护理　加强生活护理，及时照顾好病人洗漱、饮食及排尿排便等日常生活，逐渐训练及提高病人的生活自理能力。供给富含营养的易消化食物。应多吃水果、蔬菜，鼓励病人增加每日饮水量。

2. 病情观察　注意观察病人精神状况及各项生命体征，防止各种并发症的产生。

3. 心理护理　向病人提供安全和舒适措施；倾听病人诉说，允许病人哭泣，帮助病人降低焦虑程度；要尊重、关怀和体贴病人，注意语言沟通技巧，避免不良心理刺激；限制有焦虑的家属或其他病人与其接触；适时教给病人维持健康的方法，如营养与锻炼；同时做好家庭及社会有关人员的思想工作，协助他们对病人的需求做出积极的反应。

4. 皮肤和肢体护理　截瘫病人极易发生压疮，故必须及早预防。床单应保持平整、干燥、清洁；在躯体骨骼隆突部位要用气圈垫好；每2小时左右变换体位1次；翻身时用50％乙醇按摩受压皮肤，涂撒滑石粉保持局部干燥。如果出现压疮，应积极换药处理，防止创面加深、扩大。

对瘫痪肢体定时作被动活动、按摩及针灸等，最大程度恢复肢体功能，防止肢体肌肉萎缩、关节僵硬、骨质脱钙等。平时以软垫、支架等支持瘫痪肢体，使其保持于功能位，避免发生畸形。外伤性截瘫在3个月左右即可练习起坐、使用拐杖或轮椅下地活动。

5. 泌尿系统护理　尿潴留病人应在无菌条件下留置导尿管。每日记录尿量，做好导尿管护理。持续导尿2周后，改为每4～6小时定时开放导尿管，逐渐训练反射性膀胱舒缩功能，以避免发生挛缩性膀胱。留置导尿管期间，为防止尿路感染，每天应做膀胱冲洗。为便于护理，对尿失禁病人可行留置导尿管，保护外阴皮肤，亦需做好膀胱冲洗。

6. 呼吸道护理　对病人进行健康教育，如每日做深呼吸练习，吸烟者应立即戒烟等。痰液黏稠排出不畅者给予拍背、使用化痰药物或雾化吸入，可同时使用抗生素。高位截瘫病人必要时须作气管切开，有呼吸困难者可考虑人工辅助呼吸。

7. 消化道护理　鼓励病人自行排便。肠胀气时给予腹部按摩、肛管排气或灌肠等。便秘时可服用液体石蜡、番泻叶等缓泻剂，必要时通便灌肠或以手指挖出干结粪块。每日定时以手指做肛门按摩，刺激括约肌舒缩活动，有助于排便反射功能的恢复。

六、健康指导

指导病人掌握洗漱、进餐、如厕、上下床、穿衣脱衣等方法，提高生活自理能力；教育、鼓励病人坚持体操疗法或作业疗法，树立信心，积极锻炼；加强营养，多饮水，多吃水果蔬菜等。

第八节　骨关节损伤

一、小夹板固定术的护理

小夹板固定术是利用具有一定弹性的柳木板、竹板或塑料板制成的长宽合适的小夹板，在适当部位加固定垫，绑在骨折肢体的外面，外扎横带固定。小夹板固定适用于四肢长管状骨骨折、某些关节骨骨折、陈旧性骨折，有时还可辅助某些开放复位术。

（一）操作目的

通过适当的牵引力和反牵引力使骨折复位后，加以小夹板外固定包扎，达到骨折端的复位、制动，解除肌肉痉挛等作用，以保障骨折顺利愈合。

（二）操作评估

1. 评估病人的病情，如脱位或骨折的部位及局部损伤情况。

2. 评估病人对治疗、护理的了解程度及心理活动、合作程度。

（三）操作前准备

小夹板、衬垫（脱脂棉、软棉纸、纯棉制袜套等）、固定垫（平垫、梯形垫、分骨垫、高低垫等）、胶布、布带、托板与支架。

（四）操作程序

1. 操作前护理

（1）向病人及家属介绍小夹板固定术的目的、操作过程及注意事项、重要性，取得配合。

（2）选择合适的夹板及固定垫。夹板的选择可根据骨折的部位，一般小夹板长度以不超过骨折上、下关节为准，所用夹板宽度总和应小于患肢周径，使各夹板间有一定的间隙。可根据骨折的部位、类型、移位特点，采用两点或三点加压方法。

2. 操作方法及配合

（1）骨折复位后，用绷带或棉花包绕患肢做内衬，以保护皮肤，然后放置加压垫并用胶布固定。

（2）将选好的夹板置于伤肢前后和两侧，采用两点或三点加压方法，用3～4条布带平均用力绕两周捆扎。

3. 操作后护理

（1）体位：抬高患肢，利于静脉回流，减轻水肿。根据情况使用托板与支架。

（2）病情观察：观察患肢远端血运情况。固定后1～4天内，应注意观察小夹板固定肢端的颜色、温度、感觉、肿胀程度及手指或足趾的活动功能。发现有血液循环障碍应及时放松布带。

（3）皮肤护理：每天检查患肢上布带的松紧度，过松或过紧均应及时调整；加垫部位、夹板两端及骨隆突部有固定疼痛，应及时检查以预防发生压疮。

（4）定期复查及功能锻炼：骨折复位小夹板固定后2周内，应视情况做X线检查，观察骨折有无再移位情况，以便及时调整；指导病人早期进行功能锻炼。

（五）注意事项

1. 固定范围不包括骨折处的上下关节，利于早期功能锻炼。

2. 固定捆扎夹板不宜过紧，以上下移动1cm为宜，以免影响肢体血运，发生远端缺血。

3. 固定患肢时要保持关节功能位。

二、石膏绷带固定术的护理

石膏绷带固定是骨科常用的外固定方法。虽然随着医学的发展，临床上出现了很多新的固定方法、固定器材，但石膏绷带固定由于价格便宜，使用方便，应用很广。其优点是可透气及吸收分泌物，对皮肤无不良反应，固定效果较好，护理方便。缺点是无弹性，不能随意调节松紧度，也不利于肢体功能锻炼。适用于骨关节损伤及骨关节手术后的外固定，并且适合于长途运送骨关节损伤病人；做好石膏绷带固定病人的护理工作是促进骨折愈合的重要保证。

（一）操作目的

石膏绷带固定的主要目的是对骨折部位起制动、支撑及保护作用，并能预防及矫正畸形。

（二）操作评估

1. 评估病人的年龄、性别、体重、身体状况和生活自理能力。

2. 评估病人对损伤、石膏固定认识程度，对石膏固定有无思想准备，对制动有无焦虑情绪，家属支持程度等。

3. 评估操作环境是否适宜，根据季节调节室温等。

（三）操作前准备

根据肢体的周径、长度选择尺寸适合的石膏绷带；棉垫；油布；一桶40℃的水（浸泡石膏用）；普通绷带若干卷；剪刀等辅助工具。

（四）护理程序

1. 操作前护理

（1）向病人说明石膏固定的目的、步骤及注意事项，取得病人配合。

（2）协助病人患处拍X线片，以备术后对照。

（3）将准备行石膏固定的肢体用肥皂及清水清洁皮肤并擦干。若有伤口应提前更换敷料。

2. 操作方法及配合

（1）摆体位：为病人摆好体位，一般取关节功能位，特殊情况根据需要摆放，由专人维持或置于石膏牵引架上。

（2）覆盖衬垫：在石膏固定处的皮肤表面覆盖一层衬垫，可用棉垫、棉纸等。

（3）浸泡石膏：将石膏绷带平放并完全浸没在事先准备好的40℃左右的温水中，这时有气泡冒出。停止冒气泡表明绷带已被浸透，用手握其两端取出，向中间轻轻挤压，挤出多余的水分。

（4）包石膏绷带：术者用右手握住石膏绷带卷，左手将石膏绷带卷的始端部位抚贴在病人肢体上，使石膏卷贴着躯体向前推动，边包扎边用手掌把已缠在肢体上的石膏绷带安抚妥帖。注意松紧适宜，包扎时石膏绷带是粘贴上去的而不是拉紧缠上去的。每一圈石膏绷带应盖住上一圈绷带的下缘，一般包5～7层，绷带边缘、关节部及骨折部要多包2～3层。遇到肢体周径不等，上粗下细之处时要打"褶皱"，使绷带贴合体表。

（5）捏塑石膏：未定型前，根据局部解剖特点适当捏塑及整理，使石膏在干固过程中固定牢稳而不移位。重点注意几个关节部位。四肢石膏绷带应将手指或足趾露出，以便观察肢体末端的血液循环、感觉和运动，同时便于功能锻炼。

（6）包边、标记：将衬垫向外拉出一些，包起石膏边以避免石膏毛边摩擦皮肤。如石膏内无衬垫，用一条宽胶布把石膏边包起来。包边完毕，待其干固后用记号笔在石膏外注明打石膏日期及预定拆石膏的日期。有伤口的可将其位置标明或将开窗位置标示出来。

（7）干燥石膏：一般自然风干，必要时可用灯烤或热风机吹以促其干固。石膏未干固时不可用手指压迫石膏表面，托起时只能用手掌平托而不能用手指，以防局部向内凹陷。

（8）开窗：石膏未干前，为便于检查、伤口换药或解除骨突处的压迫，可在相应的部位开窗。方法是先在预定的部位用笔标志，用石膏刀沿标志向内侧斜切，边切边将切开的石膏边向上拉直至切开。已经开窗的石膏必须用棉花填塞于石膏窗内，或将石膏盖复原后放在窗面，再用绷带加压包紧，防止软组织向外突出。

3. 操作后护理

（1）石膏未干固前护理

1）体位与搬动：石膏未干前容易折断和变形，病人需卧硬板床，用软枕垫好石膏。术后8小时内病人勿翻身，8～10小时后协助翻身。四肢包扎石膏时需抬高患肢，以减轻肢体肿胀。石膏背心及"人"字形石膏病人勿在头及肩下垫枕，避免胸腹部受压。下肢石膏应防足下垂及足外旋。搬动病人及翻身时用手掌平托石膏固定的肢体，维持肢体位置，避免石膏折断。

2）加速干固：石膏干固需2天左右，夏天可暴露在空气中，冬天可提高室温、加强通风、灯泡烘烤等，但要防止烫伤。

3）保暖：寒冷季节注意保暖。未干固的石膏需覆盖毛毯时用支架托起。

（2）石膏干固后护理

1）保持清洁及干燥：若污染时可用毛巾蘸洗涤剂擦洗干净，擦洗时水不能过多。观察石膏有无过紧或过松，有无污染、变形、潮湿或断裂。如有血液或渗出液从石膏内渗出，用笔标记出范围及日期并及时报告医师处理，需要时协助开窗做彻底检查。

2）皮肤护理：石膏边缘受压部位的皮肤用乙醇或乳液擦抹，观察有无压疮，有无温度、颜色改变。对于会阴部及臀部周围的石膏，应注意勿污染及弄湿。告诉病人大小便后保持局部清洁。石膏末端暴露的手指或足趾、指或趾甲保持清洁，利于观察。禁止病人将任何物品放入石膏内或伸入石膏下面搔抓。石膏内若有异物应立即取出，若不能取出应立即报告医师。禁止将石膏内衬垫取出。保持床面清洁平整，每次病人翻身时要扫去床上的石膏渣。石膏下皮肤可用手电筒或反光镜仔细观察。注意有无苍白、麻痹、疼痛及脉搏消失；寒冷季节要注意石膏固定肢体的保暖，防止冻伤。

3）观察患肢血液循环及神经功能：观察患肢血液循环情况，发生肢体肿胀，影响血液循环及神经功能时，应及时将石膏纵行全层剖开松解，如无改善应立即拆除石膏，并报告医生紧急处理。若发现局部压迫症状，应及时在疼痛处开窗或更换石膏。上述操作时注意切勿损伤皮肤。

4）石膏综合征的护理：躯体石膏固定的病人，由于上腹部包裹过紧，影响进食后胃的容纳和扩张，可导致腹痛、呕吐；胸部石膏包扎过紧，可出现呼吸窘迫、发绀，称为石膏综合征。发生后应协助病人变换体位以减轻受压症状，持续胃肠减压和补液，保持呼吸道通畅，给氧，必要时拆除石膏。

5）活动：为防止关节强直，促进血液循环，鼓励并指导病人加强固定部位的肌肉等长舒缩活动，及未固定部位的功能锻炼。在病情允许的情况下，鼓励病人尽可能生活自理，增进病人的独立感及自尊。

6）饮食：增加食物中纤维素的含量，防止因活动减少而引起的便秘；石膏背心固定的病人少食易产气的食物，减少腹胀。

7）拆石膏护理：拆石膏前需向病人做好解释工作。石膏拆除时，一般用石膏刀、石膏剪、电锯等全层割开，然后用撑开器将石膏撑开，即可拆除取下。操作时要小心勿伤皮肤。

（五）注意事项

1. 石膏固定包扎时，从肢体近侧滚向远侧，注意松紧适宜，包扎时石膏绷带是粘贴上去的而不是拉紧缠上去的。

2. 石膏固定时，应取肢体功能位固定或治疗需要的体位。

3. 搬运时用手掌平托石膏固定的肢体，不可用手指压迫石膏表面，以免产生凹陷压迫皮肤。

4. 石膏固定后如出现局部持续疼痛，要警惕压疮，嘱病人和家属不可向石膏内塞填异物，必要时更换石膏。

5. 拆石膏后，石膏下的皮肤一般有一层黄褐色痂皮或死皮、油脂等；其下的新生皮肤较敏感，避免搔抓，可用温水清洗后涂润肤霜等保护，每天按摩局部。由于肢体长时间固定不动，开始活动时肢体可能会产生一些新的不适或疼痛，告诉病人会逐渐减轻。

6. 重视和坚持功能锻炼。

三、牵引术的护理

牵引术是骨科治疗中应用较广的简便、有效的治疗方法，是利用力学作用原理对组织或骨骼给予持续的适当牵引力和对抗牵引力，以达到复位、固定、预防或矫正关节挛缩畸形。四肢骨折治疗常用皮牵引和骨牵引。

皮牵引又称间接牵引，是借助胶布贴于伤肢皮肤上，或用泡沫海绵带包在伤侧肢体上，利用皮肤、肌肉在骨骼上的附着点，将牵引力传递到骨骼，使骨折复位、固定的牵引方法。皮牵引的优点是操作简便，为无创性，病人痛苦小，易于为病人接受。缺点是承受力量小，重量一般不能大于4～5kg；牵引时间一般为2～4周。多适用于小儿或老年病人。

骨牵引又称直接牵引，是将不锈钢针穿入骨折处远端骨骼的坚硬部位，通过骨科床架上的滑轮进行牵引，牵引钢针直接牵拉骨骼。骨牵引的优点是骨牵引力较大，持续时间长，且能有效地调节，牵引时必须有相应的对抗牵引。骨牵引常用部位：尺骨鹰嘴、胫骨结节、股骨髁上、跟骨及颅骨骨板等。

（一）操作目的

牵引对关节脱位或骨折既有复位的作用又有固定的作用；可以稳定骨折断端，减轻关节面所承受的压力；缓解疼痛，促进骨折愈合，预防或矫正关节挛缩畸形。

（二）操作评估

1. 评估病人的一般情况、慢性病史、牵引目的、对牵引的耐受性及合作程度、牵引部位有无破溃或感染。

2. 评估操作环境是否适宜。

（三）操作前准备

1. 牵引床　是骨科专用床。

2. 牵引架　常用的有布朗氏架和托马斯架。

3. 牵引器具　一般器具有牵引绳、重锤、滑轮、床脚垫；皮牵引时准备胶布、纱布绷带、扩张板、苯甲酸酊或预制的肢体牵引带（常用海绵带）；骨牵引应备骨牵引器械包（内备骨锤、手摇钻、骨圆针和克氏针）、牵引弓、切开包等手术器械。

（四）护理程序

1. 操作前护理

（1）向病人及家属介绍牵引的目的、重要性、操作过程及注意事项，取得合作。

（2）将准备牵引肢体局部皮肤用肥皂和清水清洗干净并擦干，必要时剃毛。颅骨牵引时，应剃除全部头发。

（3）骨牵引术前询问药物过敏史，尤其是普鲁卡因过敏史。

2. 操作方法及配合

（1）皮牵引：

1）胶布牵引：在局部皮肤涂上苯甲酸酊（婴幼儿除外），增加黏合力，减少对胶布过敏，在其未完全干燥前，沿肢体纵轴将胶布平行贴于肢体内外两侧，不可交叉缠绕，在骨隆突部位加小块纱布衬垫，以避免皮肤或浅表神经受压。将胶布按压贴紧后，用绷带在外面由远心端开始向近心端缠绕包扎肢体，胶布粘贴30分钟后才可加上牵引锤牵引。

2）海绵胶带牵引：可用于胶布牵引过敏的病人。将其平铺于床上，需牵引的肢体用大毛巾或柔软的棉布包裹，骨隆突处垫以棉花或纱布，将海绵胶带裹敷肢体，扣上尼龙搭扣，松紧适度。拴好牵引绳，将牵引带调整至肢体双侧对称位置进行牵引。

（2）骨牵引：

1）进针部位包括尺骨鹰嘴、股骨髁上、胫骨结节、颅骨。

2）皮肤消毒、铺巾、局麻作皮肤小切口，协助医师用手摇钻将牵引针钻入骨质，并从对侧皮肤穿出，针孔处皮肤用乙醇纱布覆盖。

3）相应的牵引弓、牵引绳、滑车，加上所需重量进行牵引。牵引针的两端应用带软塞的无菌小瓶套住，以免划破被褥及刺伤皮肤。

3. 操作后护理

（1）交班　凡新上牵引的病人，应进行床头交接班。

（2）对抗牵引　牵引时应将床头或床尾抬高15～30cm，利用体重使其形成对抗牵引力。

（3）保持有效牵引　病人要保持正确的体位，躯干要伸直、骨盆要放正。牵引绳与被牵引的肢体长轴应在一条直线上，牵引绳不应脱离滑轮的滑槽，被盖勿压着牵引绳，以免影响牵引力。牵引时重锤要保持悬空，其重量不可随意增减或移去，以免影响牵引效果。定期检查病人体位和牵引装置。在牵引开始几天，用X线透视或拍片了解骨折对位情况，以便及时调整。

（4）病情观察　皮牵引时，要严密观察患肢的血液循环及活动功能。若出现青紫、肿胀、发冷、麻木、疼痛、运动障碍及脉搏细弱或摸不到等情况时应详细检查，分析原因并报告。应随时注意胶布及绷带有无松散或脱落，扩张板位置是否正确，应及时整理及调整。

（5）皮肤护理　骨牵引时，穿针处每天用75％乙醇或0.5％碘附滴注2次，无菌敷料覆盖，预防感染。保持牵引孔针眼干燥、清洁。避免牵引针左右移动，若有滑动移动，应消毒后，予以调整。牵引针孔的血痂，应给予保护。皮牵引时注意观察胶布边缘皮肤是否有水泡或皮炎，如有水泡，应除去胶布，用注射器抽吸，给予换药；如面积较大，须除去胶布，暂停牵引，或换用其他牵引方法。

（6）并发症的观察、预防及护理　牵引常见的并发症有压疮、足下垂、皮肤水泡、溃疡、坠积性肺炎、感染、便秘、血栓性静脉炎等。

（1）压疮：凡骨隆突部位如骶尾部、足跟、踝关节等处，易受压发生压疮。用棉垫、软枕等以予保护，定时按摩和擦浴，做好预防压疮的护理。

（2）坠积性肺炎：指导病人练习深呼吸及有效咳嗽，每天定时利用牵引架上拉手抬起上身。在保持有效牵引的条件下，协助病人每天定时适当变换体位。

（3）足下垂：腓总神经损伤和跟腱挛缩均可引起足下垂。可用托脚板将足部托起，认真倾听病人主诉，如病情许可，要求病人定时做踝关节运动。

（4）便秘：指导进食如韭菜、芹菜等高纤维素食物。每天做顺时针腹部按摩，必要时，应用缓泻剂。

（5）关节僵硬：应指导病人在牵引期间进行力所能及的活动，如肌肉等长收缩、关节活动等。

（五）注意事项

1. 冬季要注意牵引肢体的保暖，可用棉被覆盖或包裹，以免影响患肢血运。

2. 牵引重量一般为体重的1／12～1／7。牵引重量一次性加到适宜的最大量，复位后应慢慢减小。对于关节挛缩，应以逐渐增加重量为原则。

3. 对牵引的肢体长度每天测量，两侧对比，以免牵引过度或牵引力量不足，导致骨愈合障碍。

4. 牵引期间要指导病人正确的功能锻炼，预防并发症的发生。

第五章　妇科疾病护理

第一节　外阴部炎症

外阴炎

外阴炎（vulvitis）主要指外阴部的皮肤与黏膜的炎症，以大、小阴唇的炎症最多见。

一、病因及发病机制

1. 阴道分泌物、月经血、产后恶露、尿液、粪便的刺激，均可引起外阴不同程度的炎症。

2. 尿瘘、粪瘘、糖尿病患者。

3. 穿紧身化纤内裤、使用卫生巾、局部经常潮湿等。

二、病情评估

（一）临床表现

1. 症状　外阴皮肤瘙痒、疼痛或灼热感，性交、活动、排尿、排便时加重，病情严重时形成外阴溃疡而致行走不便。

2. 体征　外阴充血、肿胀、糜烂，常有抓痕，严重时形成溃疡或湿疹。慢性外阴炎患者，外阴局部皮肤或黏膜增厚、粗糙、皲裂等。

（二）辅助检查

1. 常规阴道分泌物检查有无滴虫、假丝酵母菌、淋菌、衣原体等病原体。

2. 检查血糖、尿糖，大便有无蛲虫等。

3. 外阴溃疡者，必要时做活组织病理检查。

三、治疗原则

1. 病因治疗　积极寻找病因，若发现糖尿病，应及时治疗糖尿病；由尿瘘、粪瘘引起的外阴炎，应及时修补。

2. 局部治疗　保持外阴部清洁、干燥，每日用1∶5000的高锰酸钾溶液坐浴，擦干后用抗生素软膏涂抹患处。急性期应卧床休息，避免性生活，停用刺激外阴部的药物，还可选用微波或红外线局部物理治疗。

四、护理

1. 治疗指导　教会患者外阴坐浴的方法，包括液体的配制、温度、坐浴时间及注意事项。每日用1∶5000的高锰酸钾溶液坐浴，液体淡玫瑰红色，约40℃，2次／天，每次15～30分钟，5～10次为一疗程。注意配制的溶液浓度不宜过浓，以免灼伤皮肤。也可用10%的洁肤净溶液坐浴。坐浴时，应使会阴部浸没于溶液中，月经期禁止坐浴。

2. 健康指导　注意个人卫生，保持外阴清洁、干燥。不穿紧身化纤内裤，做好经期、孕期、分娩期及产褥期卫生。勿饮酒，不吃辛辣食物，外阴部严禁搔抓，勿用刺激性药物或肥皂擦洗。外阴破溃者要预防继发性感染，使用柔软无菌会阴垫，减少摩擦和混合感染的机会。

前庭大腺炎

前庭大腺炎（bartholinitis）是病原体侵入前庭大腺引起的炎症，包括前庭大腺脓肿和前庭大腺囊肿。前庭大腺位于两侧大阴唇后1／3深部，腺管开口处位于小阴唇内侧。在性交、分娩等情况污染外阴部时，易发生炎症。

一、病因及发病机制

主要病原体为葡萄球菌、大肠埃希菌、链球菌、肠球菌等。随着性传播疾病发病率增加，淋病奈瑟菌及沙眼衣原体已成为常见病原体。

二、病情评估

前庭大腺炎可分为3种类型：前庭大腺导管炎、前庭大腺脓肿和前庭大腺囊肿。

三、临床表现

1. 症状　感染多为一侧。初起时局部肿胀、疼痛、灼热感，行走不便，有时会导致大小便困难，常伴发热，腹股沟淋巴结有不同程度肿大。脓肿形成时，疼痛加剧，囊肿大者，外阴有坠胀感或性交不适。

2. 体征　初期感染阶段，检查可见患侧前庭大腺开口处呈白色小点，有明显触痛。如已形成脓肿，则可触及肿块有波动感，触痛明显加剧，脓肿大小为3～6cm。脓肿继续增大，表面皮肤变薄，可自行破溃，症状随之减轻，若破孔大，可自行引流，炎症较快消退而痊愈；若破孔小，脓液引流不畅，炎症持续不散，并可反复急性发作。当急性炎症消退后，腺管口粘连闭塞，分泌物不能排出，腺体内的脓液逐渐转为清液而形成前庭大腺囊肿。检查见囊肿多呈椭圆形，大小不等，位于外阴部后下方，可向大阴唇外侧突起。

3. 辅助检查 在前庭大腺开口处取分泌物做常规检查或细菌培养可查到病原菌。

四、治疗原则

1. 急性期，需卧床休息；取开口处分泌物做细菌培养和药敏试验，根据病原体选择抗生素；局部选用清热、解毒的中药热敷或坐浴。

2. 脓肿形成后，行切开引流及造口术。

五、护理

1. 急性炎症发作时，需卧床休息，保持局部清洁卫生。

2. 选用清热、解毒的中药局部热敷、熏洗或坐浴。

3. 遵医嘱应用抗生素及止痛剂。

4. 脓肿或囊肿行切开引流术及造口术后，局部放置引流条，引流条需每日更换。外阴用10%的碘附棉球擦洗，2次／天，直至伤口愈合，改用10%洁肤净洗剂坐浴，1天2次。

5. 育龄期妇女，做好卫生宣教，发现外阴肿痛等症状时及时就医。

第二节　阴道炎症

滴虫性阴道炎

一、病因及发病机制

滴虫性阴道炎（trichomonal vaginitis）是由阴道毛滴虫引起的常见的阴道炎。滴虫呈梨形，无色透明如水滴。适宜生长在温度为25～40℃、pH值为5.2～6.6的潮湿环境。滴虫不仅寄生于阴道，还侵入尿道或尿道旁腺，甚至膀胱、肾盂以及男性的包皮皱褶、尿道或前列腺中。

二、传染途径

1. 经性交直接传播。

2. 间接传播，经公共浴池、浴盆、浴巾、游泳池、坐式便器、衣物等间接传播。

3. 医源性传播，通过污染的器械及敷料传播。

三、病情评估

（一）临床表现

1. 症状 潜伏期4～28天。主要症状是白带增多及外阴瘙痒，白带为稀薄脓性、黄绿色、泡沫状、有臭味。瘙痒部位主要为阴道口及外阴，间或有灼热、疼痛、性交痛等。阴道毛滴虫能吞噬精子，并能阻碍乳酸生成，影响精子在阴道内存活，可致不孕。若有尿道感染，可有尿频、尿痛，有时可见血尿。

2. 体征 妇科检查时见阴道黏膜充血，严重者有散在出血斑点，后穹隆有大量白带，呈灰黄色、黄白色稀薄液体或黄绿色脓性分泌物，常呈泡沫状。少数病人阴道内有滴虫存在而无炎症反应，称为带虫者。

（二）辅助检查

取阴道分泌物常规镜检可发现阴道毛滴虫。

四、治疗原则

切断传染途径，杀灭阴道毛滴虫，恢复阴道正常pH值，保持阴道自净功能，防止复发。

1. 全身用药 甲硝唑片400mg，2～3次／天，7天为一疗程；对初患者单次口服甲硝唑2g，可收到同样效果。口服吸收好，疗效高，毒性小，应用方便。同时治疗性伴侣。孕早期及哺乳期妇女慎用。

2. 局部用药 可以局部单独给药，也可全身及局部联合用药，以联合用药效果佳。甲硝唑200mg每晚塞入阴道1次，10次为一疗程。局部用药前，可先用1％乳酸液或0.1％～0.5％醋酸液冲洗阴道，改善阴道内环境，以提高疗效。

五、护理

1. 自护指导 注意个人卫生，保持外阴部清洁、干燥，尽量避免搔抓外阴部而导致皮肤破损。治疗期禁止性生活、勤换内裤。内裤、坐浴及洗涤用物应煮沸消毒5～10分钟，避免交叉和重复感染的机会。

2. 检查配合 做分泌物培养之前24～48小时避免性交、阴道灌洗或局部用药。分泌物取出后应及时送检并注意保暖，否则滴虫活动力减弱，造成辨认困难。

3. 用药指导 告知病人各种剂型的阴道用药方法，酸性药液冲洗阴道后再放药的原则。在月经期间暂停坐浴、阴道冲洗及阴道用药。由于甲硝唑抑制乙醇在体内氧化而产生有毒的中间代谢产物，故用药期间应禁酒。甲硝唑可透过胎盘到达胎儿体内，亦可从乳汁中排泄，故妊娠20周前或哺乳期禁用。

4. 观察用药反应 甲硝唑口服后偶见胃肠道反应，如食欲减退、恶心、呕吐。此外，偶见头痛、皮疹、白细胞减少等，一旦发现应报告医师并停药。

5. 治愈标准及随访 滴虫阴道炎常于月经后复发，故治疗后检查滴虫阴性时，仍应每次月经干净后复查白带，若经连续3次检查均阴性，方可称为治愈。向病人解释坚持按照医嘱正规治疗的重要性。治疗后检查滴虫阴性时，仍应于下次月经后继续治疗一个疗程，以巩固疗效。已婚者还应检查男方是否有生殖器滴虫病，前列腺液有无滴虫，若为阳性，应同时治疗，才能达到理想效果。

外阴阴道假丝酵母菌病

外阴阴道假丝酵母菌病（vulvovaginal candidiasis，WVC）是常见外阴、阴道炎症，也称外阴阴道念珠菌病。约75%的妇女一生中至少患过1次外阴阴道假丝酵母菌病。

一、病因及发病机制

80%～90%的病原体为白假丝酵母菌。酸性环境适宜其生长，假丝酵母菌对热的抵抗力不强，加热至60℃即可死亡，但对于干燥、日光、紫外线及化学制剂的抵抗力较强。白假丝酵母菌为条件致病菌。当阴道内糖原增加、酸度增高、局部细胞免疫力下降，适合假丝酵母菌的繁殖时引起炎症，故多见于孕妇、糖尿病病人及接受大量雌激素治疗者。此外，长期应用广谱抗生素，改变了阴道内微生物之间的相互制约关系；服用类固醇皮质激素或免疫缺陷综合征患者使机体的抵抗力降低；穿紧身化纤内裤、肥胖者可使会阴局部的温度及湿度增加，也易使假丝酵母菌得以繁殖而引起感染。

二、传染途径

假丝酵母菌除寄生阴道外，还可寄生于人的口腔、肠道，这3个部位的假丝酵母菌可互相传染，当局部环境条件适合时易发病。此外，少部分病人可通过性交直接传染或接触感染的衣物间接传染。

三、病情评估

（一）临床表现

1. 症状　主要为外阴瘙痒、灼痛，严重时坐卧不宁，异常痛苦，还可伴有尿频、尿痛及性交痛。急性期白带增多，白带特征是白色稠厚呈凝乳或豆腐渣样。

2. 体征　检查可见外阴皮肤抓痕，小阴唇内侧及阴道黏膜附有白色膜状物，擦除后露出红肿黏膜面，急性期还可见到糜烂及浅表溃疡。

（二）辅助检查

1. 取阴道分泌物常规检查可发现假丝酵母菌的芽生孢子或假菌丝。

2. 对于有症状而多次检查阴性或顽固病例可采用培养法。

3. 对于年老肥胖或顽固病例应检查尿糖、血糖及做糖耐量试验。

四、治疗原则

1. 消除诱因　积极治疗糖尿病，及时停用广谱抗生素、雌激素、类固醇皮质激素。

2. 局部用药　先用2%～4%碳酸氢钠溶液或10%的洁肤净洗剂冲洗阴道或坐浴，改变阴道酸碱度，再选用咪康唑栓剂、克霉唑栓剂或片剂、制霉菌素栓剂或片剂等药物放入阴道内，每晚一次，连用7～10天。

3. 全身用药　若局部用药效果差或病情较顽固者，可选用伊曲康唑、氟康唑、酮康唑等口服。

五、护理

基本同滴虫性阴道炎。为提高疗效，可用2%～4%碳酸氢钠溶液坐浴或阴道冲洗后再上药。鼓励病人坚持用药，不随意中断疗程。妊娠期合并感染者，为避免胎儿感染，应坚持局部治疗，甚至到妊娠8个月。性伴侣应进行假丝酵母菌的检查和治疗。

老年性阴道炎

绝经后阴道局部抵抗力低下，致病菌感染所致的阴道炎症，严重时可引起阴道狭窄甚至闭锁。

一、病因及发病机制

老年性阴道炎（senile vaginitis）常见于自然绝经或卵巢去势后妇女，因卵巢功能衰退，雌激素水平降低，阴道壁萎缩，黏膜变薄，上皮细胞内糖原含量减少，阴道内pH值增高，局部抵抗力降低，致病菌容易入侵繁殖引起炎症。

二、病情评估

（一）临床表现

1. 症状　主要症状为阴道分泌物增多及外阴瘙痒、灼热感。阴道分泌物稀薄，呈淡黄色，严重者呈脓血性白带。

2. 体征　妇科检查见阴道呈萎缩性改变，上皮皱襞消失、萎缩、菲薄。阴道黏膜充血，常伴有小出血点，严重者可出现浅表小溃疡。

（二）辅助检查

1. 阴道分泌物镜检可发现阴道毛滴虫或假丝酵母菌，可明确诊断。

2. 有血性白带者，应做宫颈刮片、子宫分段诊刮术或局部活组织检查。

三、治疗原则

1. **抑制细菌生长** 用1%乳酸液或0.1%~0.5%醋酸液冲洗阴道，1次／天，增加阴道酸度，抑制细菌生长繁殖。

2. **增加阴道抵抗力** 针对病因给予雌激素制剂，局部用药为甲硝唑200mg或氧氟沙星100mg，或己烯雌酚0.125~0.25mg，放入阴道深部，1次／天，7~10天为疗程。全身用药可口服尼尔雌醇，首次4mg，以后每2~4周1次，每晚2mg，维持2~3个月。

四、护理

1. **心理护理** 由于老年患者思想保守，不愿到医院做妇科检查，应给予心理支持和关心，讲解老年期卫生保健常识。

2. **卫生指导** 保持外阴部清洁，勤换内裤，不要穿化纤内衣，减少刺激。

3. **用药护理** 告知局部用药方法及注意事项，用药前洗净双手及会阴部，以减少感染的机会。自己用药有困难者，指导其家属协助用药或有医务人员帮助使用。

第三节　子宫颈炎症

子宫颈炎症（cervicitis）是妇科最常见的疾病，包括宫颈、阴道部炎症及宫颈管黏膜炎症，有急性和慢性两种。临床以慢性子宫颈炎多见。

一、病因及病理

（一）病因

多见于分娩、流产或手术损伤宫颈后，病原体侵入引起感染。临床多无急性过程的表现。病原体主要为葡萄球菌、链球菌、大肠埃希菌及厌氧菌等，沙眼衣原体、淋病奈瑟菌及单纯疱疹病毒也可通过性交或间接接触感染。病原体侵入宫颈黏膜，并在此处隐藏，由于宫颈黏膜褶皱多，感染不易彻底清除。

（二）病理

1. **宫颈糜烂** 是慢性宫颈炎最常见的一种病理改变。宫颈外口处的宫颈阴道部呈细颗粒状的红色区，称为宫颈糜烂。糜烂面边界与正常宫颈上皮界限清楚。糜烂面被完整的单层宫颈管柱状上皮所覆盖，由于宫颈管柱状上皮抵抗力低，病原体易侵入发生炎症。糜烂面可表现为单纯性、颗粒型及乳头型糜烂。

2. **宫颈肥大** 由于慢性炎症的长期刺激，宫颈组织充血、水肿，腺体和间质增生，在腺体深部有黏液潴留形成囊肿，使宫颈呈不同程度的肥大，硬度增加但表面多光滑，有时可见到潴留囊肿突起。

3. 宫颈息肉　慢性炎症长期刺激使宫颈管局部黏膜增生，并向宫颈外口突出而形成息肉。息肉为一个或多个不等，色红，呈舌形，质脆，易出血，极少恶变但易复发。

4. 宫颈腺囊肿　在宫颈糜烂愈合过程中，新生的鳞状上皮覆盖宫颈管口或伸入腺管，将腺管口阻塞，腺体分泌物引流受阻、潴留形成囊肿。检查时见宫颈表面突出多个青白色小囊泡，内含无色液体。

5. 宫颈黏膜炎　又称宫颈管炎。病变局限于宫颈管黏膜及黏膜下组织，由于炎性细胞浸润及结缔组织增生，可致宫颈肥大。

二、病情评估

（一）临床表现

1. 症状　主要症状是阴道分泌物增多。阴道分泌物的性状依据病原体的种类、炎症的程度而不同，可呈乳白色黏液状，或呈淡黄色脓性，或血性白带。当炎症沿骶子宫韧带扩散到盆腔时，可有腰骶部疼痛、下肢坠痛等。宫颈黏稠脓性分泌物不利于精子穿过，可造成不孕。

2. 体征　妇科检查可见宫颈有不同程度糜烂、肥大，有时质较硬，有时可见息肉、裂伤及宫颈腺囊肿。

（二）辅助检查

慢性宫颈炎宫颈糜烂时应与早期宫颈癌鉴别，需做宫颈刮片检查或宫颈活检以明确诊断。

三、治疗原则

进行治疗前先行宫颈刮片检查、碘试验或宫颈组织切片检查，排除早期宫颈癌。慢性炎症以局部治疗为主，可采用物理治疗、药物治疗及手术治疗，以物理治疗最常用。

1. 物理治疗　是最常用的有效治疗方法。临床常用激光、冷冻、红外线凝结疗法及微波疗法等。其原理都是将宫颈糜烂面破坏，结痂脱落后，新的鳞状上皮覆盖创面，为期3～4周；病变较深者，需6～8周颈恢复光滑外观。

2. 药物治疗　局部药物治疗适用于糜烂面积小和炎症浸润较浅者。临床多用康妇特栓剂，简便易行，疗效满意，每天放入阴道一枚，连续7～10天。中药有许多验方、配方，临床应用有一定疗效。

3. 手术治疗　有宫颈息肉者行息肉摘除术。对宫颈肥大、糜烂面较深广且累及宫颈管者，可考虑行宫颈椎切术或LEEP刀术。

四、护理

1. 疾病预防　注意个人卫生，经常换洗内裤，保持外阴清洁、干燥。分娩、流产或手术时尽量减少对宫颈的损伤，产后发现宫颈裂伤应及时缝合。指导妇女定期做妇科检查，发现宫颈炎症予以积极治疗。治疗前，常规行宫颈刮片细胞学检查，以排除癌变可能。

2. 一般护理　急性宫颈炎感染期注意休息，加强营养，禁止性生活。

3. 物理治疗的护理　治疗应选择月经干净后3~7天内进行。有急性生殖器炎症者列为禁忌。术后每天清洗外阴2次，保持外阴清洁，禁止性交和盆浴4~8周。病人在宫颈创面痂皮脱落前，阴道有大量黄水流出，在术后1~2周脱痂时，可有少量血水或少许流血，如出血量多者需急诊处理。治疗后需定期复查，观察创面愈合情况，注意有无宫颈管狭窄。

第四节　盆腔炎症

盆腔炎（pelvic inflammatory disease，PID）指女性上生殖道及其周围组织的炎症，包括子宫内膜炎、输卵管炎、输卵管卵巢脓肿、盆腔腹膜炎，最常见的是输卵管炎及输卵管卵巢炎。盆腔炎大多发生在性活跃期、有月经的妇女，初潮前、绝经后或未婚者很少发生盆腔炎。盆腔炎有急性和慢性两类。引起盆腔内的病原体有两个来源，来自原寄居于阴道内的菌群包括需氧菌及厌氧菌，和来自外界的病原体，如淋病奈瑟菌、沙眼衣原体、结核分枝杆菌等。

急性盆腔炎

急性盆腔炎（acute pelvic inflammatory disease，APID）发展可引起弥漫性腹膜炎、败血症、感染性休克，严重者可危及生命。

一、病因及发病机制

1. 产后或流产后感染　分娩后或流产后产道损伤，组织残留于宫腔内，或手术无菌操作不严格，均可发生急性盆腔炎。

2. 宫腔内手术操作后感染　如刮宫术、放置宫内节育器、宫内节育器取出术、子宫输卵管通液术、子宫输卵管造影术、子宫镜检查等，由于无菌技术操作不严引起感染或术前适应证选择不当引起炎症发作并扩散。

3. 经期卫生不良　使用不洁的卫生垫、经期性交等，均可引起病原体侵入而导致炎症。

4. 感染性传播疾病　不洁性生活史、早年性交、多个性伴侣、性交过频者可致性传播疾病的病原体入侵，引起炎症。

5. 邻近器官的炎症　直接蔓延，如阑尾炎、腹膜炎等导致炎症蔓延。

6. 慢性盆腔炎急性发作。

二、病情评估

（一）临床表现

因炎症轻重及范围大小而有不同的临床表现。

1. 症状　发病时下腹疼痛伴发热，病情严重者可有寒战、高热、头痛、食欲减退。

2. 体征　患者呈急性病容，体温高，心率加快，下腹部有肌紧张、压痛及反跳痛，肠鸣音减弱或消失。妇科检查阴道充血，有大量脓性分泌物；穹隆有明显触痛，宫颈充血、水肿、触痛明显；宫体增大，有压痛，活动受限；子宫两侧压痛明显，若有脓肿形成则可触及包块且压痛明显。

（二）辅助检查

1. 宫颈管分泌物及后穹隆穿刺液可做常规涂片培养及药物敏感试验，可见大量白细胞；可找到淋病奈瑟菌或衣原体等。

2. 子宫内膜活检可见子宫内膜炎。

3. B超或磁共振检查显示充满液体的增粗输卵管，伴有或不伴有盆腔积液、输卵管卵巢肿块。

4. 腹腔镜检查发现输卵管炎。

三、治疗原则

采用支持疗法、药物治疗、中药治疗和手术治疗等控制炎症、消除病灶。

四、护理

1. 卧床休息，可采用半卧位，以利于炎症局限。

2. 给予高热量、高蛋白、高维生素流质或半流质饮食，补充液体，纠正电解质紊乱和酸碱失衡。

3. 高热患者可采用物理降温。

4. 若有腹胀应行胃肠减压。

5. 积极治疗，48小时内及时、足量应用广谱抗生素，降低后遗症的发生。

6. 有手术指征者，做好术前准备。

7. 做好经期、孕期及产褥期的卫生宣教。

8. 指导性生活卫生，经期禁止性生活，减少性传播疾病。

慢性盆腔炎

慢性盆腔炎（chronic pelvic inflammatorydisease，CPID）常为急性盆腔炎未彻底治疗，或病人体质较差病程迁延所致，但亦可无急性盆腔炎病史。慢性盆腔炎病情较顽固，当机体抵抗力较差时，可有急性发作。

一、病理

主要病理改变为盆腔组织破坏、广泛粘连、增生及瘢痕形成，导致慢性子宫内膜炎、慢性输卵管炎及输卵管积水、输卵管卵巢炎及输卵管卵巢囊肿、慢性盆腔结缔组织炎。

二、病情评估

（一）临床表现

1. 症状　全身症状多不明显，可有低热、乏力。由于病程时间较长，部分病人有神经衰弱症状，如精神不振、周身不适、失眠等。慢性盆腔痛：慢性炎症形成的瘢痕粘连以及盆腔充血，常引起下腹部坠胀、隐痛及腰骶部酸痛，常在劳累、性交后及月经前后加剧。慢性炎症导致盆腔淤血，病人可出现经量增多；卵巢功能损害时可致月经失调；输卵管粘连堵塞时可致不孕；异位妊娠的发生率是正常妇女的8~10倍。慢性盆腔炎易反复发作。

2. 体征　子宫后倾、后屈，活动受限或粘连固定。输卵管炎症时，子宫一侧或两侧触及呈索条状的增粗输卵管，伴有轻度压痛。输卵管积水或输卵管卵巢囊肿时，盆腔一侧或两侧可触及囊性肿物，活动受限。盆腔结缔组织炎时，子宫一侧或两侧有片状增厚、压痛，骶子宫韧带增粗、变硬、触痛。

（二）辅助检查

腹腔镜检查可用于慢性盆腔炎诊断困难时。

三、治疗原则

采用综合性方案控制炎症，包括中药治疗、物理治疗、药物治疗和手术治疗。同时注意增强营养，加强锻炼，提高局部和全身的抵抗力。

四、护理

1. 心理护理　因慢性炎症时间长，如治疗效果不明显，患者多有精神不振、焦虑等神经衰弱症状，应关心病人的痛苦，耐心倾听，提供病人表达不适的机会，尽量满足病人需要，解除病人思想顾虑，增强对治疗的信心。和病人及其家属共同探讨适于患者的治疗方案，取得家属的理解和帮助，减轻病人的心理压力。

2. 用药护理　药物治疗者告知患者用药剂量、方法及注意事项。遵医嘱执行治疗方案。

3. **手术护理** 为接受手术患者提供手术前后的常规护理。

4. **健康指导** 指导患者保持良好的个人卫生习惯，增加营养，积极锻炼身体，注意劳逸结合，注意性生活卫生，减少性传播疾病，经期禁止性交。及时治疗下生殖道感染，及时治疗盆腔炎性疾病，防止后遗症发生。

第五节　尖锐湿疣

尖锐湿疣（condyloma acuminata）是由人乳头瘤病毒（human papilloma virus，HPV）感染，引起鳞状上皮疣状增生病变的性传播性疾病。近年常见，仅次于淋病，居第二位，常与多种性传播疾病同时存在。

一、病因及传播途径

（一）病因

生殖道尖锐湿疣主要与低危型HPV6、HPV11感染有关。其发病高危因素有：早年性交，多个性伴侣，免疫力低下，吸烟及高性激素水平，孕妇机体免疫功能受抑制，性激素水平高，阴道分泌物增多等。

（二）传播途径

主要经性交直接传播，患者性伴侣中60％发生HPV感染；其次通过污染的衣物、器械传播。新生儿则可通过患病母亲的产道感染。

二、病情评估

（一）临床表现

潜伏期2周～8个月，平均3个月。患者以年轻妇女居多。临床症状常不明显，部分患者有外阴瘙痒、烧灼感或性交后疼痛。典型体征是初起时为微小散在的乳头状疣，柔软，其上有细小的指样突起，或为小而尖的丘疹，质地稍硬，孤立、散在或呈簇状，粉色或白色。病灶逐渐增大、增多，互相融合成鸡冠状或菜花状，顶端可有角化或感染溃烂。病灶多发生在外阴性交时易受损的部位，如阴唇后联合、小阴唇内侧、阴道前庭尿道口等部位。

（二）辅助检查

取外阴、阴道、子宫颈等部位的湿疣行活组织病理检查可确诊。

采用PCR技术及DNA探针杂交行核酸检测，确定HPV感染及类型。

（三）对妊娠的影响

妊娠期生殖道尖锐湿疣生长迅速，数目多，体积大，多区域，多形态，巨大尖锐湿疣可阻塞产道。妊娠期尖锐湿疣组织脆弱，阴道分娩时易导致大出血。产后尖锐湿疣迅速缩小，甚至自然消退。

（四）对胎儿及婴儿的影响

孕妇患尖锐湿疣，有垂直传播的危险。胎儿宫内感染极为罕见，大多数是通过软产道感染。

三、治疗原则

目前尚无根除HPV的方法，以祛除外生疣体，改善临床症状和体征为原则。小病灶选用50%三氯醋酸、5%氟尿嘧啶软膏、苯甲酸酊、0.5%足叶草毒素酊等药物涂于患处，进行局部治疗。大病灶可行物理治疗及手术切除。配偶及性伴侣需同时治疗。

四、护理

1. 尊重患者　耐心诚恳对待患者，解除其思想顾虑，使患者做到患病后能及时到医院接受正规治疗，并使配偶或性伴侣同时治疗。

2. 孕妇护理　妊娠期做好外阴护理，及时治疗尖锐湿疣。病灶大、近足月者，应选择剖宫产术。

3. 健康指导　注意外阴清洁卫生，避免性乱。注意卫生隔离，污染物、内衣裤和浴巾等应煮沸或曝晒消毒。治疗期间禁止性生活。对反复生长的尖锐湿疣，应注意癌变的可能。

第六节　淋　病

淋病（gonorrhea）由淋病奈瑟菌（简称淋菌）感染引起的，以泌尿生殖系统化脓性感染为主要表现的性传播疾病。是我国发病率最高的一种性传播疾病。

一、病因及传播途径

（一）病因

淋菌感染是淋病的主要病因。淋菌为革兰阴性双球菌，喜潮湿，最适宜的培养温度为35～36℃，在微湿的衣裤、毛巾、被褥中可生存10～17小时，离体后在完全干燥的情况下1～2小时死亡。一般消毒剂或肥皂液均能使其迅速灭活。

（二）传播途径

成人淋病99%～100%为性传播，幼女可通过间接途径，如接触染菌衣物、毛巾、床单、浴盆等物品及消毒不彻底的检查器械等，感染外阴和阴道。

二、病情评估

（一）临床表现

潜伏期3～7天，60%～70%的病人无症状。感染初期病变局限于下生殖道、泌尿道，随病情发展可累及上生殖道。分急性和慢性两种。

1. 急性淋病　在感染淋病后1～14天出现尿频、尿急、尿痛等急性尿道炎的症状，白带增多呈黄色、脓性，外阴部红肿、有烧灼样痛。继而出现前庭大腺炎、急性宫颈炎的表现。如病程发展至上生殖道时，可发生子宫内膜炎、急性输卵管炎及积脓、输卵管卵巢囊肿、盆腔脓肿、弥漫性腹膜炎，甚至中毒性休克。病人表现为发热、寒战、恶心、呕吐、下腹两侧疼痛等。

2. 慢性淋病　急性淋病未经治疗或治疗不彻底可逐渐转为慢性淋病。主要症状有腰骶部疼痛及下腹隐痛、不孕。

（二）辅助检查

1. 取宫颈管或尿道口脓性分泌物涂片检查，行革兰染色，急性期可见中性粒细胞内有革兰阴性双球菌。此法对非急性期女性患者只能作为筛查手段。

2. 分泌物淋菌培养是诊断淋病的金标准。对临床表现可疑，但涂片阴性或需要做药物敏感试验者，可取宫颈分泌物培养。

3. 核酸检测，PCR技术可检测淋菌DNA片段。

（三）对妊娠、分娩及胎儿的影响

妊娠期任何阶段的淋菌感染，对妊娠预后均有影响。妊娠早期淋性宫颈炎，可导致感染性流产与人工流产后感染。妊娠晚期淋菌性宫颈管炎易发生胎膜早破，使孕妇发生羊膜腔感染综合征，导致滞产。对胎儿的威胁则是早产和胎儿宫内感染，早产发病率约为17%，胎儿感染易发生胎儿窘迫、胎儿宫内发育迟缓，甚至导致死胎、死产。产后常发生生产褥感染。

（四）对新生儿的影响

经阴道分娩的新生儿可发生淋病结膜炎、肺炎，甚至出现淋菌败血症，使围生儿死亡率明显增加。新生儿淋菌结膜炎多出在生后1～2周内发病，若未能及时治疗，结膜炎继续发展，引起淋菌性眼眶蜂窝织炎，也可浸润角膜形成角膜溃疡、云翳，甚至发生角膜穿孔或发展成虹膜睫状体炎、全眼球炎，导致失明。

三、治疗原则

治疗原则为尽早彻底治疗。急性淋病者以药物治疗为主，首选头孢曲松钠，并加用红霉素，遵循及时、足量、规则用药原则，夫妻双方同治。慢性淋病者需采用支持疗法、对症处理、物理治疗、封闭疗法及手术治疗等综合治疗方案。

四、护理

1. 心理护理　尊重患者，给予适当的关心、安慰，解除患者求医的顾虑。向患者强调急性期及时、彻底治疗的重要性和必要性，解释头孢曲松钠治疗的作用和疗效，以防疾病转为慢性，帮助患者树立治愈的信心。

2. 健康教育　治疗期间严禁性交，指导治愈后随访。一般治疗后7天复查分泌物，以后每月检查1次，连续3次阴性，方能确定治愈。因为淋病患者有同时感染滴虫和梅毒的可能，所以随访同时检测阴道滴虫、梅毒血清反应。此外，教会患者自行消毒隔离的方法，内裤、浴盆、毛巾煮沸消毒5~10分钟，接触的物品及器具用1%苯酚溶液浸泡。

3. 急性淋病患者护理　卧床休息，做好严密的床边隔离。将患者接触过的生活用品进行严格的消毒杀菌，污染的手需经消毒液浸泡消毒等，防止交叉感染等。

4. 孕妇护理　在淋病高发地区，孕妇应于产前常规查淋菌，最好在妊娠早、中、晚期各做一次宫颈分泌物涂片镜检淋菌，进行淋菌培养，以便及早确诊，并得到彻底治疗。孕期禁用喹诺酮类药物。淋病孕妇娩出的新生儿，应预防性的用青霉素静脉点滴，红霉素眼膏涂双眼。新生儿可以发生播散性淋病，于出生后不久出现淋菌关节炎、脑膜炎、败血症等，治疗不及时可导致死亡。

第七节　梅毒

梅毒（syphilis）是由苍白密螺旋体引起的慢性全身性传播疾病。

一、病因及传播途径

（一）病因

苍白密螺旋体感染是梅毒的主要病因。苍白密螺旋体在体外干燥条件下不易生存，一般消毒剂及肥皂水均可杀灭。

（二）传播途径

性接触为最主要的传播途径，占95%。未经治疗的患者在感染后1年内最具有传染性，随病期延长，传染性逐渐减弱，病期超过4年者基本无传染性。梅毒孕妇可通过胎盘传给胎儿，引起先天梅毒。若孕妇软产道有梅毒病灶，也可发生产道感染。此外，接吻、哺乳、输血、被褥、浴具等也可间接传播，但机会极少。

二、病情评估

（一）临床表现

潜伏期2～4周，早期主要表现为皮肤、黏膜损害，晚期侵犯心血管、神经系统等重要脏器，造成劳动力丧失甚至死亡。临床一般分为3期。

1. 一期梅毒 又称硬下疳，大部分发生于生殖器部位，男性多在阴茎、冠状沟、包皮、龟头等处，女性多在大小阴唇、阴蒂或子宫颈。硬下疳经3～8周后常自行愈合。

2. 二期梅毒 一期梅毒自然愈合后1～3个月，出现皮肤黏膜的广泛病变，即梅毒疹及全身多处病灶。尚可引起骨骼、内脏、心血管、神经系统的症状。

3. 三期梅毒 早期梅毒未经治疗或治疗不充分，经过一段时间的隐匿期，约有1/3发生三期梅毒。三期梅毒有两类，一类发生于皮肤、黏膜、骨骼，不危及生命，成为良性晚期梅毒；另一类则累及心血管系统及中枢神经系统等重要器官，称为恶性晚期梅毒，预后不良。

（二）辅助检查

1. 病原体检查 即暗视野镜检。取一期梅毒的硬下疳少许渗出液或淋巴穿刺液，显微镜下可见苍白密螺旋体。

2. 梅毒血清检查

（1）非梅毒密螺旋体抗原血清试验：是梅毒常规筛查方法，包括性病研究实验室实验（venereal disease research laboratory test，VDRL）、血清不加热反应素玻片试验（unheated serum reagm test，USR）、快速血浆反应素环状卡片试验（rapid plasma reagin test，RPR），若为阳性时，应做证实试验。

（2）密螺旋体抗原血清试验：可测定血清特异抗体，包括荧光密螺旋体抗体吸收试验（fluorescent treponema antibody absorption test，FTA-ABS）和梅毒密螺旋体血凝试验（treponema pallidum hemagglutination test，TPHA）。

（3）脑脊液检查：可见淋巴细胞10×10^6/L，蛋白＞50mg/dL，VDRL阳性，为神经梅毒。

（三）对胎儿及婴幼儿的影响

患梅毒孕妇能通过胎盘将螺旋体传给胎儿引起晚期流产、早产、死胎、死产或分娩先天梅毒儿。若胎儿幸存，娩出先天梅毒儿（也称胎传梅毒儿），病情较重。早期表现有皮肤大疱、皮疹、鼻炎及鼻塞、肝脾肿大等；晚期先天梅毒多出现在两岁以后，表现为楔状齿、鞍鼻、间质性角膜炎、骨膜炎、神经性耳聋等，死亡率及致残率均明显升高。

三、治疗原则

治疗原则是早期明确诊断，及时治疗，用药足量，疗程规范。治疗期间应避免性生活，性伴侣也应同时接受检查及治疗。

四、护理

1. 心理护理　尊重患者，帮助其建立治愈的信心和生活的勇气。

2. 健康指导　治疗期间禁止性生活，性伴侣同时进行检查及治疗，治疗后进行随访。第一年每3个月复查1次，以后每半年复查1次，连续2～3年。如发现血清复发（血清由阴性变为阳性或滴定度升高4倍）或症状复发，应用加倍量复治。

3. 孕妇护理　孕妇早期和晚期梅毒，首选青霉素疗法，若青霉素过敏，改用红霉素，禁用四环素类药物。

第八节　获得性免疫缺陷综合征

获得性免疫缺陷综合征（acquired immune deficiency syndrome，AIDS），又称艾滋病，是由人类免疫缺陷病毒（human immunodeficiency virus，HIV）引起的一种以人体免疫功能严重损害为临床特征的高度传染性疾病。病人机体完全丧失抵御各种微生物侵袭的能力，多个器官出现机会性感染及罕见恶性肿瘤，死亡率高。

一、病因及传播途径

（一）病因

HIV感染是引起艾滋病的主要病因。

（二）传播途径

HIV主要存在于人类的血液、体液、精液、眼泪、唾液、阴道分泌物、胎盘和乳汁中。艾滋病患者及HIV携带者均有传染性。主要经性接触直接传播，其次为血液传播，见于吸毒者共用注射器；接受或接触HIV感染者的血液、血制品。母婴通过胎盘垂直传播，分娩时经阴道传播和出生后经母乳传播等途径。

二、病情评估

（一）临床表现

艾滋病潜伏期不等，6个月～5年或更长，儿童最短，妇女最长。艾滋病早期常无明显异常，部分病人有原因不明的淋巴结肿大，颈、腋窝最明显。艾滋病发病后，表现为全身性、进行性病变，主要表现在以下几个方面。

1. 机会性传染　感染范围广，发生率高，病原体多为正常宿主中罕见的、对生命威胁大的病原体。主要病原体为卡氏肺囊虫、弓形虫、隐球菌、假丝酵母菌、巨细胞病毒、疱疹病毒等。起病缓慢，全身表现为原因不明的发热、乏力、不适、消瘦；呼吸系统表现为发热、咳嗽、胸痛、呼吸困难等；中枢神经系统表现为头痛、人格改变、意识障碍、局限性感觉障碍及运动神经障碍；消化系统表现为慢性腹泻、体重下降，严重者电解质紊乱，酸中毒死亡。

2. 恶性肿瘤　卡氏肉瘤最常见，多见于青壮年，肉瘤呈多灶性，除皮肤广泛损害外，常累及口腔、直肠和淋巴。

3. 皮肤表现　口腔、咽喉、食管、腹股沟、肛周等部位感染。

（二）辅助检查

1. 血清HIV病毒分离或抗体阳性。

2. CD_4淋巴细胞总数 < 200／mm^3，或200～500／mm^3；$CD_4／CD_8 < 1$；血清P24抗原阳性；外周血白细胞计数及血红蛋白含量下降；β_2微球蛋白水平增高。

3. 合并机会性感染病原学或肿瘤病理依据不确立。

（三）对胎儿的影响

宫内感染为HIV垂直传播的主要方式。在妊娠20～40周、分娩过程中、母乳喂养期等3个阶段易引起垂直传播。

三、治疗原则

目前无治愈方法，主要采取一般治疗、恢复机体免疫功能、防治机会性感染、治疗恶性肿瘤、抗病毒药物、对症治疗及中医中药治疗。

四、护理

1. 健康指导　被称为当今艾滋病防治最为有效的方法。积极、科学地宣传艾滋病的防治知识，针对高危人群开展大量的宣传教育和行为干预工作，帮助人们建立健康的生活方式，杜绝感染艾滋病的三大传播途径。

2. 正确对待艾滋病　病人对艾滋病知识不了解而恐惧，恐惧导致歧视，不理解的局面常常使艾滋病人无法以正常的心态面对个人的苦难。在护理过程中与病人及其家人、朋友一起学习艾滋病的相关知识，帮助人们正确认识和面对艾滋病，为艾滋病病人创造非歧视的社会环境。

3. 慎用血液制品　尽量使用国产血液制品，用进口血液制品需经HIV检测合格。高危人群不能献血，对供血者进行HIV抗体检测，抗体阳性者禁止供血。

4. 强化自我保护意识　用1：（10～100）的次氯酸钠液擦拭物品表面。医护人员避免针头、器械刺伤皮肤等职业暴露。

5. 指导哺乳　如果母亲感染了HIV，应当放弃母乳喂养而采用其他的替代方式喂养新生儿，如动物奶制品、奶粉和天然牛奶，防止通过母乳喂养发生感染。

第六章 产科护理

第一节 产科一般护理

一、产前护理

1. 入院后，护士热情接待，安置床位，介绍医院及科室环境、制度，主管医生、主管护士、科主任护士长姓名，讲解分娩有关知识，并通知主管医生接待孕妇。

2. 测量体温、脉搏、呼吸，每日两次，超过37.5℃者加测体温，遵医嘱监测血压。

3. 嘱孕妇进高蛋白、高维生素、高热量及富含微量元素的饮食。

4. 采集病史，了解孕妇的骨盆、宫颈情况，孕产史、胎位、胎心、胎盘及胎儿发育情况；了解有无见红、胎膜破裂及子宫收缩情况。胎位有异常者，通知主管（值班）医生。

5. 根据医嘱采集标本，查血常规、尿常规、凝血功能、肝肾功能、血糖、乙肝、丙肝、梅毒及艾滋病病毒，通知做心电图及胎儿B超检查，有异常及时通知医生。

6. 初产妇宫口开大2cm，无灌肠禁忌证者，遵医嘱给予肥皂水灌肠。胎膜早破、阴道出血、有剖宫产史、妊娠期高血压疾病、内科并发症、胎头低估计1小时内可分娩者、先兆早产者等禁忌灌肠。

7. 指导孕妇及家属准备好产时和产后需要的卫生纸和婴儿用品，建立婴儿病历。

8. 初产妇宫口开大3cm、经产妇规律宫缩，送入待产室。

9. 帮助孕妇搞好个人卫生，指导早晚进行乳头清洁，保持外阴清洁卫生。

10. 检查时注意保护孕妇隐私，态度要认真严肃，关心体贴孕妇。

二、产后护理

1. 产后在产房观察2小时后，产妇由助产士送入病房，认真与病房护士交接母婴情况。病房护士每15分钟监测产妇脉搏、呼吸、血压一次，观察膀胱充盈情况，特别注意子宫收缩和阴道出血情况，1小时后，若无异常，改为每30~60分钟观察一次，如阴道出血量大于月经量，及时告知医生，并配合医生做相应处理。

2. 向产妇讲解产后宫缩痛是子宫复旧所致，产后最初几天阴道会排出血性恶露，如果多于月经量要及时告知值班人员，约4天后恶露颜色逐渐变淡，4~6周后干净，要注意观察恶露的性质、量、有无异味；发现异常及时报告医生，必要时保留卫生巾、会阴垫备查。

3. 保持外阴清洁，勤换内裤及会阴垫，会阴部有伤口者，取伤口对侧卧位，每日碘附棉球擦洗两次，大便后随时擦洗，外阴有水肿者，24小时后可给予50%硫酸镁湿热敷，温度40~45℃。

4. 提供安静舒适的环境，室内要求通风良好，空气清新，保持床单清洁，产妇产后多汗，指导及时更换内衣内裤，着宽松、柔软、舒适的纯棉衣物，保证其足够的睡眠。

5. 督促产妇产后4~6小时排尿，以免影响子宫收缩，若膀胱充盈却排不出尿，应积极诱导排尿，鼓励并帮助产妇下床小便，听流水声，按摩下腹部，用热水熏洗外阴，必要时针灸，如仍不能自行排尿，应给予导尿，注意严格无菌操作，预防尿道感染。保持大便通畅，产后3天无大便者，按医嘱给予缓泻剂。

6. 产妇产后需从妊娠期和分娩期的不适、疼痛、焦虑中恢复，并接受家庭新成员，其心理较脆弱且不稳定，因此，要指导并支持产妇做好心理调适，同时争取丈夫和家人的支持和配合。

7. 产后给予高营养、高热量、富含水分和纤维素的食物，哺乳者应多进食蛋白质和多汤汁食物，注意补充维生素和钙剂、铁剂；如有并发症，遵医嘱给予治疗饮食。

8. 指导产妇母乳喂养，产后半小时内开始哺乳，指导正确的喂哺姿势，让婴儿含住乳头和大部分乳晕，帮助树立喂哺信心。每次喂哺前用温开水擦洗乳房及乳头，乳房肿胀疼痛，可热敷，柔和地按摩乳房，刺激泌乳反射，哺乳时尽量吸空一侧乳房，以保证营养全面，如有乳头皲裂，哺乳后挤出少许乳汁涂在乳头和乳晕上，并使之自然干燥。

9. 产后3天内，每天测量两次体温、脉搏、呼吸，正常者改为每天测量一次，体温超过38℃者及时通知医生。

10. 新生儿死亡或人工喂养者，按医嘱应用退乳药，并做好心理支持及宣教，限制汤类饮食，不排空乳房，如乳房胀痛，可用芒硝外敷。

11. 产妇产后血液处于高凝状态，鼓励产妇适当活动，指导产妇床上适当活动，做产后保健操，24小时后可下床活动，以免形成下肢静脉血栓并促进康复。产后避免蹲位和负重劳动，以防子宫脱垂。

12. 做好出院指导和计划生育指导，出院后3天内，产后14天、28天做3次家访，告知产妇产后42天带婴儿到医院做一次全面检查，产后42天禁止性生活，根据检查情况恢复性生活，指导产妇避孕，一般哺乳者宜选用工具避孕，不哺乳者可选用药物避孕。

第二节　妊娠期的护理

妊娠是胚胎和胎儿在母体内发育成长的过程。卵子受精是妊娠的开始，胎儿及其附属物自母体内排出是妊娠的终止，全过程约40周。

一、妊娠诊断

临床上将妊娠分为3个时期，妊娠12周末前称为早期妊娠，第13～27周称为中期妊娠，第28周及以后称为晚期妊娠。

（一）早期妊娠诊断

1. 停经、早孕反应、尿频，后两者一般于妊娠12周左右自然消失。

2. 乳房增大，乳头、乳晕着色，有深褐色蒙氏结节出现。

3. 妇科检查见子宫增大变软，妊娠6～8周时，阴道黏膜及宫颈充血，呈紫蓝色；子宫随停经月份逐渐增大，出现黑加征（Hegar sign），孕8周约为非孕子宫的2倍，孕12周约为非孕子宫的3倍，可在耻骨联合上触及。

4. 查血、尿中人绒毛膜促性腺激素（human chorionic gonadotropin，HCG）含量增高。

5. B超检查是诊断早期妊娠快速而准确的方法，可见增大的子宫轮廓，其中有圆形妊娠环，最早在怀孕5周时可见到有节律的胎心搏动和胎动。

6. 宫颈黏液涂片检查，不见羊齿植物叶状结晶。基础体温测定具有双向型体温，停经后高温相持续18天不下降，则早孕可能性大。

7. 黄体酮试验。

（二）中、晚期妊娠诊断

1. 有早期妊娠经过，子宫明显增大，妊娠满12周，宫底在耻骨联合上2～3横指；满16周在脐耻之间；满20周在脐下1横指；满24周在脐上1横指；28周末在脐上3横指；32周末宫底位于脐与剑突间；36周末剑突下2横指；满40周宫底略降至脐与剑突间或稍高。

2. 孕18～20周孕妇自觉胎动，随孕周增加胎动逐渐活跃，妊娠末期胎动减少。孕18～20周可听到胎心音，每分钟120～160次。

3. 孕20周后经腹壁可触及宫内胎体，24周后四步触诊可区分胎头、胎背、胎臀及四肢。

4. B超可显示胎儿数目、胎方位、胎心搏动、胎盘位置、胎头双顶径、有无体表畸形；孕12周后可检测胎儿心电图。

二、护理

（一）产前检查

产前检查是为了保障孕妇和胎儿的健康，及早发现并治疗妊娠并发症，及时纠正胎位异常，尽早发现胎儿发育异常。产前检查从确诊早孕开始，建立围生期保健档案，孕妇的一般资料、疾病史、月经史、家族史、遗传病史及其丈夫有无烟酒不良嗜好、孕产史、末次月经时间并推算预产期。有家族遗传病史者，应于20周前先行绒毛培养或抽羊水做染色体和核型分析，以降低先天缺陷儿及遗传病儿的出生率。孕20周起进行系列产前检查，孕28周前每4周检查一次，孕28～36周每两周检查一次，36周后每周查一次，高危妊娠者要酌情增加检查次数。向孕妇讲解产前检查的意义重要性，并提前预约下次检查的时间和检查内容。

1. 观察孕妇精神状态、身高、发育及营养状态、步态，检查心肺及乳房情况，脊柱及下肢有无畸形，测血压和体重。通过视诊、听诊、四步触诊了解胎儿大小、胎心音、胎先露、胎方位和胎产式。

2. 骨盆测量　包括外测量和内测量。骨盆外测量常用径线有髂棘间径、髂嵴间径、骶耻外径、出口横径及耻骨弓角度。常用的内测量径线有对角径和坐骨棘间径，可了解骨产道情况，判断能否经阴道分娩。

3. 阴道检查及肛诊　阴道检查宜在孕24～36周期进行，可了解产道、子宫和附件情况；肛诊可了解胎先露、骶骨弯曲度、坐骨棘和坐骨切迹宽度及骶尾关节活动度。

（二）筛查高危妊娠

产前检查时注意是否存在下列高危因素：年龄≤18岁或≥35岁；有遗传病史；有无流产、异位妊娠、早产、死产、死胎、畸胎、难产史；有无残疾及妊娠期并发症，如高血压、糖尿病、心脏病、肾脏病、肝脏病等；有无妊娠并发症，如妊娠期高血压疾病、胎盘早剥、前置胎盘、胎儿生长受限、羊水异常、过期妊娠、母儿血型不合等。

（三）心理护理

每次产前检查接触孕妇时，要注意了解其心理适应程度，鼓励孕妇说出内心感受和想法，根据孕妇的心理状态给予针对性的心理护理。向其讲解母体是胎儿生活的小环境，孕妇的生理和心理活动都会影响胎儿，要保持心情愉快、轻松。如果孕妇经常心境不佳、紧张、焦虑、恐惧或悲伤，会使胎儿脑血管收缩，减少脑部供血，影响脑部发育，过度紧张、恐惧甚至可以造成胎儿大脑发育畸形。情绪困扰的孕妇还易发生妊娠期及分娩期并发症。

（四）症状护理

1. 恶心、呕吐　多发生于孕6～12周，其间应避免空腹，建议晨起吃些饼干，少量多餐，多吃水果、蔬菜，两餐间进液体，进食清淡、易消化饮食，避免油炸、甜腻食品，给予精神支持和鼓励；必要时给予药物治疗。若孕12周后仍呕吐影响营养时，应考虑妊娠剧吐，须住院治疗，纠正水电解质紊乱。

2. 胃部烧灼感　妊娠期最后两个月常发生，要注意避免过饱和饭后立即卧床，避免摄入过多脂肪、油炸、产气及辛辣食品，少食多餐，进食时少进液体，症状严重者遵医嘱药物治疗。

3. 白带增多　妊娠最初3个月和后3个月明显，是正常的妊娠期生理变化。嘱其保持外阴清洁，勤洗澡，着棉质透气性好的内裤，勤换洗，忌阴道冲洗。

4. 尿频、尿急　由于妊娠子宫压迫膀胱所致，常见于妊娠最初3个月和后3个月。做好健康指导，教孕妇切勿减少液体入量来缓解症状，有尿意及时排空，指导产妇做缩肛运动，训练盆底肌的收缩功能。该症状产后可消失。

5. 便秘　嘱孕妇增加纤维素食品，多食水果、蔬菜，每日定时排便，多饮水，适当活动。无医嘱不可随便使用大便软化剂或缓泻剂。

6. 痔疮　妊娠后期要预防痔疮发生和加重，注意调节饮食，养成良好的排便习惯，应多卧床休息，侧卧位以减轻子宫对盆腔静脉的压迫。若已形成痔，应服泻剂，局部热敷后涂痔疮膏，将其送回肛门。

7. 水肿　妊娠后期孕妇易发生下肢水肿，休息后可消退。若水肿明显，呈指凹性，休息后不减退，应警惕妊娠期高血压疾病。嘱其避免长久站立或坐位，站立时双下肢轮流休息，做足背屈曲运动，促进血液回流，休息时左侧卧位，下肢稍垫高，适当限制孕妇对盐的摄入。

8. 下肢及外阴静脉曲张　指导孕妇坐位及卧位时抬高下肢，勿久坐，避免两腿交叉和穿弹力袜裤，会阴部静脉曲张者可抬高臀部休息，分娩后静脉曲张会缓解。

9. 下肢痉挛　妊娠后期孕妇常发生腓肠肌痉挛，夜间较重，痉挛发作时嘱其背屈足部或站直前倾以伸展痉挛的肌肉，亦可热敷按摩腓肠肌。指导孕妇注意增加饮食中的钙、维生素D的摄入量，避免腿部疲劳、受凉，伸腿时避免趾尖向前，走路时足跟先着地。必要时补充钙剂。

10. 腰背痛　指导孕妇保持正确姿势，做骨盆倾斜运动，俯身或抬举物体时保持上身直立，屈膝，双下肢用力。严重者应卧硬床垫休息，腰骶部热敷，适当补充钙剂，必要时遵医嘱应用止痛药。

11. 失眠　指导病人每日坚持户外活动，睡前用梳子梳理头发、温水泡脚或喝热牛奶。

12. 贫血　指导孕妇多进食动物肝脏、瘦肉、蛋黄、豆类等含铁食物，必要时口服铁剂，并告知孕妇服用铁剂后大便可能会变黑，也可能导致便秘或轻度腹泻。

13. 仰卧低血压综合征　嘱其避免长时间仰卧，一旦出现低血压症状，立即左侧卧位，解除子宫对下腔静脉的压迫，增加回心血量，症状自然消失。

（五）健康指导

1. 孕期自我监护　主要靠胎动和胎心音计数，通常妊娠18～20周开始自觉有胎动，嘱孕妇每日早、中、晚各计数1小时，每小时应不少于3次，12小时内累计不得少于10次；否则，视为胎儿宫内缺氧，应及时就诊。

2. 胎教　研究发现胎儿在母体内具有沟通能力，可以通过胎教促进胎儿智力发育。胎教方法包括抚摩胎儿以刺激其活动的积极性，以及音乐及语言等方式。

3. 活动与休息　健康孕妇可坚持工作，但要避免重体力劳动，接触放射线或有毒物质者应调整岗位，孕28周后宜适当减轻工作量，避免长时间站立，坐位时抬高下肢，休息时最好左侧卧位，以改善胎盘血供并减轻子宫压迫下腔静脉，从而减轻下肢水肿。孕妇应保证每天8～9小时睡眠，并且尽量要有30分钟以上午休时间；孕期应适当活动，最适宜的活动是散步，但要注意避免到人群拥挤、空气污浊的场所。

4. 营养指导　帮助孕妇制订合理的饮食计划，以满足自身和胎儿的需要，并为分娩和哺乳做好准备，饮食要均衡、自然，选择易消化、无刺激食物，尽量摄取含高蛋白、高维生素、高矿物质、低盐、适量脂肪及碳水化合物的食物，要定期监测体重增长情况。

5. 乳房护理　孕期要注意乳房保健，使用合适的胸罩，保持乳房清洁卫生，洗浴不能使用肥皂。有些妇女乳头扁平或凹陷，可通过乳头伸展练习（十字操）、乳头牵拉练习和真空抽吸法等方法促使乳头突起。

6. 孕期用药指导　很多药物可通过胎盘对胎儿造成危害，特别是妊娠初期，是胚胎器官发育形成期，如果必须用药，须在专科医生指导下谨慎使用。

7. 性生活指导　妊娠早期和妊娠后3个月应尽量避免性生活，有习惯性流产史和早产史的孕妇要禁止性生活。

8. 掌握就诊指征。

第三节　正常分娩的护理

分娩是一个动态变化的过程，而且受多种因素的影响。决定分娩的因素是产力、产道、胎儿及产妇的精神心理因素。若以上因素均正常并能相互适应，胎儿顺利经阴道自然娩出，称为正常分娩。

一、分娩机制

胎儿先露部为适应骨盆各平面的形态被动地进行系列的适应性转动，以其最小径线通过产道的全过程称为分娩机制，其内容按顺序依次为衔接、下降、俯屈、内旋转、仰伸、复位及外旋转、胎儿娩出，这是一系列连续进行的动作，下降动作始终贯穿于分娩全过程。

二、临产诊断

（一）先兆临产

先兆临产指分娩发动前出现预示不久孕妇即将临产的症状，包括：假临产、胎儿下降感、见红。

（二）临产

临产的标志是规律且逐渐增强的子宫收缩，间隔5~6分钟，持续30秒以上，伴随进行性宫颈管消失、宫口扩张和胎先露下降。

三、产程分期

总产程是指从出现规律宫缩开始，到胎儿、胎盘完全娩出为止。初产妇平均12~18小时，经产妇平均6~8小时。临床分为3个产程。

（一）第一产程

宫颈扩张期，从规律宫缩开始到宫口开全。初产妇需11~12小时，经产妇需6~8小时。临床表现为规律宫缩、宫颈扩张、胎头下降、胎膜破裂。

（二）第二产程

胎儿娩出期，从宫口开全到胎儿娩出。初产妇需1~2小时，经产妇通常数分钟，最多1小时内完成。临床表现为子宫收缩增强、胎儿下降及娩出。

（三）第三产程

胎盘娩出期，从胎儿娩出到胎盘娩出。需5~15分钟，不超过30分钟。临床表现为子宫收缩、胎盘娩出及阴道流血。

四、护理

（一）第一产程

1. 一般护理　采集病史、测量生命体征，监测胎心，有异常情况及时通知医生，并配合医生进行产前检查，了解宫缩情况、胎位、胎头入盆、胎膜破裂及骨盆情况，完成护理病历的书写，临产者会阴部备皮。

2. 观察生命体征　每天测体温、脉搏、呼吸各2次，根据病情或医嘱测血压，妊娠期高血压患者每4小时测1次血压，必要时持续心电监护；注意观察先兆子痫的症状，重视患者的主诉，防止抽搐。

3. 心理护理　积极与产妇沟通，建立良好的护患关系，讲解分娩是正常的生理过程，增强其自然分娩的信心，及时提供产程中可能发生问题的相关信息，帮助采取相应的应对措施，争取产妇在产程中积极配合助产人员。发挥家庭的支持作用，条件许可时提供家庭分娩室。

4. 产程观察

（1）子宫收缩：密切观察宫缩持续时间、强度、频率及间歇时间，并记录。护理人员置手掌于产妇腹壁上，感觉宫缩持续和间歇的时间、强度。或用胎儿监护仪描记宫缩曲线，能够更全面客观反映宫缩强度频率和宫缩持续时间。

（2）胎心监测：可用胎心听诊器、多普勒仪或胎心监护仪。使用前两者应在宫缩间歇期听诊胎心，潜伏期每1~2小时听诊一次，活跃期应每15~30分钟听诊一次；也可用胎心监护仪观察胎心率的变异及变异与宫缩、胎动的关系，判断胎儿在宫内的状态。

（3）宫颈扩张及胎头下降：第一产程分潜伏期和活跃期。潜伏期指规律宫缩开始到宫口开大3cm，平均每2~3小时宫口开大1cm，约需8小时，最大时限16小时；活跃期指宫口开大3cm到宫口开全，需4小时，最大时限8小时。潜伏期一般隔4做一次肛门指检，经产妇和宫缩强且频者，间隔时间要缩短，活跃期一般1~2小时检查一次，通过肛门检查了解宫颈厚薄、软硬程度、宫口扩张情况、是否破膜、骨盆腔大小、胎位和胎头下降程度。肛查不清、疑有脐带先露或脐带脱垂或轻度头盆不称，试产4~6小时产程进展慢者，应在严密消毒后行阴道检查。

（4）破膜：胎膜破裂时间多在宫口近开全时，先羊水流出，此时应立即听胎心，观察羊水颜色、性状和流出量，记录破膜时间。若破膜12小时尚未分娩，应按医嘱应用抗生素预防感染。

5. 舒适管理

（1）提供良好的环境：保持产房安静、卫生、无噪声，产房尽量采自然光，避免操作时金属碰撞发出声音，减少不良刺激。临产后，出汗、见红、羊水流出会增加产妇的不适感，应协助擦汗、更衣、更换床单或产垫，保持会阴部清洁干燥，以增进舒适，预防感染。

（2）活动与休息：若宫缩不强且胎膜未破，鼓励产妇在室内适当活动，有利于产程进展。

（3）饮水和进食：为保证产程中精力和体力充沛，鼓励产妇在宫缩间歇期进高热量、易消化、清淡饮食，少食多餐，提供足够的水分。

（4）排便：为避免膀胱充盈影响宫缩和胎头下降，临产后，鼓励产妇每2~4小时排尿一次，因胎头压迫引起排尿困难者，应警惕是否头盆不称，必要时导尿。初产妇宫口扩张小于4cm，经产妇小于2cm，可用0.2%温肥皂水灌肠，但胎膜早破、胎头未衔接、胎位异常、阴道流血、有剖宫产史、妊娠期高血压疾病、严重心脏病、胎儿窘迫、估计1小时内即将分娩者，不宜灌肠。

（5）疼痛护理：鼓励产妇诉说疼痛感受，助其采取有效措施缓解疼痛，指导产妇宫缩时深呼吸、宫缩间歇期放松休息以保持体力，用手压迫腰骶部以减轻其腰骶部胀痛感，通过音乐、谈话转移其注意力，减轻疼痛感。必要时，配合医生应用镇静剂和麻醉药。

（二）第二产程

1. 心理护理　助产士应陪伴产妇，及时提供产程进展信息，提供心理安慰、支持和鼓励，缓解其紧张、恐惧心理，并协助生活护理。

2. 产程观察　密切监测胎心，每5～10分钟听胎心一次，观察胎儿有无急性缺氧情况，常用胎儿监护仪监测胎心率及基线变异。若发现胎心减慢，立即行阴道检查，尽快结束分娩。

3. 指导产妇用力　宫口开全后，指导产妇，正确使用腹压，宫缩时深吸气，屏住气，如解大便样向肛门处用力使劲，宫缩间歇时放松休息，如此重复。

4. 准备接产　初产妇宫口开全、经产妇宫口开大4cm且宫缩强而规律时，应做好接产准备工作。让产妇仰卧于产床上（或坐于产椅上行坐位分娩），两腿屈曲分开，露出会阴部，按步骤行会阴三步冲洗。接生者按无菌操作常规洗手、戴手套、穿手术衣，打开产包，铺好无菌台准备接生。

5. 接产　根据会阴部发育情况，识别会阴撕裂的可能并做出正确判断，必要时行会阴切开术。助产者立于产妇右侧，当胎头拨露，阴唇后联合紧张时开始保护会阴，同时协助胎头俯屈，使其以最小径线在宫缩间歇时缓慢通过阴道口，然后协助胎儿外旋转，按分娩机制协助娩出胎肩，注意胎肩娩出时仍然要保护会阴，最后双手协助胎体及下肢以侧位娩出，并记录胎儿娩出时间。胎儿娩出1～2分钟内断脐。在产妇臀下置弯盘收集血液，以便测量出血量。

（三）第三产程

1. 新生儿处理

（1）清理呼吸道：用新生儿吸痰管清理新生儿鼻咽部黏液和羊水，防止发生吸入性肺炎。若清理呼吸道后仍未啼哭，可用手轻拍足底，新生儿大声啼哭表示呼吸道已通畅。

（2）Apgar评分及意义：新生儿Apgar评分用来判断新生儿有无窒息及窒息程度，以出生后1分钟内的心率、呼吸、肌张力、喉反射及皮肤颜色5项体征为依据，每项为0～2分，满分10分，属正常新生儿。7分以上只需一般处理；4～7分缺氧较重，需清理呼吸道、人工呼吸、吸氧、用药等措施才能恢复；4分以下缺氧严重，需紧急抢救，在喉镜直视下气管内插管并给氧。缺氧较严重和严重的新生儿，应在出生后5分钟、10分钟时分别评分，直至连续两次均≥8分为止。1分钟评分反映在宫内的情况，是出生当时的情况；而5分钟及以后评分则反映复苏效果，与预后关系密切。

（3）脐带处理：清理呼吸道后，用75%乙醇消毒脐带根部周围，按顺序断脐并结扎脐带，然后用碘附消毒脐带断面，注意药液不可接触新生儿皮肤，以免发生皮肤灼伤，待脐带断面干燥，用无菌脐带包包扎。处理脐带时应注意新生儿保暖。

（4）一般护理：擦净其足底胎脂，打左足印及母亲右拇指印于新生儿病历上，体格检查后系上标明母亲姓名和床号，新生儿性别、体重、出生时间的腕带，协助与母亲进行早接触、早吸吮。

2. 协助胎盘娩出

（1）正确判断胎盘剥离征象，协助处理胎盘娩出可减少产后出血的发生。切忌在胎盘尚未完全剥离时用手按揉、下压宫底或牵拉脐带，以免引起胎盘部分剥离而出血或拉断脐带，甚至造成子宫内翻。确认胎盘已完全剥离时，于宫缩时以左手握住宫底并按压，同时右手轻拉脐带，当胎盘娩出阴道口时，双手捧住胎盘，向一个方向旋转并缓慢向外牵拉，协助胎盘胎膜完整娩出。胎盘胎膜排出后，按摩子宫刺激其收缩以减少出血，同时注意观察并测量出血量。

（2）仔细检查胎盘胎膜是否完整，及时发现副胎盘。若有副胎盘、部分胎盘残留或大部分胎膜残留时，应在无菌操作下徒手进入宫腔取出残留组织；若确认仅有少许胎膜残留，可给予子宫收缩剂待其自然排出。

3. 检查软产道　胎盘娩出后，要仔细检查会阴、小阴唇内侧、尿道口周围、阴道及宫颈有无裂伤。若有裂伤，应立即缝合。

4. 预防产后出血　正常分娩出血量多数不超过300mL。既往有产后出血史或易发生宫缩乏力的产妇（如产次≥5次的经产妇、双胎妊娠、羊水过多、滞产等），可在胎儿前肩娩出时给予25%葡萄糖液20mL加缩宫素10U或麦角新碱0.2mg静脉注射。若胎盘尚未完全剥离而出血多时，应行手取胎盘术。若胎儿娩出30分钟胎盘仍未排出，但出血不多时，应排空膀胱，再行手取胎盘术。注意尽量减少进入宫腔操作次数。若胎盘娩出后出血多时，可经下腹部直接注入宫体肌壁或肌内注射麦角新碱0.2~0.4mg，并静脉滴注含缩宫素20IU的5%葡萄糖液500mL。产后在产房观察2小时，注意观察生命体征、子宫收缩情况、宫底高度、阴道出血量，嘱产妇及时排空膀胱。

5. 舒适管理和心理支持为产妇提供心理及生活双重支持，及时更换会阴垫，帮助产妇与新生儿进行皮肤接触，并早吸吮。

第四节　产褥期妇女的护理

从胎盘娩出至产妇全身器官除乳腺外恢复或接近正常未孕状态的一段时期，称为产褥期（puerperium）一般需要6周。

一、产褥期妇女的生理变化

（一）生殖系统

1. 子宫复旧　胎盘娩出后，子宫逐渐恢复至未孕状态的过程称为子宫复旧，其主要变化包括子宫体肌纤维缩复和子宫内膜再生、子宫颈复原及血管变化。

（1）子宫体肌纤维缩复：子宫复旧不是肌细胞数目减少，而是肌细胞的胞浆蛋白被分解，胞浆减少而致体积的缩小。胎盘娩出后随着肌纤维不断缩复，子宫体逐渐缩小，产后1周子宫缩小至约妊娠12周大小，在耻骨联合上方可扪及；产后10天子宫降至骨盆腔内，在腹部扪不到宫底；产后6周子宫恢复至正常非孕期大小。子宫重量也逐步减少，分娩结束时约为1000g，产后1周约为500g，产后2周约为300g，产后6～8周恢复至50g。

（2）子宫内膜的再生：胎盘、胎膜剥离娩出后，遗留的蜕膜分为两层，表面蜕膜在经历了变性、坏死、脱落后，随恶露从阴道排出；深层蜕膜即紧贴肌层的子宫内膜基底层逐渐再生新的功能层，这一过程需3周，而胎盘附着部位的全部修复则时间较长，需6周。

（3）宫颈及子宫下段的变化：胎盘娩出后，子宫颈松软，壁薄皱起，宫颈外口如袖口状，呈紫红色。产后2～3天宫口可容两指；产后1周宫颈内口关闭，宫颈管形成；产后4周宫颈恢复至正常。产后由于子宫下段收缩，逐渐恢复为非孕时的子宫峡部。因宫颈外口在分娩时发生的轻度裂伤，且多发生在宫颈3点和9点处，使初产妇宫颈外口变成"一"字形横裂（已产型），而无法恢复至产前圆形（未产型）。

（4）子宫血管的变化：胎盘娩出后，胎盘附着面立即缩小至原面积的一半，导致开放的螺旋动脉和静脉压缩变窄，数小时后即有血栓形成，从而出血逐渐减少直至停止。如胎盘附着面被新生的内膜修复期间，因复旧不良出现血栓脱落，则可以引起晚期产后出血。非胎盘部位妊娠期增大的大血管发生玻璃样变，逐渐被吸收。

2. 阴道　分娩后阴道壁松弛，肌张力下降，阴道腔扩大，阴道黏膜皱襞减少至消失。产褥期阴道壁张力逐渐恢复，阴道腔缩小，大约在产后3周阴道黏膜皱襞重新出现，但阴道在产褥期结束时尚不能恢复至未孕时的紧张度。

3. 外阴　分娩后外阴轻度水肿，于产后2～3天逐渐消失。会阴部若有轻度撕裂或会阴切口缝合后，均可在3～5天内愈合。处女膜在分娩时撕裂形成的残缺痕迹，称为处女膜痕。

4. 盆底肌肉　盆底肌及其筋膜，在分娩过程中因过度伸展而使其弹性变弱，并伴有肌纤维部分撕裂。如盆底肌及其筋膜发生严重的撕裂造成骨盆底松弛，再加上产褥期过早的参加体力劳动，可导致阴道壁膨出，甚至子宫脱垂。

（二）乳房

乳房的变化主要是泌乳。分娩时，随着胎盘的剥离排除，产妇血中的孕激素、雌激素、胎盘生乳素水平急剧下降，产后呈高催乳素、低雌激素水平，开始泌乳。以后乳汁的分泌主要依赖于哺乳时的吸吮刺激。当婴儿吸吮乳头时，由乳头传来感觉信号，经传入纤维抵达下丘脑，通过下丘脑多巴胺及其他催乳素抑制因子，致使垂体泌乳激素呈脉冲式释放，促进乳汁分泌。因此，不断地排空乳房和吸吮是保持乳腺不断泌乳的关键。另外，乳汁分泌还与产妇的睡眠、情绪、营养和健康密切相关。

（三）血液及循环系统

胎盘娩出后，子宫胎盘血循环结束，大量血液从子宫涌入体循环，加上妊娠期间过多组织间液的回吸收，产后72小时内，血容量增加15%~25%，使心脏负担明显加重，患有心脏病的产妇容易发生心力衰竭，应预防心衰的发生。产褥早期产妇血液处于高凝状态，这有利于胎盘剥离面形成血栓，减少产后出血量。在产后2~4周纤维蛋白原、凝血酶、凝血酶原降至正常水平。

（四）内分泌系统

分娩后，雌激素、孕激素水平急剧下降，产后1周降至未孕水平。胎盘生乳素在产后6h已经测不出。垂体催乳素因哺乳而异，哺乳产妇于产后下降，但仍高于非孕水平；未哺乳者在产后2周降至非孕水平。

一般排卵和月经的再出现发生在产后6~10周，平均为10周，持续母乳喂养的妇女，其排卵多在产后4~6个月恢复。首次月经来潮前多有排卵，故哺乳妇女未见月经来潮但仍有受孕的可能。

（五）消化系统

产妇胃肠肌张力及蠕动力的恢复需1~2周。因产妇分娩时能量消耗及体液大量流失，故产后1~2天常感口渴，喜食流食或半流食，但食欲不佳，以后逐步好转。产褥期产妇卧床时间长，运动少，肠蠕动弱，加上腹肌和盆底肌松弛，易发生便秘。

（六）泌尿系统

妊娠期体内潴留的大量体液主要通过肾脏排除，所以产后1周为多尿期。妊娠发生的肾盂及输尿管生理性扩张，需要6~8周恢复。由于分娩过程中膀胱受压，导致黏膜水肿、充血、肌张力降低，加上会阴切口不适、不习惯床上排尿等原因，产妇易发生尿潴留和残余尿增加。

（七）腹壁

腹壁皮肤因子宫增大受影响，部分弹力纤维断裂，腹直肌不同程度出现分离，使产后腹壁明显松弛，其紧张度在产后6~8周恢复。妊娠期出现的下腹正中线色素沉着，在产褥期消退。初产妇腹部妊娠纹也由紫红色变为银白色。

二、产褥期妇女的心理调适

产褥期妇女的心理处于脆弱和不稳定状态，需要从妊娠期及分娩期的不适、疼痛、焦虑中恢复，需要接受家庭新成员及新家庭，必须重新调整和适应。产妇的心理调试分为3期：依赖期、依赖独立期、独立期。

（一）依赖期

产后1~3天。产妇表现为喜欢谈论妊娠和分娩感受，对孩子过多的关心，对睡眠需求强烈等。在依赖期，丈夫和家人的关心帮助，医护人员的悉心指导都可以帮助产妇较快地进入第二期。

（二）依赖独立期

产后4~13天。产妇表现为较为独立的行为，独立进行母乳喂养，主动参与对婴儿的护理，关注自身的康复。但这一时期产妇易产生压抑，这与产后产妇感情脆弱、过多的母亲责任、痛苦的妊娠和分娩过程、家人对婴儿过多关心而产生爱的被剥夺感、糖皮质激素和甲状腺素处于低水平等因素有关，表现为哭泣、烦躁、焦虑、对周围漠不关心。在这一时期应给予及时的护理、指导，帮助产妇轻松应对压抑状态。

（三）独立期

产后2~4周。这一时期，产妇、家人、婴儿组成一个新的家庭模式，并开始新的生活。

三、产褥期妇女的护理

（一）一般护理

1. 母婴同室　凡无母乳喂养禁忌的产妇和不需要特殊医疗处理的婴儿，均应为其提供一个舒适、安静的母婴休息环境，母婴24小时同室，每天分开时间不超过1小时。室内温度保持相对恒定，室内定时开窗通风，保持空气清新。床单要保持清洁、整齐，指导产妇正确使用会阴垫，并协助产妇保持皮肤及口腔清洁，勤换衣物。各项护理操作要集中进行，以免打扰母婴的休息。

2. 生命体征　每天测量体温、脉搏、呼吸2次，如体温超过37.5℃，应改为每天4次，并及时报告医生，加强观察，积极查找原因，对症处理。

3. 营养指导　为促进乳汁分泌，保证母婴的营养需求，产后饮食应以高蛋白、高维生素、易消化的食物为主，补充足够的钙、铁、硒、碘。宜少量多餐，一般每天4~5次，忌辛辣、刺激性食品，多吃蔬菜和富含纤维的食物。

4. 保持大、小便通畅　产后4小时鼓励产妇及时排尿，若出现排尿困难，应鼓励产妇下床排尿，解除产妇怕排尿引起疼痛的顾虑，此外还可以诱导排尿，如听流水声、热水熏洗外阴、温开水冲洗尿道外口、下腹部放置热水袋、按摩膀胱、使用产后康复仪和针灸等。如以上方法无效，应给予导尿，必要时留置导尿管，注意无菌操作。

5. 产后活动　由于产妇产后的血液处于高凝状态，加之产后活动少，下肢血液循环缓慢，易发生下肢静脉血栓。产后6～12小时内即应下床做轻微活动，产后2天可在护理人员的指导下做产后健身操，利于体力恢复，避免或减少静脉血栓的形成，但要避免负重劳动或蹲位活动，预防子宫脱垂。

（二）子宫复旧护理

1. 子宫复旧的观察　产后2小时易发生因子宫复旧不良而导致的产后出血。产后3小时内应每30分钟观察1次子宫收缩、宫底高度、阴道出血情况，并记录。观察时应按压宫底，以免血块积压影响子宫收缩。以后每天在同一时间观察子宫复旧情况，观察前让产妇排空膀胱，按摩子宫使其收缩后再测量，发现异常立即报告医生，积极处理。

2. 恶露的观察　产后随子宫蜕膜的脱落，血液、坏死的胎膜组织经阴道排出称为恶露。正常恶露有血腥味，但无臭味，持续4～6周，总量250～500mL，但个体差异较大。产后应每天观察恶露的量、颜色、气味，指导产妇正确使用会阴垫。若恶露增多，血性恶露持续时间延长并有臭味，常提示有感染的可能，应配合医生做好各类标本的采集，遵医嘱应用抗生素做好各项记录。根据恶露的颜色及性状可分为3种。

（1）血性恶露（lochia rubra）：出现在产后3～4天，色鲜红，含有大量血液而得名，量多，有时有小血块，含有少量坏死蜕膜组织及胎膜。

（2）浆液恶露（lochia serosa）：出现于产后4天，持续10天，色淡红，含有少量血液，有较多的坏死胎膜组织、宫腔渗出液、宫颈液黏稠，并含有细菌。

（3）白色恶露（ochia alba）：出现于产后10天，持续约3周干净，色泽较白，质黏稠，含有大量白细胞、坏死胎膜组织、表皮细胞及细菌。

3. 产后宫缩痛　在产褥早期因宫缩引起下腹部阵发性剧烈疼痛称为产后宫缩痛（afterpains）。出现于产后1～2天，持续2～3天自然消退。多见于经产妇。哺乳时反射性缩宫素分泌增加会使疼痛加重。

（三）会阴护理

用10％洁肤净、2％络合碘溶液擦洗外阴2次／天，保持外阴清洁，产后4周内禁止盆浴。阴道分娩后有会阴水肿者，可用50％硫酸镁湿热敷。会阴部有缝线者，每天评估会阴伤口情况，观察有无红肿、渗出、硬结及有无疼痛加剧。指导产妇使用消毒会阴垫，及时更换会阴垫和内衣裤。嘱产妇健侧卧位，避免恶露污染伤口。

（四）乳房护理

1. 一般护理　产后应提倡母乳喂养，按需哺乳。产后30分钟开始第一次哺乳，此时通过新生儿吸吮刺激乳汁分泌。哺乳时间应根据婴儿的需要和乳母感到奶胀的情况决定，不应定时哺乳。每次哺乳前用温开水将乳房擦拭干净，禁用乙醇擦洗。哺乳时护理人员指导产妇正确的哺乳姿势，选择最舒适的体位，哺乳过程中要防止乳房堵塞婴儿鼻孔。哺乳时让新生儿吸空一侧乳房后，再吸吮另一侧乳房，如乳汁无法排空，则使用吸奶器吸空乳房。哺乳期应佩戴大小合适的棉质乳罩。哺乳以10个月到1年为宜。

2. 乳头凹陷及扁平护理　有些产妇产后乳头凹陷，新生儿很难吸吮到乳头，导致哺乳困难。此时应先帮助产妇建立信心，指导产妇掌握正确的乳头牵拉和伸展练习方法，长期坚持练习有助于改善乳头凹陷和平坦状况。此外，还可以使用辅助乳头以利于新生儿含住乳头，同时利用负压吸引作用使乳头突出。

3. 乳房胀痛护理　造成乳房胀痛的主要原因有开奶过晚、乳汁过多、不能及时排空乳房、乳腺管不通等。为有效地预防产后乳房胀痛，产后应早开奶，指导产妇正确的哺乳姿势和新生儿正确的含接姿势，按需哺乳，及时排空乳房，哺乳前按摩、热敷乳房可促进乳腺管通畅，在母婴分开时指导产妇手法排奶。必要时，遵医嘱口服散结通乳中药。

4. 乳头皲裂护理　乳头皲裂主要是由于新生儿含接姿势不正确造成。轻者可以继续哺乳，同时及时查找原因。哺乳前先湿热敷乳房和乳头3～5分钟，然后轻轻按摩乳房，挤出少量乳汁使乳晕变软，嘱产妇取舒适姿势，新生儿采用正确含接姿势，即将乳头和大部分乳晕含在口中，先吸吮损伤轻的一侧，再吸吮另一侧。哺乳时要缩短时间，增加哺乳次数。哺乳后，挤出少量乳汁涂在乳头和乳晕上，短暂暴露使其自然干燥。而皲裂严重者，应暂停哺乳，可用手法挤奶或使用吸奶器将乳汁吸出后喂哺婴儿。

5. 乳腺炎护理　当产妇出现乳房局部红、肿、热、痛时，常提示有乳腺炎发生。轻度者，哺乳前湿热敷乳房3～5分钟，按摩乳房，轻轻拍打、抖动乳房，哺乳时先喂患侧，每次哺乳时间不少于20分钟，同时增加哺乳次数，哺乳时充分排空乳房。哺乳后要充分的休息，饮食要清淡。严重者需要外科处理并应用抗生素治疗。

6. 催乳护理　若出现乳汁分泌不足时，首先要帮助产妇树立信心，保持心情愉快，睡眠充足。指导产妇正确的哺乳方法，按需哺乳、夜哺乳，调节饮食，多食鲫鱼汤、猪蹄汤。此外，还可以进行针灸、服用中药、使用产后康复仪等。

7. 退乳护理　产妇因病或其他原因而不能进行母乳喂养时，应尽早退奶。最简单的方法是停止哺乳和挤奶，芒硝外敷，不排空乳房，饮食上限制汤类，佩戴合适的乳罩。使用退乳药物，直至乳房不胀为止。

（五）心理护理

观察产妇的心理变化，及时了解产妇及家属的需求，对其提出的问题耐心倾听，认真回答，提供帮助；指导正确的产后护理和新生儿护理知识；帮助产妇逐步参与到新生儿的护理中，培养家庭观念，助其做好产后心理调适，预防产后抑郁症的发生。

（六）健康指导

1. 指导产妇个人卫生、饮食、休息的相关知识，指导新生儿护理。

2. 根据产妇的情况安排合理的活动，指导产妇做产褥期保健操，促进腹壁、盆底肌肉张力恢复，避免皮肤过度松弛，预防尿失禁、子宫脱垂，避免和减少静脉血栓的形成。运动量应视产妇情况而定。

3. 指导产妇在产褥期禁止性生活，并于产后恢复性生活后采取合适的避孕措施。

4. 指导产妇产后检查，包括产后访视和产后健康检查。

（1）产后访视：产后3天内、产后14天、产后28天由社区保健人员进行产后访视，了解产妇和新生儿的健康状况，发现异常给予及时指导。访视内容包括：产妇饮食、睡眠、大小便情况；观察子宫复旧及恶露情况；检查乳房，了解哺乳情况；观察会阴切口、剖宫产腹部伤口情况。

（2）产后健康检查：告知产妇于产后42天带婴儿到医院进行全面的检查。

第五节　正常新生儿的护理

新生儿系指胎儿出生后断脐到满28天内的婴儿。正常足月儿是指胎龄满37～42周的新生儿，出生时体重在2500～4000g，无畸形或疾病的活产婴儿。正常足月儿皮肤红润，皮下脂肪丰满和毳毛少，体重在2500g以上，身长在47cm以上，哭声洪亮，肌肉有一定张力，四肢屈曲，耳壳软骨发育好、耳舟成形、直挺，指、趾甲达到或超过指（趾）端，足纹遍及整个足底，乳晕清楚，乳头突起，可扪及结节，男婴睾丸下降，女婴大阴唇遮盖小阴唇。

一、正常足月儿生理特点

（一）呼吸系统

因新生儿呼吸中枢发育不成熟，呼吸频率较快，安静时为40次／分钟左右。由于胸廓呈圆桶状，肋间肌较弱，呼吸主要靠膈肌的运动，所以以腹式呼吸为主。

（二）循环系统

出生后血液循环动力学发生重大变化：胎盘–脐血循环终止；肺循环阻力下降，肺血流增加；从肺静脉回流到左心房的血量显著增加，体循环压力增高；卵圆孔、动脉导管功能上关闭。新生儿心率波动较大，90～160次／分钟，血压平均为9.3／6.7kPa（70／50mmHg）。

（三）消化系统

足月儿出生时吞咽功能已经完善，但食管下端括约肌松弛，胃呈水平位，幽门括约肌较发达，易发生溢乳甚至呕吐。除淀粉酶外，消化道已经能分泌充足的消化酶，因此不宜过早喂食淀粉类食物。

（四）神经系统

新生儿脑相对大，但脑沟、脑回未完全形成，大脑皮质兴奋性低，故睡眠时间长，觉醒时间-昼夜仅为2~3小时。因大脑对下级中枢抑制较弱，且锥体束、纹状体发育不全，常出现不自主和不协调动作。新生儿出生时已经具备多种暂时性原始反射，如觅食反射、吸吮反射、握持反射、拥抱反射。正常情况下，上述反射出生后数月消失。另外，新生儿视觉、味觉、触觉、温觉发育较灵敏，痛觉、嗅觉、听觉较迟钝。

（五）血液系统

由于新生儿出生时入量少、不显性失水等原因，血液浓缩，血红蛋白值上升，生后24小时最高，于第一周末恢复至出生时水平，以后逐渐下降。白细胞数出生后较高，3天后明显下降，5天后接近婴儿值。血小板数与成人相似。由于胎儿肝脏维生素K储存量少，凝血因子Ⅱ、Ⅶ、Ⅸ、Ⅹ活性较低，故出生后常需要补充维生素K_1。

（六）泌尿系统

新生儿一般在出生后24小时内开始排尿，少数在48小时内排尿。新生儿出生时肾结构发育虽已完成，但功能仍不成熟。肾稀释功能虽与成人相似，但其肾小球滤过率低，浓缩功能差，不能迅速有效地处理过多的水和溶质，易发生脱水和水肿。

（七）免疫系统

新生儿特异性和非特异性免疫功能均不成熟，新生儿缺乏IgA，消化道、呼吸道易感染；自身产生的IgM不足，缺少补体，对革兰阴性细菌及真菌的杀菌能力差，易发生败血症。但胎儿可从母体通过胎盘获得免疫球蛋白IgG，因此具有抗传染病的免疫力。

（八）皮肤黏膜

出生时全身覆盖一层灰白色的胎脂，数小时后开始吸收，如若不及时吸收，则分解为脂肪酸刺激皮肤。新生儿皮肤薄嫩，受损后易发生感染；口腔黏膜柔嫩，血管丰富，面颊部有较厚的脂肪层称颊脂体，可帮助吸吮。

（九）能量、体液代谢

初生婴儿体内含水量占体重的70%~80%，并与出生体重和日龄有关，所以新生儿需水量应根据出生体重、胎龄、日龄及临床情况而异。

（十）体温

由于出生后环境温度较宫内低，新生儿出生后1小时体温可降低2.5℃，如环境温度适中，体温可逐步回升，波动在36~37℃。新生儿体温调节中枢发育尚不完善，皮下脂肪薄，体表面积相对较大，皮肤表皮角化层差，易散热，如不及时保温，可发生低体温、低氧血症、低血糖等。

二、新生儿常见的特殊生理现象

（一）生理性黄疸

由于新生儿胆红素代谢特点，50%～60%的足月儿和80%的早产儿于出生后2～3天内出现皮肤、巩膜发黄，4～5天达到高峰，10～14天消退。

（二）生理性体重下降

新生儿出生后2～4天内由于摄入少、丢失水分较多，出现体重下降，一般不超过10%，10天左右恢复至出生时水平。

（三）乳腺肿大和假月经

由于出生后来自母体雌激素的突然中断，男女新生儿出生后4～7天均可出现乳腺变大，2～3周消退。女婴出生后7天内，阴道有少量血性分泌物，可持续1周。

（四）"马牙"和"螳螂嘴"

由于上皮细胞堆积或黏液腺分泌物积留，新生儿口腔上腭中线和齿龈部位出现黄色、米粒大小的小颗粒，俗称"马牙"，出生后数周至数月消失。新生儿两侧面颊部有利于吸吮乳汁的脂肪垫，俗称"螳螂嘴"。以上均属正常现象，不可挑破，以免感染。

（五）新生儿红斑和粟粒疹

新生儿出生后在鼻尖、鼻翼、颜面部出现小米粒大小的黄白色皮疹，称为"新生儿粟粒疹"，主要是由皮脂腺堆积而成，多自行消退。新生儿出生后1～2天在头部、躯干、四肢出现大小不等的多形性斑丘疹，称为"新生儿红斑"。

三、护理

（一）一般护理

1. 提供适宜的环境　母婴同室，房间宜向阳，光线充足，空气流通，室温相对恒定在20～24℃之间，相对湿度在55%～65%，一切操作均应在保暖情况下进行。

2. 保持呼吸道通畅　新生儿出生后保持其舒适体位，观察呼吸道通畅情况，侧卧位，预防窒息。

3. 密切观察生命体征　出生后定时观察新生儿面色、呼吸、哭声、大小便次数和性质、体温、脐部及喂养情况，每天经皮测量胆红素值，详细记录于新生儿护理记录单上，发现异常及时报告医生，并加强观察。

4. 安全措施　新生儿床应有床围，铺有床垫，避免使用过热的热水袋，及尖锐的玩具。产妇和新生儿均应佩戴腕带，腕带上注明床号、姓名、性别、住院号。24小时母婴同室，为新生儿进行沐浴、预防接种时均由专业护理人员操作，母婴分离时间不超过1小时。加强病房管理，对可疑人员及时进行询问、清理，夜间病区及时落锁。

（二）皮肤护理

1. 保持皮肤清洁　新生儿的衣服、尿布以柔软的棉质布料为宜，松紧适中。勤洗澡，勤更衣，勤换尿布。每次大便后先用温水清洗臀部，擦干后再涂上护臀霜，防止红臀和尿布疹的发生。

2. 脐部护理　保持脐部清洁和干燥。注意观察脐部有无渗血、分泌物和肉芽，发现异常及时处理。

（三）合理喂养

新生儿喂养的方式有母乳喂养、人工喂养和混合性喂养，如无异常情况提倡母乳喂养。护理人员应及时进行指导，让产妇和家属尽快掌握喂养方法和有关知识。新生儿食具定时消毒，避免污染。

（四）预防感染

1. 严格执行消毒隔离制度，病房定时通风，限制陪护人员数量。医护人员接触新生儿时戴口罩、洗手，严格执行各项操作规程，避免交叉感染。

2. 新生儿洗澡间每日通风、消毒，新生儿用品应人一人一用一更换。

（五）免疫接种

1. 乙肝疫苗　新生儿出生后如无禁忌证，在出生24小时内、1个月、6个月各注射乙肝疫苗5μg。

2. 卡介苗　正常新生儿出生24小时内皮内注射卡介苗0.1mL。

（六）健康指导

1. 提倡母乳喂养和母婴同室，进行皮肤接触，指导新生儿抚触知识，促进感情交流，有利于新生儿身心两方面的发育。

2. 指导有关的育儿知识，加强与产妇及家属的沟通，对其遇到的问题及时解答和处理。

3. 积极进行新生儿先天性甲状腺功能减低症、苯丙酮尿症等先天性疾病的筛查，护理人员应向产妇和家属介绍筛查的相关知识，并解答疑问。

第七章 乳腺疾病

第一节 急性乳腺炎（乳痈）

一、概述

急性乳腺炎是指乳房的急性化脓性感染，多发生在产后哺乳期妇女，以初产妇最为常见，好发于产后3～4周。致病菌主要为金黄色葡萄球菌，少数为链球菌。中医称之"乳痈"，是由热毒侵入乳房所引起的一种急性化脓性病证，其特点是乳房局部结块，红肿热痛，伴有全身发热，且容易"传囊"。

二、病因和病机

1. 乳汁淤积。
2. 细菌入侵。

三、临床表现

（一）症状体征

病人感觉乳房疼痛、局部红肿、发热。随着炎症的进展，可出现寒战、高热、脉搏加快，常有患侧淋巴结肿大、压痛，白细胞计数明显增高。

局部表现可有个体差异。一般起初呈蜂窝织炎样表现，数天后可形成脓肿，脓肿可以是单房或多房性。脓肿可向外溃破，深部脓肿还可穿至乳房与胸肌间的疏松组织中，形成乳房后脓肿。感染严重者，可并发脓毒症。当局部有波动感或超声证明有脓肿形成时，应在压痛最明显的炎症区或超声定位下进行穿刺，抽到脓液表示脓肿已形成，脓液应作细菌培养及药物敏感试验。

（二）常见证型

1. 气滞热壅　乳汁郁积结块，皮色不变或微红，皮肤不热或微热，脚掌疼痛，或伴有恶寒发热，头痛，全身感觉不适，口渴，便秘，苔薄，脉数。

2. 热毒炽盛　患乳肿块不消或逐渐增大，乳房肿痛加重，皮肤焮红灼热，肿块变软，有应指感，或脓出不畅，红肿热痛不消，有"传囊"现象，壮热，口渴，便秘溲赤，舌红，苔黄腻，脉洪数。

3. 正虚毒恋　溃脓后乳房肿痛虽轻，但疮口脓水不断，脓汁清稀，愈合缓慢或形成乳漏，全身乏力，面色少华，或低热不退，饮食少，舌淡，苔薄，脉弱无力。

四、诊断

1. 实验室检查　血常规检查示血白细胞计数及中性粒细胞比例升高。

2. 诊断性穿刺　在乳房肿块波动最明显的部位或压痛最明显的区域穿刺，抽到脓液表示脓肿已形成，脓液应作细菌培养及药物敏感试验。

3. 鉴别诊断　急性乳腺炎与炎性乳癌两者均多发于妇女哺乳期，均可见乳房肿大，腋下可有核肿大。两者不同点见表7-1。

表7-1　急性乳腺炎与炎性乳癌的区别

病名	好发人群	主要症状	全身症状	转归
急性乳腺炎	哺乳期妇女	乳房红肿疼痛	恶寒发热、头痛、周身不适等	预后良好
炎性乳癌	妊娠期或哺乳期妇女	乳房逐渐增大，并波及对侧，局部皮肤呈暗红色或紫红色，毛孔深陷呈橘皮样改变，患乳迅速肿胀变硬，常累及整个乳房的1／3以上，有轻触痛	较轻	预后不良

五、常见并发症

1. 脓毒血症和菌血症　病程进入急性化脓性乳腺炎阶段，病人可并发脓毒血症和菌血症。此时病人持续高热、面色潮红、谵妄。可出现转移性脓肿。

2. 乳房瘘管　脓肿形成期，脓肿可向内或向外破溃，形成皮肤破口和乳腺瘘管。如处理不当可形成长期不愈的脓瘘或乳瘘管，临床可见从瘘管排出乳汁及脓液。

六、治疗原则

（一）西医治疗原则

消除感染、排空乳汁。一般不停止哺乳，因停止哺乳不仅影响婴儿喂养，且提供乳汁淤积的机会。但患乳应停止哺乳，以吸乳器吸尽乳汁，促使乳汁通畅排出。若感染严重或脓肿引流后并发乳腺炎，应停止哺乳。

（二）中医治疗原则

以疏肝清热、通乳散结为原则。强调及早处理，以消为贵。注重通络下乳，避免使用寒凉药物。"内吹乳痈"和"外吹乳痈"在治疗上需兼顾患者孕期和产后的不同体质。

七、护理评估

1. 按中医整体观念运用望、闻、问、切的方法评估病证、舌象、脉象及情志状态。

2. 肿痛程度、心理状态。

3. 有无发热。

八、一般护理

1. 按外科系统及本系统疾病一般护理常规执行

2. 保持病室的空气新鲜，环境安静整洁，光线柔和。

3. 鼓励患者保持足够的休息和睡眠，避免劳累。

4. 保持口腔、皮肤清洁，可用淡盐水或金银花煎水漱口，多食含纤维素较多的蔬菜，如芹菜、韭菜、菠菜、白菜等；食多汁水果，如西瓜、梨等。

5. 密切观察疮形、肿势、色泽、脓液、疼痛和全身症状的变化，定时测量体温，做好记录，观察患者呼吸情况。

6. 用药护理，如服用中药断乳时，记录断乳时间。

7. 保持心情舒畅，使肝气调达，避免精神过度紧张。

九、症状和证候施护

（一）气滞热壅

1. 病室宜通风，凉爽。忌直接吹风。

2. 饮食宜清淡、易消化，如蔬菜粥、鸡蛋羹等，忌油腻及刺激之品，如肥肉、葱蒜等。

（二）热毒炽盛

1. 病室温度宜稍低。

2. 饮食稍偏凉，多饮水。宜食清热生津之品，如蔬菜、瓜果、清凉饮料等。忌辛辣刺激之品，如葱、蒜、姜、花椒、烧烤等。

（三）正虚毒恋

1. 宜多休息，无劳累，注意防寒保暖。

2. 给予营养丰富之品补益身体。

十、健康教育

1. 保持乳头、乳晕清洁。在孕期经常用肥皂及温水清洗两侧乳头，妊娠后期每日清洗一次；产后每次哺乳前、后均需清洗乳头，保持局部清洁和干净。

2. 纠正乳头内陷。乳头内陷者于妊娠期经常挤捏、提拉乳头。

3. 养成良好的哺乳习惯。定时哺乳，每次哺乳时应尽量让婴儿将乳汁吸净，如有乳汁淤积，应及时用吸乳器或手法按摩帮助排空乳汁。养成婴儿不含乳头睡眠的良好习惯。

4. 保持婴儿口腔卫生，及时治疗婴儿口腔炎症。

5. 及时处理乳头破损。乳头、乳晕处有破损或皲裂时暂停哺乳，每日定时用吸乳器吸出乳汁哺乳婴儿；局部用温水清洗后涂以抗菌药软膏，待愈合再行哺乳；症状严重时应及时就诊。

十一、药食疗方

1. 蒲公英60g，金银花30g，粳米50～100g，先煎蒲公英、金银花，去渣取汁，再入粳米煮作粥。任意服食。

2. 气滞热可用厚朴花3～5g泡水代茶饮以行气消肿止痛。热毒炽盛食疗可饮蒲公英茶，其制法是将干燥蒲公英75g洗净，放入锅中，加入1000ml水煎煮后，滤除茶渣，待凉后即可饮用，取其清热解毒、消肿散结之效。

第二节 乳腺囊性增生病（乳癖）

一、概述

乳腺囊性增生病亦称乳腺病，常见于中年妇女。由于对本病的不同认识，有多种命名，如乳腺小叶增生症、乳腺纤维囊性病等。其病理形态呈多样性表现，增生可发生于腺管周围并伴有大小不等的囊肿形成，囊内含淡黄色或棕褐色液体；或腺管内表现为不同程度的乳头状增生，伴乳管囊性扩张，也有发生于小叶实质者，主要为乳管及腺泡上皮增生。中医称之为乳癖，是以乳房出现肿块，且肿块和疼痛与月经周期相关为主要表现的一种病证。

二、病因和病机

西医认为体内雌、孕激素比例失调，使乳腺实质增生过度和复旧不全；中医认为与肝郁气滞、冲任失调有关。

三、临床表现

（一）症状体征

一侧或双侧乳房胀痛和肿块是本病的主要表现，部分病人具有周期性。乳房胀痛一般于月经前明显，月经后减轻，严重者整个月经周期都有疼痛。体检发现一侧或双侧乳房内可有大小不一，质韧的单个或为多个的结节，可有触痛，与周围分界不清，亦可表现为弥漫性增厚。少数病人可有乳头溢液，多为浆液性或浆液血性液体。本病病程较长，发展缓慢。

（二）常见证型

1. 肝郁痰凝　多见于青壮年妇女，乳房肿块质韧不坚，胀痛或刺痛，随喜怒消长，伴有胸闷胁胀，善郁易怒，失眠多梦，心烦口苦，苔薄黄，脉弦滑。

2. 冲任失调　多见于中年妇女，乳房肿块月经前加重，经后缓减，伴有腰酸乏力，神疲倦怠，月经失调，量少色淡，或闭经，舌淡，苔白，脉沉细为气血不足之象。

四、诊断

1. 乳房肿痛以胀痛为主，也有刺痛或牵拉痛。乳房疼痛主要以乳房肿块处为甚，常涉及胸胁部或肩背部，少数患者可出现乳头溢液。

2. 乳房肿块可发生于单侧或双侧，大多位于乳房的外上象限，也可见于其他象限。

3. 好发年龄为20～45岁妇女。

4. 本病与乳腺癌有同时存在的可能，应嘱病人每隔3～6个月复查。当局限性乳腺增生肿块明显时，尤其要加以区别。后者肿块更明确，质地坚硬，与周围乳腺有较明显区别，有时伴腋窝淋巴结肿大，钼靶和超声检查有助于两者的鉴别。

五、治疗原则

（一）西医治疗原则

1. 非手术治疗　主要是观察和药物治疗。观察期间可用中医中药调理，或口服乳康片等；抗雌激素治疗仅在症状严重时采用，可口服他莫昔芬。由于本病有恶变可能，应嘱病人每隔2～3个月到医院复查，有对侧乳腺癌或有乳腺癌家族史者应密切随访。

2. 手术治疗　若肿块周围乳腺组织局灶性增生较为明显、形成孤立肿块，或B超、钼靶X线摄片发现局部有沙粒样钙化灶者，应尽早手术切除肿块并作病理学检查

（二）中医治疗原则

止痛与消块是治疗本病之要点。疏肝活血、消滞散结以治标，调摄冲任以治本，经前治标。对于长期服药而肿块不消反而增长，且质地较硬，边缘不清，疑有恶变者，应手术切除。

六、护理评估

1. 按中医整体观念运用望、闻、问、切的方法评估病证、舌象、脉象及情志状态。

2. 有无疼痛及疼痛程度、时间。

3. 病人对疾病的认知程度。

七、一般护理

1. 按外科系统及本系统疾病一般护理常规执行。

2. 保持病室的空气新鲜，环境安静整洁，温湿度适宜。

3. 起居有常，适当进行体育锻炼，以使气血条达，脏腑气机通畅。

4. 给予清淡、低脂肪、低蛋白、易消化的饮食，多吃绿色蔬菜、水果。忌食咖啡、可可、巧克力等含黄嘌呤的食物及雌激素、催乳素含量较高之品。

5. 病情观察，如观察患者的乳房疼痛情况。乳房疼痛以胀痛为主，也有刺痛或牵拉痛。随情绪波动而变化；观察患者的乳房肿块情况；观察患者是否伴有月经不调、乳房溢液等症状。

6. 用药护理。本病疗程较长，要督促患者按时服药；活血化瘀药物在月经期间暂停服用，经后可继续服用。

7. 本病与情志关系密切，情志抑郁不畅则会加重病情，不利于康复，因此应鼓励患者保持心情舒畅，避免精神过度紧张，使肝气条达。

八、证候施护

1. 肝郁痰凝　疏肝解郁，化痰散结。
2. 冲任失调　调摄冲任。

九、健康教育

1. 起居有常，劳逸适度，调整生活节奏，避免压力过大。
2. 调畅情志，保持心情舒畅，避免不良情绪的干扰。
3. 注意防止乳房外伤。
4. 养成低脂饮食的好习惯，忌烟酒。
5. 应在专科医生指导下进行治疗，定期复查，病重者可考虑手术治疗。
6. 指导患者经常自我检查乳房，宜选择在月经干净后排卵前检查，以便早期诊治。
7. 及时治疗月经失调等妇科疾病。

十、药膳食疗方

（一）食疗

1. 肝郁痰凝　可用佛手3～5g泡水代茶饮，以理气化痰；亦可经常含服金橘饼（或九制陈皮），有疏肝理气作用。

2. 冲任失调　可常食白菜、豆制品、海带、鱼类、乌鸡、黑豆、何首乌等补益肝肾、调补冲任之品；气血不足者可食大枣、瘦肉、牛奶等补益气血之品。

第三节　乳腺纤维腺瘤（乳核）

一、概述

乳腺纤维腺瘤是女性常见的良性肿瘤，发病率高，好发于20～25岁女性。乳中结核，形如丸卵，边界清楚，表面光滑，推之活动。历代文献将本病归属"乳痞""乳中结核"的范畴。

二、病因和病机

1. 情志内伤，肝气郁结，或忧思伤脾，运化失司，痰湿内生，气滞痰凝而成。
2. 冲任失调，气滞血瘀痰凝，积聚乳房胃络而成。

三、临床表现

（一）症状体征

主要为乳房肿块。肿块好发于乳房外上象限，多为单发，约占75%，少数属多发。肿块增大缓慢，质地韧实，按之有硬皮球之弹性，表面光滑，易于推动。月经周期对肿块大小的影响不大。除肿块外，病人常无自觉症状，多为偶然扪及。

（二）中医证型

1. 肝气郁结　乳房肿块较小，生长缓慢，不红不热，不觉肿痛，推之可移，伴胸闷叹息；舌质正常，苔薄白，脉弦。
2. 瘀血痰凝　乳房肿块较大，坚硬木实，乳房重坠不适，伴胸闷牵痛，烦闷急躁或月经不调、痛经等。舌质黯红，苔薄腻，脉弦滑或弦细。

四、诊断

1. 多发于20～25岁女性，其次是15～20岁和25～30岁年龄段者。
2. 一般无乳房疼痛，少数可有轻微胀痛，但与月经无关。
3. 肿块常为单发，也可见多个肿块在单侧或双侧乳房内同时或先后出现。形状呈圆形或椭圆形，直径大多在2～3cm以下，边界清楚，质地中等或偏硬，表面光滑，按之有硬橡皮球之弹性。
4. 年轻病人首选B超检查。可见肿块边界清楚，有一层光滑完整的包膜，内部回声分布均匀，后方回声增强。40岁以上患者可考虑靶X线摄片，可见边缘整齐的圆形或椭圆形致密肿块影，边缘清楚四周可见透亮带，偶见规整粗大的钙化点。本病与乳腺癌、乳腺增生症相鉴别。

五、治疗原则

（一）西医治疗原则

手术切除是首选的治疗方法，手术切除的肿块必须常规做病理学检查。

（二）中医治疗原则

对多发或复发者采用中药治疗，可起到控制肿瘤生长，减少肿痛复发，甚至消除肿块的作用。

六、护理评估

1. 按中医整体观念运用望、闻、问、切的方法评估病证、舌象、脉象及情志状态。

2. 病人对疾病的认知程度。

七、一般护理

1. 按外科系统及本系统疾病一般护理常规执行。

2. 保持室内空气新鲜，温湿度适宜。

3. 饮食宜清淡、低脂肪、低蛋白、易消化。多吃绿色蔬菜、水果。忌食咖啡、可可、巧克力等含黄嘌呤的食物及雌激素、催乳素含量较高之品。

4. 调摄情志，避免郁怒。

八、症状和证候施护

（一）肝郁痰凝

1. 调畅情志，保持心情舒畅，避免不良情绪的干扰。

2. 饮食宜清淡、低脂肪、低蛋白、易消化，多吃蔬菜、水果。

（二）冲任失调

1. 可常食白菜、豆制品、海带、鱼类等补益肝肾、调补冲任之品。

2. 起居有常，适当进行体育锻炼，以使气血条达，脏腑气机通畅。

九、健康教育

1. 告之病人乳腺纤维瘤的病因及治疗方法。

2. 行肿瘤切除术后，嘱病人保持切口敷料清洁干燥。

3. 暂不手术者应密切观察肿块的变化，明显增大者应及时到医院诊治。

十、药膳食疗方

1. 肝气郁结　逍遥散加减。柴胡、白芍、当归、白术、茯苓、炙草、生姜、薄荷等。乳房肿块日久者加石见穿、白芥子、全瓜、制半夏。

2. 血瘀痰凝　逍遥散合桃红四物汤加减。常用柴胡、白芍、当归、白术、茯苓、炙草、生姜、桃仁、红花、熟地、川芎等。肿块质硬者加慈菇、海藻等；月经不调者加淫羊藿、仙茅等。

3. 山药龙眼炖甲鱼　山药200g，龙眼肉25g，甲鱼1只（约重500g）。先将处理好的甲鱼洗净，切成1厘米见方的小块，备用。将山药放入清水中洗净，刨去薄层外表皮，剖开，切成薄片，与洗净的龙眼肉、甲鱼小方块一同放入炖盅内，加鸡汤（或鲜汤）适量，并加料酒、葱花、姜末，上笼，用大火炖至甲鱼肉熟烂如酥，取出，加精盐、味精、五香粉及麻油各适量，拌匀即成。佐餐当菜。吃甲鱼肉，饮汤汁，嚼食山药、龙眼肉。

第四节　乳管内乳头状瘤

一、概述

乳管内乳头状瘤是发生于乳腺导管上皮的良性肿瘤。多见于经产妇，40～50岁为多。75％病例发生在大乳管近乳头的壶腹部，瘤体很小，带蒂而有绒毛，且有很多壁薄的血管，故易出血。发生于中小乳管的乳头状瘤常位于乳房周围区域。

二、病因和病机

本病的发生主要与雌激素水平增高或相对增高有关。

三、临床表现

一般无自觉症状，常因乳头溢液而引起注意。溢液可为血性、暗棕色或黄色液体，可在挤压乳房时出现，因瘤体小，常不能触及；偶可在乳晕区扪及直径为数毫米的小结节，多呈圆形，质软，可推动。轻按此肿块时，常可见乳头溢出血性液体。

四、诊断

1. 乳腺导管造影　可明确乳管内肿瘤的大小和部位。

2. 乳管内镜检查　即将一根内径小于1mm的光导管自乳头的溢液管口插入，通过内镜成像技术观察乳腺导管内的情况。

3. 细胞学检查　乳头分泌物细胞学检查有助于明确诊断。

五、治疗原则

诊断明确者以手术治疗为主，切除病变乳管，并做病理学检查。若有癌变，应施行乳腺癌根治术。

六、护理评估

1. 按中医整体观念，运用望、闻、问、切的方法评估病证、舌象、脉象及情志状态。

2. 查看溢液颜色、性质、量。

3. 查看有无肿块，肿块形状、是否可推动。

七、一般护理

1. 按外科及本系统疾病一般护理常规执行。

2. 保持病室环境干净、舒适、整洁、安静、温湿度适宜。

3. 观察患者乳头溢液情况，告之病人乳头溢液的病因、手术治疗的必要性，解除病人的思想顾虑。

八、健康教育

1. 告之病人乳头溢液的病因、手术治疗的必要性，解除病人的思想顾虑。

2. 术后保持切口敷料清洁干燥，按时回院换药。

3. 定期复查。

第五节　乳腺癌（乳岩）

一、概述

乳腺癌是女性最常见的恶性肿瘤之一。在我国占全身各种恶性肿瘤的7%～10%，呈逐年上升趋势。部分大城市报告乳腺癌占女性恶性肿瘤之首位。中医称之为"乳岩"。

二、病因和病机

总由六淫侵袭，肝脾气部，冲任不和，脏腑功能失调，以致气滞、血瘀、痰凝、邪毒结于乳络而成。

1. 忧思郁怒，七情内伤，则肝脾气逆。肝郁则气血瘀滞，脾伤则痰浊内生，痰瘀互结，经络阻塞，结滞于乳房而成。

2. 肝肾不足，冲任失调，脏腑及乳房的气血失和，气滞、痰凝、血瘀互结而发病。

3. 六淫邪毒乘虚入侵，与痰、瘀互结，蕴阻于乳络而成。

4. 肝肾阴虚，阴虚则火旺，火旺则灼津炼痰，痰毒淤血互结乳房而成。

5. 手术或放疗、化疗在治疗疾病的同时，也会耗伤气血，或影响脏腑功能而导致痰浊淤血内生。若正气亏虚，或邪毒炽盛，四处旁窜，可产生多种变证。

三、临床表现

（一）症状体征

早期乳腺癌往往不具备典型的症状和体征，不易引起重视，常通过体检或乳腺癌筛查发现。以下为乳腺癌的典型体征。

1. 乳腺肿块　80%的乳腺癌患者以乳腺肿块首诊。患者常无意中发现乳腺肿块，多为单发，质硬，边缘不规则，表面欠光滑。大多数乳腺癌为无痛性肿块，仅少数伴有不同程度的隐痛或刺痛。

2. 乳头溢液　非妊娠期从乳头流出血液、浆液、乳汁、脓液，或停止哺乳半年以上仍有乳汁流出者，称为乳头溢液。引起乳头溢液的原因很多，常见的疾病有导管内乳头状帽、乳腺增生、乳腺导管扩张症和乳腺癌。单侧单孔的血性溢液应进一步检查，若伴有乳腺肿块更应重视。

3. 皮肤改变　乳腺癌引起皮肤改变可出现多种体征，最常见的是肿瘤侵犯了连接乳腺皮肤和深层肌筋的 cooper韧带，使其缩短并失去弹性，牵拉相应部位的皮肤，出现"酒窝"，即乳腺皮肤出现一个小凹陷，像小酒窝一样。若癌细胞阻塞了淋巴管，则会出现"橘皮样改变"，即乳腺皮肤出现许多小点状凹陷，就像橘子皮一样。乳腺癌晚期，癌细胞沿淋巴管、腺管或纤维组织浸润到皮内并生长，在原发癌灶周围的皮肤形成散在分布的质硬结节，即所谓"皮肤卫星结节"。

4. 乳头、乳晕异常　肿瘤位于或接近乳头深部，可引起乳头回缩。肿瘤距乳头较远，乳腺内的大导管受到侵犯而短缩时，也可引起乳头回缩或抬高。乳头湿疹样癌，即乳腺Paget's病，表现为乳头皮肤瘙痒、糜烂、破溃、结痂、脱屑伴灼痛，以致乳头回缩。

5. 腋窝淋巴结肿大　医院收治的乳腺癌患者1／3以上有腋窝淋巴结转移。初期可出现同侧腋窝淋巴结肿大，肿大的淋巴结质硬、散在、可推动。随着病情发展，淋巴结逐渐融合，并与皮肤和周围组织粘连、固定。晚期可在锁骨上和对侧腋窝摸到转移的淋巴结。

（二）常见症型

1. 肝郁痰凝　情志抑郁，或性情急躁，胸闷胁胀，或伴经前乳房作胀，或少腹作胀，乳房部肿块皮色不变，质硬而边界不清。舌苔薄，脉弦。

2. 冲任失调　月经紊乱，素有经前期乳房胀痛，或婚后未育，或有多次流产史。乳房结块坚硬，或术后病人伴对侧乳房多枚质软片状结块。舌质淡，苔薄，脉弦细。

3. 正虚毒炽　乳房肿块扩大，溃后愈坚，渗流血水，不痛或剧痛。精神萎靡，面色晦暗或苍白，纳食量少，心悸失眠。舌质紫或有瘀斑，苔黄，脉弱无力。

4. 气血两亏　多见于晚期或手术，或放疗、化疗后，形体消瘦，面色萎黄或苍白，头晕目眩，神倦乏力，少气懒言，术后切口色黑或流脓，日久不愈。舌质淡，苔薄白，脉沉细。

5. 脾胃虚弱　手术或放疗、化疗后，神疲肢软，食欲缺乏，恶心欲呕，肢肿倦怠。舌质淡，苔薄白或腻，脉细。

6. 气阴两虚　多见于手术、放疗，或化疗后，形体消瘦，短气自汗或潮热盗汗，口干欲饮，纳谷不馨，夜寐易醒。舌红少苔，脉细或细数。

7. 邪毒旁窜　多见于晚期或手术、放疗，或化疗后，形体消瘦，神疲乏力。局部或对侧乳房皮肤结节，质硬不移；或骨骼持续疼痛，如针扎锥刺，行动不便；或胸痛，咳嗽，痰中带血或咯血；或鼓胀，面目俱黄，胁痛腹胀，纳少呕恶，溲赤便结；或头痛，呕吐，神昏目糊，抽搐，甚者昏迷。

四、诊断

1. 乳腺钼靶X线摄片　可作为乳腺癌的普查方法，是早期发现乳腺癌的最有效方法，可发现较小的肿块及细小钙化灶，还可显示腋窝淋巴结情况。

2. 乳腺B超　能清清楚显示乳腺各层次软组织结构及肿块的质地和形态，能显示直径在0.5cm以上的肿块，属无损伤性检查，主要用于鉴别囊性肿块与实质性肿块。

3. 乳腺干板静电摄影　具有边缘效应，可产生较明显的浮雕感，增强影像的对比性。肿块边缘比乳腺钼靶X线摄片更清晰，同时设备简单，费用低廉，不需洗片，但细致结构有失真现象。两者可结合使用。

4. 乳头溢液涂片细胞学检查。

5. 乳腺肿物细针穿刺细胞学诊断。

6. 活组织切片病理学检查有助于确诊。

五、常见并发症

1. 患侧上肢肿胀　乳腺癌根治术后较常见。主要原因是患侧腋窝淋巴结切除、头静脉被结扎、腋静脉栓塞、局部积液或感染等因素导致上肢淋巴回流不畅静脉回流障碍所致。

2. 气胸　乳腺癌扩大根治术后有损伤胸膜的可能，术后应观察呼吸情况。病人若感胸闷、呼吸困难，应立即检查胸部，包括肺部听诊、叩诊和X线检查，以判断有无因胸膜损伤而引起的气胸。若并发气胸，应立即处理。

六、治疗原则

（一）西医治疗原则

主张以手术为主的综合治疗。对早期乳腺癌病人，手术治疗是首选。全身情况差、主要脏器有严重疾病、年老体弱不能耐受手术者属手术禁忌。

（二）中医治疗原则

宜中西医结合综合治疗。中医药治疗对手术后患者有良好的调治作用，对放疗、化疗有减毒增效作用，可提高病人生命质量，有助于控制转移或复发，或延长生存期。

七、护理评估

1. 按中医整体观念，运用望、闻、问、切的方法评估病证、舌象、脉象及情志状态。

2. 了解病人健康史、家族史。

3. 体格检查乳房肿块质地、大小、活动度，肿块与深部组织的关系，表面是否光滑、边界是否清楚；乳头和乳晕有无糜烂等。

4. 了解患者对疾病的认知程度，心理和社会支持状况。

八、一般护理

1. 按外科及本系统疾病一般护理常规执行。

2. 保持病室内温湿度适宜。

3. 术前护理

（1）做好病人的心理护理，使病人正确对待手术引起的自我形象改变。

（2）术前严格备皮，对手术范围大、需要植皮的病人，除常规备皮外，同时做好供皮区的皮肤准备。乳房皮肤溃疡者，术前每天换药至创面好转，乳头凹陷者应清洁局部。

4. 术后护理

（1）病人术后麻醉清醒、血压平稳后取半卧位，以利于引流和改善呼吸功能。

（2）术后6小时如无麻醉反应可给予正常饮食，注意营养补充。术后应多食富含维生素A、维生素C的食物，并保证足够的热量，以利康复。

（3）术后密切观察病人生命体征的变化，乳腺癌扩大根治术应注意观察病人呼吸情况；观察患侧肢体远端的血液供应情况，伤口敷料渗血、渗液情况，以及引流液的量和性质，并予以记录。乳腺癌扩大根治术有损伤胸膜可能，病人若感胸闷、呼吸困难，应及时报告医师，以便早期发现和处理肺部并发症，如气胸等。

（4）加强伤口护理：

1）手术部位用弹力绷带加压包扎，使皮瓣紧贴胸壁，防止积液积气、皮瓣移动。包扎松紧度以能容纳一手指、能维持正常血运、不影响病人呼吸为宜。

2）观察皮瓣颜色及创面愈合情况，正常皮瓣的温度较健侧略低，颜色红润，并与胸壁紧贴。

3）观察患侧上肢远端血循环情况，若手指发麻、皮肤发绀、皮温下降，动脉搏动不能扪及，提示腋窝部血管受压，应及时调整压脉带的松紧度。

4）带加压包扎一般维持7~10日，包扎期间告知病人不能自行松解绷带，瘙痒时不能将手指伸入敷料下抓搔。

5）保持有效地负压吸引，妥善固定引流管，防止引流管受压和扭曲，观察引流液的颜色和量。

6）预防患侧上肢肿胀，勿在患侧上肢测量血压、抽血、静脉或皮下注射等，按摩患侧上肢或进行握拳、屈、伸肘运动，以促进淋巴回流。

九、证候施护

（一）肝郁痰凝

1. 宜多吃水果如苹果、香蕉之类，忌食烟、酒、葱、椒、蟹、猪头肉等刺激性荤腥发物。

2. 避免郁怒，保持精神愉快。

（二）冲任失调

多食滋阴类食物，如甲鱼、黑木耳等，忌食辛辣动火之品。

（三）正虚毒炽

可选新鲜水果蔬菜、乳类、蛋类、瘦肉等，忌鱼腥、肥厚之品。

（四）气血两亏

补益气血，养心安神。

（五）脾胃虚弱

病室空气新鲜，注意保暖，以卧床静养为主。

（六）气阴两虚

疏导情志，消除悲观失望情绪，正确对待疾病。家人多陪伴，帮助病人树立战胜病魔信心。

（七）邪毒旁窜

晚期极度衰弱，随时有危症出现的可能，要注意仔细观察、及时反应和处理，做好记录。

十、健康教育

1. 早期活动 早期活动是减少瘢痕牵拉、恢复患侧上肢功能的重要环节，术后近期应避免用患侧上肢搬动、提拉过重物体，注意患肢的功能锻炼及保护。

2. 预防患侧上肢肿胀

（1）术后在患侧上肢测血压、抽血、静脉注射等。

（2）指导病人保护患侧上肢，平卧时抬高患侧上肢，下床活动应用吊带托付或用健侧手将患肢抬高于胸前，以利于静脉血、淋巴液回流，必要时给予按摩或使用弹力绷带包扎患肢。需他人扶持时只能扶健侧，以防腋窝皮瓣滑动而影响愈合，并避免患肢下垂过久。

（3）按摩患侧上肢或进行适当的功能锻炼，如握拳、屈、伸肘运动，以促进淋巴回流，但应避免过劳。

（4）肢体肿胀严重者，可戴弹力袖促进淋巴回流。

（5）局部感染者，遵医嘱及时应用抗菌药治疗。

3. 功能锻炼 功能锻炼对患侧上肢功能的恢复起着重要的作用，无特殊情况应早期进行功能锻炼，鼓励和协助病人进行患侧上肢的功能锻炼，可加强肩关节活动，以增强肌肉力量和预防粘连，最大限度地恢复肩关节的活动范围。

（1）术后24小时内：开始活动手指及腕部，可做手指的主动和被动活动，握拳、屈腕等活动。

（2）术后3天内：可进行上肢肌肉的等长收缩，以促进患侧上肢的血液、淋巴回流；可用健侧上肢或他人协助患侧上肢进行屈肘、伸臂等锻炼，逐渐过渡到肩关节的小范围前屈、后伸运动。

（3）术后4～7天：鼓励病人用患侧上肢洗脸、刷牙、进食，并指导病人用患侧上肢触摸对侧肩部及同侧耳郭的锻炼。下床活动时患侧上肢用吊带托扶。

（4）术后1周：待皮瓣基本愈合后可进行肩部运动，以肩部为中心，前后摆臂，并逐渐增加活动范围。

（5）术后2周：皮瓣与胸壁黏附已较牢固，可循序渐进地做抬高患侧上肢、手指爬墙、画圈、滑轮运动、梳头等锻炼，直至患侧手指能高举过头顶，能自行梳理头发，并能触及对侧耳郭。

（6）功能锻炼时应注意：①功能锻炼应循序渐进，根据自身的实际情况而定，一般3～4次、每次20～30分钟为宜。②不要以患侧肢体支撑身体，以防皮瓣移动而影响创面愈合。③活动的原则：上肢肩关节活动应在7天以后，7天以内勿上举，10天之内勿外展，且上肢负重不宜过大过久（不应大于5kg）。

4. 遵医嘱坚持放疗或化疗 化疗期间应定期复查血常规，一旦出现骨髓抑制现象（血白细胞计数$< 4 \times 10^9 / L$），应暂停化疗。放疗期间应注意保护皮肤，如出现皮肤红斑、灼痛及瘙痒等症状应及时就诊。放疗、化疗期间应加强营养，多食高蛋白、高热量、高维生素、低脂肪的清淡食物，以增强机体的抵抗力。应少到公共场所，以减少感染机会。

5. 避孕 手术后5年之内应避免妊娠，以免促使乳腺癌复发。

6. 义乳或假体 佩戴义乳和假体是病人改善自我形象的方法，应向病人介绍其作用和使用方法。病人出院时可暂佩戴无重量的义乳，有重量的义乳在治愈后佩戴，并避免衣着过度紧身。根治术后3个月可行乳房再造术，但有肿瘤转移或乳腺者，严禁假体植入。

7. 乳房自我检查（breast self examination） 由于大部分乳腺癌是病人无意中发现的，且定期的乳房自查有助于及早发现乳房的病变，故应普及乳房自查技术，宜在月经后1~7天进行。乳腺术后病人应每年行钼靶X线摄片检查，以便及早发现乳腺的复发征象。乳腺癌的同胞姐妹和女儿是乳腺癌的高危人群，更要提高警惕。乳房的自查方法如下。

（1）视诊：脱去上衣，站在镜前以各种姿势（两臂放松垂于身体两侧、双手叉腰、向前弯腰或双手高举置于头后）观察双侧乳房的大小和外形是否对称、轮廓有无改变、有无乳头回缩或抬高、有无皮肤凹陷或皮肤橘皮样改变。

（2）触诊：于不同体位（平卧或侧卧位），肩下垫软薄枕，被查的手臂枕于头下，对侧手指平放于乳房上，从乳房外上象限开始检查。检查乳头、乳晕。检查患侧腋窝有无肿块。用拇指及食指轻轻挤压乳头检查有无溢液。然后用同样的方法检查另一侧乳房。如发现肿块或乳头溢液，应及时到医院进一步检查，以便明确诊断。

十一、药膳食疗方

1. 肝郁痰凝 瓜蒌皮散合开郁散加减。常用瓜蒌，当归，甘草、没药、乳香、柴胡、当归、白芍、白芥子、白术、金蝎、郁金、天葵子、炙甘草等。经前乳痛者加八月札、石见穿

2. 冲任失调 二仙汤合开都散加减。常用仙茅、淫羊藿、黄柏、知母、柴胡、当归、白芍、白芥子、白术、全蝎、郁金、茯苓、香附、天葵子、炙甘草等。乳房结块坚硬者加山慈菇制南星、鹿角片。

3. 正虚毒炽 八珍汤加减。常用人参、白术、茯苓、甘草、当归、白芍、地黄、川芎、半枝莲、白花蛇舌草、石见穿、露蜂房等。

4. 气血两亏 香贝养荣汤加减。常用香附、贝母、人参，茯苓、陈皮、熟地、川芎、当归、白芍，白术、桔梗、甘草、大枣等。切口色黄者加生黄芪、党参。

5. 脾胃虚弱 参苓白术散加减。常用白扁豆、人参、白获菱、炙甘草、山药、莲子肉、桔梗、薏苡仁、砂仁等。食欲缺乏者加炒麦芽、鸡内金、炒山楂；恶心呕吐者加姜半夏、姜竹茹、陈皮；口腔黏膜糜烂，牙龈出血等着加麦冬、知母、一支黄花。

6. 气阴两虚 四君子汤合知柏地黄汤加减。常用党参、白术、茯苓、甘草、知母、黄柏、生地、怀山药、山萸肉、泽泻、茯苓、牡丹皮等。口干欲饮者加天花粉、天冬；纳谷不馨者加炒麦芽、鸡内金、炒山楂

7. 邪毒旁窜 随证选用调元肾气丸加减。六味地黄汤合百合固金汤加减；茵陈蒿汤合归芍六君汤加减；羚羊钩藤饮加减。常用党参、当归、熟地、怀山药、山萸肉、泽泻、茯苓、牡丹皮、黄柏、知母等。常加半枝莲、蛇舌草、蛇六谷、龙葵、干蟾皮等。

8. 气滞血淤 紫茄子瘦猪肉汤。紫茄子2个（切片），瘦猪肉60g，鸡蛋1个，盐、

味精、植物油适量。将紫茄子与瘦猪肉放入锅中煎汤，然后将鸡蛋打入汤中调匀散开，熟时加入盐、味精、植物油即可食用。

9. 气血虚弱　莲子薏苡仁炖牡蛎肉。将莲子20g（去芯），薏苡仁20g，牡蛎肉100g，一起放入锅内，加适量水和少许姜丝、油、盐，煮沸后转文火炖50分钟，即可食用。

10. 手术后饮食应以粥类为主。如排骨海带汤、乌鸡滋补粥、莲子百合桂圆、山药薏米红枣粥、红枣银耳羹。

第八章 泌尿系统疾病的护理

第一节 概述

泌尿系统由肾脏、输尿管、膀胱和尿道等器官组成。其中肾脏是人体重要的生命器官，其主要功能是生成尿液，以排泄代谢产物及调节水、电解质和酸碱代谢的平衡，维持机体内环境的稳定。此外，肾脏还具有重要的内分泌功能。泌尿系统的其余器官均为排尿管道。

一、肾脏的解剖和组织学结构

肾实质分皮质和髓质两部分。皮质位于髓质表层，主要由肾小体和肾小管构成。髓质位于皮质深部，由十余个肾锥体组成，锥体的尖端终止于肾乳头。肾单位和集合管生成的尿液，经集合管在肾乳头的开口处流入肾小盏，再进入肾大盏和肾盂，最后经输尿管进入膀胱。排尿时，膀胱内的尿液经尿道排出体外。

每个肾脏约有100万个肾单位。肾单位是肾脏结构和功能的基本单位，由肾小体和肾小管组成。肾小体是由肾小球及肾小囊构成的球状结构。肾小球为肾单位的起始部分，包括入球小动脉、毛细血管丛、出球小动脉及系膜组织。入球小动脉从肾小囊的血管极处穿入囊内，分成4～5支，每支形成一簇网状毛细血管丛，其后又汇成1支出球小动脉离开肾小囊。系膜组织充填于毛细血管间，由系膜细胞和基质组成，起支架、调节毛细血管血流、修补基质以及清除异物和代谢产物的作用。系膜细胞异常增生、系膜基质增多及免疫球蛋白沉积是某些肾小球疾病的病理基础。肾小囊包绕肾小球，分为脏、壁两层，其间为肾小囊腔，与近曲小管相通。肾小管分为近端小管、细段和远端小管，近、远端小管又分为曲部和直部两段，近、远端小管的直部和细段组成U字形的肾小管袢。远端小管最后汇入集合管。

肾小球毛细血管内的血浆经滤过进入肾小囊，其间的结构称为滤过膜。滤过膜由肾小球毛细血管的内皮细胞、基膜和肾小囊脏层足突细胞的足突构成。滤过膜内层是毛细血管内皮细胞，上面有许多小孔，称窗孔，可允许小分子溶质和小分子量蛋白质通过，但血细胞不能通过。此外，毛细血管内皮细胞表面有带负电荷的糖蛋白，可阻碍带负电荷的蛋白质通过。基膜由基质和一些带负电荷的蛋白质构成，基膜上有多角形网孔，网孔的大小决定可通过的溶质分子的大小，是阻碍血浆蛋白滤过的重要屏障。滤过膜外层是肾小囊上皮细胞，上皮细胞的长突起相互交错，其间的裂隙是滤过膜的最后一道屏障。不同物质通过滤过膜的能力取决于被滤过物质分子的大小及其所带的电荷。病理情况下，滤过膜的面积和通透性可发生变化，从而影响肾小球的滤过。

肾小球旁器由球旁细胞、致密斑和球外系膜细胞组成。球旁细胞位于入球小动脉终末部的中膜内，其内有许多分泌肾素的特殊颗粒。致密斑位于皮质部髓袢升支，可感受远曲小管内液体容量和钠浓度的变化，调节球旁细胞分泌肾素。球外系膜细胞是入球小动脉和出球小动脉之间的一群细胞，具有吞噬功能，其细胞内的肌丝收缩可调节肾小球的滤过面积。

肾间质为充填于肾单位各部分和血管之间的少量结缔组织，内有血管、淋巴管和神经穿行。从皮质到髓质内区，肾间质数量和间质细胞的数目不断增加。

二、肾脏的生理功能

（一）肾小球的滤过功能

正常成人双侧肾脏血流量约为1L／min，当血液流经肾小球时，除血细胞和大分子蛋白质外，几乎所有的血浆成分均可通过肾小球滤过膜进入肾小囊，形成与血浆等渗的原尿，即肾小球滤过液。肾小球滤过率（glomerular filtration rate，GFR）受滤过膜的通透性、滤过面积、有效滤过压及肾血流量的影响。

（二）肾小管功能

1. 重吸收功能　原尿流经肾小管，绝大部分物质被近端小管重吸收进入血液循环，如大部分的葡萄糖、氨基酸、蛋白质、维生素、钾、钙、钠、水、无机磷等，一些毒物、药物和代谢废物不被重吸收而随尿排出体外。

2. 分泌和排泄功能　肾小管上皮细胞可将本身产生的或血液内的某些物质排泄到尿中，如H^+、NH_3、肌酐和某些药物等，以调节机体电解质、酸碱代谢的平衡，和排出废物。

3. 浓缩和稀释功能　通过逆流倍增、髓质渗透梯度及抗利尿激素的作用，肾脏对水具有强大的调节功能。体内水过多时，肾脏稀释尿液，排尿量增加；体内缺水时，肾小管对水的重吸收增加，排尿量减少。肾脏的浓缩和稀释功能可反映远端肾小管和集合管对水平衡的调节能力。肾衰竭病人的肾脏对水代谢的调节功能障碍，可发生水潴留或脱水。

（三）肾脏的内分泌功能

肾脏所分泌的激素分为血管活性激素和非血管活性激素。血管活性激素参与肾的生理功能，调节肾脏的血流动力学和水钠代谢，包括肾素、前列腺素、激肽释放酶等。非血管活性激素主要作用于全身，包括1-羟化酶和促红细胞生成素等。

1. 肾素（renin） 主要由肾小球旁器的球旁细胞产生，肾灌注压下降、交感神经兴奋及体内钠含量的减少均可刺激其分泌。导致肾素分泌增加的常见病理或生理性原因如下。

（1）急性血、应用利尿剂、肝硬化大量腹水等致肾灌注压下降。

（2）运动、寒冷刺激、应用外周血管收缩剂等引起交感神经兴奋。

（3）过度限制钠的摄入和失钠。肾素可使肝脏产生的血管紧张素原转变为血管紧张素Ⅰ，再经肺、肾的转换酶作用生成血管紧张素Ⅱ及Ⅲ。血管紧张素Ⅱ和Ⅲ直接引起小动脉平滑肌收缩使血压上升，同时血管紧张素Ⅱ和Ⅲ还可刺激醛固酮的分泌，促进钠的潴留，增加血容量，使血压升高。

2. 前列腺素（prostaglandin，PG） 肾脏的PG大部分由肾髓质的间质细胞分泌，主要有PGE2、PGA2和少许PGF2，前两者能扩张肾血管，增加肾血流量和水钠排出，使血压降低。PGF2a则有收缩血管的作用。

3. 激肽释放酶（kallikrein） 肾皮质内所含的缓激肽释放酶可促使激肽原生成激肽（主要是缓激肽），后者可扩张小动脉，增加肾血流量，并刺激前列腺素的分泌。肾脏激肽释放酶的产生和分泌受细胞外液量、体内钠量和肾血流量等诸多因素的影响。

4. 1α羟化酶（1αhydroxylase） 肾皮质可产生α羟化酶，促使25-羟维生素D_3转化为活化形式的1，25-（OH）$_2D_3$。1，25-（OH）$_2D_3$具有促进小肠对钙、磷的吸收，促进肾小管对钙、磷的重吸收以及骨钙动员等作用。慢性肾衰竭时，因肾实质损害导致1，25-（OH）$_2D_3$生成减少，可出现低钙血症，从而诱发肾性骨营养不良。

5. 促红细胞生成素（erythropoietin，EPO） EPO具有促进骨髓造血细胞和原红细胞的分化成熟、促进网织红细胞释放入血以及加速血红蛋白合成等作用。肾脏疾病常伴有贫血，肾性贫血的发生与肾实质破坏导致EPO形成减少有关。

此外，肾脏是许多肾外分泌的激素如甲状腺激素、抗利尿激素、降钙素等的重要靶器官，以及某些肾外分泌的激素如促胃液素、胰岛素、胰高血糖素等的主要降解场所。

三、护理评估

在全面收集病人的主客观资料的基础上，将泌尿系统疾病病人护理评估的重点内容归纳如下：

（一）病史

1. 患病及治疗经过

（1）患病经过：应详细询问起病时间、起病急缓、有无明显诱因、有无相关的疾病病史和家族史、患病后的主要症状及其特点。

在询问诱因与病因时，不同类型疾病的侧重点不一。如急性肾小球肾炎应重点了解有无反复咽炎、扁桃体炎等上呼吸道感染和皮肤脓疱疮等化脓性感染史；遗传性肾炎、多囊肾等应了解家族中有无同样或类似疾病的病人；肾功能受损者除询问有无肾脏疾病史外，还应注意询问有无高血压、糖尿病、过敏性紫癜、系统性红斑狼疮等疾病病史及有无长期服用对肾有损害的药物。

在询问症状时，应着重了解有无肉眼血尿、尿量改变、排尿异常，有无水肿，有无腰痛、夜尿增加以及尿毒症的症状。了解症状演变发展过程，是否出现并发症。需注意，症状的严重程度与肾功能损害程度不一定相符，某些肾功能已严重损害的病人可以很长时间内无明显症状，而某些并不很晚期但快速进展的病人，可能伴有许多严重的症状。

（2）检查及治疗经过：了解病人曾做过哪些检查及其结果；了解其治疗的经过、效果以及是否遵医嘱治疗；了解目前用药情况，包括药物种类、剂量、用法，是按医嘱用药还是自行购买使用，有无明确的药物过敏史。由于泌尿系统疾病病人常需调整水、钠、钾、蛋白质等的摄入，评估时应详细了解病人有无特殊的饮食治疗要求及其依从情况。对于依从性差者，需评估原因。

（3）目前的主要不适及病情变化：询问目前最突出的症状及其变化，评估这些症状对机体的影响；了解病人食欲、睡眠、体重等方面有无改变。

2. 心理-社会资料

（1）疾病知识：评估病人对所患疾病的性质、过程、预后、防治等各方面知识的了解程度。

（2）心理状态：了解病人的情绪和精神状态，有无紧张、焦虑、抑郁、绝望等负性情绪及其程度。由于肾脏疾病大多时轻时重、迁延不愈，治疗上较为困难，病人常会出现各种不利于其疾病治疗的负性情绪，尤其是病情未控制、反复发作、预后差的病人，因此需注意评估病人的心理状态，并及时予以干预。

（3）患病对日常生活、学习或工作的影响：许多泌尿系统疾病的康复需要病人卧床休息，减少体力活动，故需详细评估病人患病后的日常活动、社会活动有无改变及其程度。

（4）社会支持系统：了解病人的家庭成员组成、家庭经济状况、家属对病人所患疾病的认知以及家属对病人的关心和支持程度；了解病人的工作单位所能提供的支持，有无医疗保障；评估病人出院后的就医条件，能否得到及时有效的社区保健服务。尤其慢性肾衰竭病人需行肾移植术或长期维持性透析治疗，个人往往难以承担高额的医疗费用，故对其社会支持系统的评估非常重要。

3. 生活史

（1）生活方式：了解病人的日常生活是否规律，工作是否紧张，有无过度劳累；是否进行规律锻炼；是否注意个人卫生，经常更换内衣裤和清洗会阴部等。

（2）饮食方式：询问病人平时的饮食习惯及食欲，包括每天摄取的食物品种、量、口味以及有无特殊嗜好，如喜食较咸食物等。询问病人每天液体的摄入量及种类。

（二）身体评估

1. 一般状态　病人的精神、意识、营养状况、体重以及有无高血压和体温升高。

2. 皮肤黏膜　皮肤黏膜有无苍白、尿素结晶、抓痕和色素沉着，有无水肿，如有则需评估水肿特点，包括水肿的出现时间、部位、是否为凹陷性等。

3. 胸部检查　有无胸腔积液，肺底部有无湿啰音，心界是否扩大。

4. 腹部检查　有无移动性浊音，有无肾区叩击痛及输尿管点压痛。

（三）实验室及其他检查

1. 尿液检查

（1）尿液一般性状检查：包括尿量、颜色、性状、气味、酸碱度及比重等。

（2）尿液化学检查：包括蛋白质、葡萄糖等。

（3）尿显微镜检查：包括细胞、管型及结晶体。

（4）尿沉渣定量检查和尿细菌学检查等。

尿常规检查可用任何时间段的新鲜尿液，但最好是清晨第一次尿，因晨尿在膀胱内存留时间长，各种成分浓缩，有利于尿液有形成分的检出，而且又无食物因素的干扰。尿标本留取后宜立即送检，从标本采集到检验完成，夏天不应超过1小时，冬天不应超过2小时。若不能立即送检，应加防腐剂并冷藏保存。收集标本的容器应清洁干燥，女性病人应避开月经期，防止阴道分泌物或经血混入。蛋白定量试验应留取24小时尿标本，并加防腐剂。尿细菌学培养需用无菌试管留取清晨第1次清洁中段尿，并注意以下几点：①在应用抗菌药之前或停用抗菌药5日之后留取尿标本；②留取尿液时要严格无菌操作，先充分清洁外阴或包皮，消毒尿道口，再留取中段尿液；③尿标本必须在1小时内作细菌培养，否则需冷藏保存。

2. 肾功能检查

（1）肾小球滤过功能：内生肌酐清除率（endogenous creatinine clearance rate，Ccr）是检查肾小球滤过功能最常用的指标。在控制饮食、排除外源性肌酐来源的前提下，Ccr能可靠地反映肾小球的滤过功能，并较早反映其异常。Ccr测定前，要求病人连续3天低蛋白饮食（蛋白质<40g／d，禁食鱼、肉），禁饮咖啡、茶等具有兴奋作用的饮料，避免剧烈运动。第4天晨8点将尿排尽后，收集24小时尿液，并在同一天采血2～3mL进行测定。Ccr测定可动态观察并判断肾脏疾病的进展和预后，指导治疗。Ccr<40mL／min时，需限制蛋白质摄入；Ccr<30mL／min时，使用噻嗪类利尿剂常无效；Ccr<10mL／min时，对呋塞米等利尿药物的疗效明显减低，需行透析治疗。

临床上也常用血尿素氮和血肌酐值来判断肾小球的滤过功能，但两者均在肾功能严重损害时才明显升高，故不能作为早期诊断指标。血尿素氮还易受肾外因素的影响，如高蛋白饮食、高分解状态、上消化道大出血等，其特异性不如血肌酐，但血尿素氮增高的程度与病情严重程度成正比，故对肾衰竭诊断有特殊价值。

（2）肾小管功能测定：包括近端和远端肾小管功能测定。检查近端肾小管功能常用尿 β_2 微球蛋白测定。检查远端小管功能常采用尿浓缩稀释试验和尿渗量（尿渗透压）测定。

β_2 微球蛋白为体内有核细胞产生的低分子量蛋白，自肾小球滤过后，被近端肾小管重吸收和分解代谢。近端肾小管功能障碍时，尿中 β_2 微球蛋白排泄增多，称为肾小管蛋白尿。

尿浓缩稀释试验是在日常或特定的饮食条件下，通过测定尿量及其比重，以判断肾单位远端（髓袢、远端小管、集合管）对水平衡的调节能力。常用方法有昼夜尿比重试验（又称莫氏试验，Mosenthal's test）和3小时尿比重试验。莫氏试验要求病人保持正常饮食，但每餐食物中含水量不宜超过500~600mL，除三餐外不再饮任何液体。3小时尿比重试验要求病人仅需保持日常饮食和活动即可。早期浓缩功能不佳多表现为夜尿量增多。

尿渗量和尿比重均反映尿中溶质的含量，但尿蛋白、葡萄糖等对尿比重的影响较尿渗量大，故在判断肾浓缩-稀释功能上，测定尿渗量较尿比重更有意义。尿渗量测定前一天晚餐后，病人需禁饮8小时，然后留取晨尿，同时采集静脉血。尿渗量／血浆渗量的比值降低，说明肾浓缩功能受损；尿渗量／血浆渗量的比值等于或接近1，说明肾浓缩功能接近完全丧失。

3. **免疫学检查**　许多原发性肾脏疾病与免疫炎症反应有关，故免疫学检查有助于疾病类型及病因的判断。常用的检查项目包括血清补体成分测定（血清总补体、C3等）、血清抗链球菌溶血素"O"的测定。血清抗链球菌溶血素"O"滴度增高对肾小球肾炎的诊断有重要价值。

4. **肾穿刺活体组织检查**　有助于确定肾脏病的病理类型，对协助肾实质疾病的诊断、指导治疗及判断预后有重要意义。肾活组织检查为创伤性检查，可发生损伤、出血或感染，故应做好术前和术后护理。

（1）术前护理包括：①术前向病人解释检查的目的和意义，消除其恐惧心理；②教会病人憋气及床上排尿；③检查血常规、出血与凝血功能及肾功能，以了解有无贫血、出血倾向及肾功能水平。

（2）术后护理包括：①穿刺点沙袋压迫，腹带包扎；②卧床休息24小时，前6小时必须仰卧于硬板床，不可翻身；③密切观察有无腹痛、腰痛，监测生命体征及尿色；④嘱病人多饮水，以免血块阻塞尿路；⑤给予5%碳酸氢钠静滴，以碱化尿液，促进造影剂排泄，减少对肾脏的影响，必要时使用止血药及抗生素，以防止出血和感染。

5. **影像学检查**　可了解泌尿系统器官的形态、位置、功能及有无占位性病变，以协助诊断。常用的检查项目包括泌尿系统平片、静脉肾盂造影（intravenous pyelography，IVP）及逆行肾盂造影（retrograde pyelography）、肾动静脉造影、膀胱镜检查、B超、CT、磁共振显像等。尿路器械操作应注意无菌操作，避免引起尿路感染。

静脉尿路造影术检查前病人应给予少渣饮食，避免摄入豆类等产气食物；检查前一天晚饭后2小时开水冲服番泻叶以清洁肠道；检查日晨禁食，造影前12小时禁水。另外，检查前应做碘过敏试验。检查后嘱病人多饮水，以促进残留在体内的造影剂尽快排出，减少对肾脏的毒性作用。

第二节　泌尿系统疾病病人常见症状体征的护理

一、肾源性水肿

水肿是肾小球疾病最常见的临床表现。肾小球疾病引起的水肿可分为两大类：①肾炎性水肿：主要系肾小球滤过率下降，而肾小管重吸收功能相对正常造成"球-管失衡"和肾小球滤过分数（肾小球滤过率、肾血浆流量）下降，导致水钠潴留而产生水肿。同时，毛细血管通透性增高可进一步加重水肿。肾炎性水肿多从颜面部开始，重者可波及全身，指压凹陷不明显。①由于水钠潴留，血容量扩张，血压常可升高。②肾病性水肿：主要系长期大量蛋白尿造成血浆蛋白减少，血浆胶体渗透压降低，液体从血管内进入组织间隙，产生水肿。此外，继发性有效血容量减少可激活肾素–血管紧张素–醛固酮系统，使抗利尿激素分泌增多，进一步加重水肿。肾病性水肿一般较严重，多从下肢部位开始，常为全身性、体位性和凹陷性，可无高血压及循环瘀血的表现。

（一）护理评估

1. 病史　询问水肿发生的初始部位、时间、诱因及原因；水肿的特点、程度、进展情况、是否出现全身性水肿；有无尿量减少、头晕、乏力、呼吸困难、心跳加快、腹胀等伴随症状；水肿的治疗经过，尤其用药情况，应详细了解所用药物的种类、剂量、用法、疗程及其效果等；每天饮食水、钠盐摄入量；输液量、尿量及透析量；有无精神紧张、焦虑、抑郁等不良情绪。

2. 身体评估　评估病人的精神状况、生命体征、尿量及体重的改变；检查水肿的范围、程度、特点以及皮肤的完整性；注意有无肺部啰音、胸腔积液，有无腹部膨隆和移动性浊音。

3. 实验室及其他检查　了解尿常规、尿蛋白定性和定量检查、血清电解质、肾功能指标（包括Ccr、血尿素氮、血肌酐）、尿浓缩稀释试验等有无异常。了解病人有无做过静脉肾盂造影、B超、尿路平片、肾组织活检等，其结果如何。

（二）常用护理诊断、问题

1. 体液过多　与肾小球滤过功能下降致水钠潴留，大量蛋白尿致血浆清蛋白浓度下降有关。

2. 有皮肤完整性受损的危险　与皮肤水肿、营养不良有关。

（三）目标

1. 病人的水肿减轻或完全消退。

2. 无皮肤破损或感染发生。

（四）护理措施及依据

1. 体液过多

（1）休息：严重水肿的病人应卧床休息，以增加肾血流量和尿量，缓解水钠潴留。下肢明显水肿者，卧床休息时可抬高下肢，以增加静脉回流，减轻水肿。阴囊水肿者可用吊带托起。水肿减轻后，病人可起床活动，但应避免劳累。

（2）饮食护理：包括：①钠盐：限制钠的摄入，予以少盐饮食，每天2～3g为宜。②液体：液体入量视水肿程度及尿量而定。若每天尿量达1000mL以上，一般不需严格限水，但不可过多饮水。若每天尿量小于500mL或有严重水肿者需限制水的摄入，重者应量出为入，每天液体入量不应超过前一天24小时尿量加上不显性失水量（约500mL）。液体入量包括饮食、饮水、服药、输液等各种形式或途径进入体内的水分。③蛋白质：低蛋白血症所致水肿者，若无氮质潴留，可给予10g／（kg·d）的优质蛋白质，优质蛋白质是指富含必需氨基酸的动物蛋白，如牛奶、鸡蛋、鱼肉等，但不宜给予高蛋白饮食，因为高蛋白饮食可致尿蛋白增多而加重病情。有氮质血症的水肿病人，则应限制蛋白质的摄入，一般给予0.6～0.8g／（kg·d）的优质蛋白。慢性肾衰竭病人需根据GFR来调节蛋白质摄入量，GFR<50mL／min时应限制蛋白摄入量。④热量：补充足够的热量以免引起负氮平衡，尤其低蛋白饮食的病人，每天摄入的热量不应低于126kJ／（kg·d），即30kcal／（kg·d）。⑤其他：注意补充各种维生素。

（3）病情观察：记录24小时出入液量，监测尿量变化；定期测量病人体重；观察水肿的消长情况，观察有无胸腔、腹腔和心包积液；监测病人的生命体征，尤其是血压；观察有无急性左心衰竭和高血压脑病的表现；密切监测实验室检查结果，包括尿常规、肾小球滤过率、血尿素氮、血肌酐、血浆蛋白、血清电解质等。

（4）用药护理：遵医嘱使用利尿剂，观察药物的疗效及不良反应。长期使用利尿剂应监测血清电解质和酸碱平衡情况，观察有无低钾血症、低钠血症、低氯性碱中毒。低钾血症表现为肌无力、腹胀、恶心、呕吐以及心律失常。低钠血症可出现无力、恶心、肌痛性痉挛、嗜睡和意识淡漠。低氯性碱中毒表现为呼吸浅慢，手足抽搐、肌痉挛，烦躁和谵妄。利尿过快过猛（如使用大剂量呋塞米）还可导致有效血容量不足，出现恶心、直立性眩晕、口干、心悸等症状。此外，呋塞米等强效利尿剂具有耳毒性，可引起耳鸣、眩晕以及听力丧失，应避免与链霉素等具有相同不良反应的氨基糖苷类抗生素同时使用。

（5）健康指导：①告知病人出现水肿的原因，水肿与钠、水潴留的关系；②教会病人根据病情合理安排每天食物的含盐量和饮水量；③指导病人避免进食腌制食品、罐头食品、啤酒、汽水、味精、面包、豆腐干等含钠丰富的食物，并指导其使用无钠盐、醋和柠檬等增进食欲；④教会病人通过正确测量每天出入液量、体重等评估水肿的变化；⑤向病人详细介绍有关药物的名称、用法、剂量、作用和不良反应，并告诉病人不可擅自加量、减量和停药，尤其肾上腺皮质激素和环磷酰胺等免疫抑制剂。

2. 有皮肤完整性受损的危险

（1）皮肤护理：水肿较重的病人应注意衣着柔软、宽松。长期卧床者，应嘱其经常变换体位，防止发生压疮；年老体弱者，可协助其翻身或用软垫支撑受压部位。水肿病人皮肤菲薄，易发生破损而感染，故需协助病人做好全身皮肤的清洁，清洗时勿过分用力，避免损伤皮肤。此外，水肿病人肌注时，应先将水肿皮肤推向一侧后进针，拔针后用无菌干棉球按压穿刺部位，以防进针口渗液而发生感染。严重水肿者应避免肌注，可采用静脉途径保证药物准确及时地输入。

（2）皮肤观察：观察皮肤有无红肿、破损和化脓等情况发生。

（五）评价

1. 病人的水肿减轻或消退。

2. 皮肤无损伤或发生感染。

二、尿路刺激征

尿路刺激征（urinary irritation symptoms）是指膀胱颈和膀胱三角区受炎症或机械刺激而引起的尿频、尿急、尿痛，可伴有排尿不尽感及下腹坠痛。尿频是指尿意频繁而每次尿量不多；尿急指一有尿意即尿急难忍的感觉；尿痛指排尿时伴有会阴或下腹部疼痛。

（一）护理评估

1. 病史　询问病人排尿情况，包括每天排尿的次数、尿量，有无尿急、尿痛及其严重程度；询问尿频、尿急、尿痛的起始时间，有无发热、腰痛等伴随症状，有无导尿、尿路器械检查等明显诱因，有无泌尿系统畸形、前列腺增生、妇科炎症等相关疾病病史；询问患病以来的治疗经过，药物使用情况，包括曾用药物的名称、剂量、用法、疗程及其疗效，有无发生不良反应；评估病人有无紧张、焦虑等不良心理反应。

2. 身体评估　评估病人的精神、营养状况，体温有无升高。肾区有无压痛、叩击痛，输尿管点有无压痛，尿道口有无红肿等。

3. 实验室及其他检查　通过尿液检查了解有无白细胞尿（脓尿）、血尿和菌尿，24小时尿量有无异常，有无夜尿增多和尿比重降低。通过影像学检查了解肾脏大小，外形有无异常，尿路有无畸形或梗阻。

（二）常用护理诊断、问题

排尿障碍：尿频、尿急、尿痛　与尿路感染所致的膀胱激惹状态有关。

（三）目标

病人的尿频、尿急、尿痛有所减轻或消失。

（四）护理措施及依据

1. 休息　急性发作期应注意卧床休息，宜取屈曲位，尽量勿站立或坐直。保持心情愉快，因过分紧张可加重尿频。指导病人从事一些感兴趣的活动，如听轻音乐、欣赏小说、看电视或聊天等，以分散病人注意力，减轻焦虑，缓解尿路刺激征。

2. 增加水分的摄入　在无禁忌证的情形下，应尽量多饮水、勤排尿，以达到不断冲洗尿路，减少细菌在尿路停留的目的。尿路感染者每天摄水量不应低于2000mL，保证每天尿量在1500mL以上。

3. 保持皮肤黏膜的清洁　加强个人卫生，增加会阴清洗次数，减少肠道细菌侵入尿路，而引起感染的机会。女病人月经期间尤需注意会阴部的清洁。

4. 缓解疼痛　指导病人进行膀胱区热敷或按摩，以缓解局部肌肉痉挛，减轻疼痛。

5. 用药护理　遵医嘱给予抗菌药物和口服碳酸氢钠，注意观察药物的疗效及不良反应。碳酸氢钠可碱化尿液，减轻尿路刺激征。此外，尿路刺激征明显者，可遵医嘱给予阿托品、普鲁苯辛等抗胆碱药物。

（五）评价

病人尿频、尿急、尿痛减轻或完全消失。

三、高血压

肾脏疾病常伴有高血压，称肾性高血压，按病因可分为肾血管性和肾实质性两类。前者少见，为单侧或双侧肾动脉狭窄所致，高血压程度较重，易进展为急进性高血压。后者多见，主要由急性或慢性肾小球肾炎、慢性肾盂肾炎、慢性肾衰竭等肾实质性疾病所引起，终末期肾脏疾病伴高血压者超过80%。肾性高血压按发生机制又可分为容量依赖型高血压和肾素依赖型高血压。前者的发生与水钠潴留致血容量扩张有关，见于急、慢性肾炎和大多数肾功能不全，限制水钠摄入或增加水钠排出可明显降低血压。后者为肾素-血管紧张素-醛固酮系统兴奋所致，一般降压药物效果差，限制水钠或使用利尿剂后反而可使病情加重，可应用血管紧张素转换酶抑制剂、血管紧张素Ⅱ受体拮抗剂和钙通道阻滞剂降压，多见于肾血管疾病和少数慢性肾衰竭晚期病人。肾实质性高血压中，80%以上为容量依赖型，仅10%左右为肾素依赖型，有部分病例同时存在两种因素。

四、尿异常

（一）尿量异常

正常人每天平均尿量约为1500mL，尿量的多少取决于肾小球滤过率和肾小管重吸收量。尿量异常包括少尿、无尿、多尿和夜尿增多。

1. 少尿和无尿　少尿（oliguresis）指每天尿量少于400mL，若每天尿量少于100mL称为无尿（anuresis）。少尿可因肾前性（如血容量不足或肾血管痉挛等）、肾性（急、慢性肾衰竭等）以及肾后性（如尿路梗阻等）因素引起。

2. 多尿（hyperdiuresis）　指每天尿量超过2500mL。多尿分肾性和非肾性两类，肾性多尿见于各种原因所致的肾小管功能不全，非肾性多尿多见于糖尿病、尿崩症和溶质性利尿等。

3. 夜尿增多（nocturia）　指夜间尿量超过白天尿量或夜间尿量超过750mL。持续的夜尿增多，且尿比重低而固定，提示肾小管浓缩功能减退。

（二）蛋白尿

每天尿蛋白含量持续超过150mg，蛋白质定性试验呈阳性反应，称为蛋白尿（albuminuria）。若每天持续超过$3.5g/1.73m^2$（体表面积）或者50mg/kg体重，称大量蛋白尿，尿蛋白定性试验表现为+++～++++。蛋白尿按发生机制，可分为六类。

1. 肾小球性蛋白尿　此最常见，系肾小球滤过膜通透性增加或所带负电荷改变，导致原尿中蛋白量超过肾小管重吸收能力而引起。若病变致滤过膜孔径异常增大或断裂，血浆中各种分子量的蛋白质均可无选择地滤出，称非选择性蛋白尿；若病变仅使滤过膜上的负电荷减少，则只有血浆清蛋白滤过增加，称为选择性蛋白尿。选择性蛋白尿主要见于各种肾小球器质性疾病，其尿蛋白排出量较多，一般>2g/d。

2. 肾小管性蛋白尿　系肾小管重吸收能力下降所致。蛋白尿常由p微球蛋白、溶菌酶等小分子蛋白质构成，一般<2g/d，多见于肾小管病变以及其他引起肾间质损害的病变。

3. 混合性蛋白尿　为肾脏病变同时累及肾小球及肾小管时产生的蛋白尿，尿中所含的蛋白成分具有上述两种蛋白尿的特点，见于各种肾小球疾病的后期。

4. 溢出性蛋白尿　某些肾外疾病引起的血中异常蛋白，如血红蛋白、本周蛋白和免疫球蛋白轻链等增加，经肾小球滤过后不能被肾小管全部重吸收而出现蛋白尿，多见于急性溶血性疾病、多发性骨髓瘤、巨球蛋白血症等。

5. 组织性蛋白尿　系肾组织破坏后胞质中酶及蛋白释出所致，多为相对分子量较小的蛋白尿。此类蛋白尿一般与肾小球性、肾小管性蛋白尿同时发生。

6. 功能性蛋白尿　为一过性蛋白尿，常因剧烈运动、高热，急性疾病及充血性心力衰竭或直立体位所致，蛋白尿程度较轻，一般<1g/d。

（三）血尿

新鲜尿沉渣每高倍视野红细胞>3个，或1小时尿红细胞计数超过10万，称为镜下血尿（hematuria）。尿外观呈血样或洗肉水样，称肉眼血尿（gross hematuria）。血尿可由泌尿系统疾病引起，如肾小球肾炎、肾盂肾炎、泌尿道结石、结核、肿瘤等；也可由全身性疾病，如血液病、风湿病、感染性疾病等以及药物不良反应引起；此外，剧烈运动后可发生功能性血尿。临床上将血尿按病因分为肾小球源性和非肾小球源性。肾小球源性血尿系肾小球基底膜断裂所致，可伴较大量蛋白尿和（或）多种管型尿尤其红细胞管型，且新鲜尿沉渣相差显微镜检查可见变形红细胞。非肾小球源性血尿为肾小球外病变，如尿路感染、结石及肿瘤等所致，尿中红细胞大小形态均一。

（四）白细胞尿、脓尿和菌尿

新鲜离心尿液每高倍视野白细胞>5个，或新鲜尿液白细胞计数超过40万，称为白细胞尿（1eucocyturia）或脓尿（pyuria）。尿中白细胞明显增多，常见于泌尿系统感染，肾小球肾炎等疾病也可出现轻度白细胞尿。菌尿（bacteriuria）是指中段尿涂片镜检，每个高倍视野均可见细菌，或尿细菌培养菌落计数超过10^9／mL，仅见于泌尿系统感染。

（五）管型尿

尿中管型是由蛋白质、细胞或其碎片在肾小管内凝聚而成，包括细胞管型、颗粒管型、透明管型等。正常人尿中偶见透明及颗粒管型。若12小时尿沉渣计数管型超过5000个，或镜检发现大量或其他类型管型，称为管型尿（cylindruria）。白细胞管型是活动性肾盂肾炎的特征，上皮细胞管型可见于急性肾小管坏死，红细胞管型见于急性肾小球肾炎，蜡样管型见于慢性肾衰竭。

五、肾区痛

肾区痛是肾盂、输尿管内张力增高或包膜受牵拉所致，表现为肾区胀痛或隐痛、肾区压痛和叩击痛阳性。多见于肾脏或附近组织炎症、肾肿瘤等。肾绞痛是一种特殊的肾区痛，主要由输尿管内结石、血块等移行所致。其特点为疼痛常突然发作，可向下腹、外阴及大腿内侧部位放射。

第三节　肾小球疾病概述

肾小球疾病是一组以血尿、蛋白尿、水肿、高血压等为主要临床表现的肾脏疾病。根据病因可分为原发性、继发性和遗传性三大类。原发性肾小球疾病大多原因不明，继发性肾小球疾病是指继发于全身性疾病的肾脏损害，如系统性红斑狼疮肾炎、糖尿病肾病等；遗传性肾小球疾病是指遗传基因突变所致的肾小球疾病，如Alport综合征等。其中，原发性肾小球疾病占绝大多数，是引起慢性肾衰竭的主要疾病。下面主要介绍原发性肾小球疾病。

一、发病机制

多数肾小球疾病属于免疫介导性炎症性疾病，在慢性进展过程中也有非免疫非炎症机制参与，有时可成为病变持续和恶化的重要因素。

（一）免疫介导性炎症反应

多数肾小球疾病的发病起始于免疫反应，按发生机制可分为两类。

1. 循环免疫复合物沉积　为肾脏免疫损伤中最常见的免疫复合物形成机制，是外源性抗原（如致病菌株的某些成分）或内源性抗原刺激机体产生相应抗体，在血循环中形成免疫复合物，沉积于肾小球系膜区和基底膜的内皮细胞下而导致肾脏损伤。

2. 原位免疫复合物形成　肾小球自身抗原（如肾小球基膜）或外源性种植抗原（如SLE病人体内的DNA）刺激机体产生相应抗体，抗原与抗体在肾脏局部结合成原位免疫复合物而导致肾脏损伤。

始发的免疫反应需经炎症介导系统引起炎症反应才可致肾小球损伤及临床症状。炎症介导系统包括炎症细胞（中性、单核、巨噬细胞、血小板、肾小球系膜细胞、内皮细胞、上皮细胞）及炎症介质（补体、白细胞介素、凝血及纤溶因子、活性氧等），两者共同参与及相互作用，最终导致肾小球损害。

（二）非免疫非炎症损伤

在肾小球疾病的慢性进行性发展过程中，非免疫因素起着重要作用，主要包括以下几个方面。

1. 健存肾单位代偿性　肾小球毛细血管内高压、高灌注及高滤过，可促进肾小球硬化。

2. 高脂血症　具有"肾毒性"，可加重肾小球的损伤。

3. 大量蛋白尿　可作为一个独立的致病因素参与肾脏的病变过程。

二、原发性肾小球疾病的分类

目前常用的分类方法包括病理分型和临床分型。

（一）原发性肾小球疾病的病理分型

根据WHO的分类标准，分型如下。

1. 轻微性肾小球病变。

2. 局灶性节段性病变，包括局灶性肾小球肾炎。

3. 弥漫性肾小球肾炎

（1）膜性肾病。

（2）增生性肾炎：

1）系膜增生性肾小球肾炎。

2）毛细血管内增生性肾小球肾炎。

3）系膜毛细血管性肾小球肾炎。

4）新月体和坏死性肾小球肾炎。

（3）硬化性肾小球肾炎。

4. 未分类的肾小球肾炎。

（二）原发性肾小球疾病的临床分型

1. 急性肾小球肾炎。

2. 急进性肾小球肾炎。

3. 慢性肾小球肾炎。

4. 隐匿性肾小球肾炎，包括无症状性蛋白尿和（或）血尿。

5. 肾病综合征。

肾小球疾病的临床分型与病理类型之间有一定的联系，但并无肯定的对应关系。同一病理类型可呈现多种临床表现，而同种临床表现又可见于不同的病理类型。肾活组织检查是确定肾小球疾病病理类型和病变程度的必要手段，而正确的病理诊断又必须与临床紧密结合。

第四节　肾小球肾炎

一、急性肾小球肾炎

急性肾小球肾炎，简称急性肾炎，是一组起病急，以尿、蛋白尿、水肿和高血压为特征的肾脏疾病，可伴有一过性肾损害。多见于链球菌感染后，其他细菌、病毒和寄生虫感染后也可引起。本节主要介绍链球菌感染后急性肾炎。

（一）病因与发病机制

急性链球菌感染后肾小球肾炎，常发生于 β 溶血性链球菌"致肾炎菌株"引起的上呼吸道感染（如急性扁桃体炎、咽炎）或皮肤感染（脓疱疮）后，其发生机制是链球菌的胞壁成分或某些分泌蛋白刺激机体产生抗体，形成循环免疫复合物沉积于肾小球或原位免疫复合物种植于肾小球，最终发生免疫反应引起的双侧肾脏弥漫性的炎症。

本病病理类型为毛细血管内增生性肾炎，病变呈弥漫性，以肾小球内皮细胞及系膜细胞肾小管病变不明显。

（二）临床表现

本病好发于儿童，男性多见。发病前常有前驱感染，潜伏期为1～3周，平均10日，其中皮肤感染引起者的潜伏期较呼吸道感染稍长。起病多较急，病情轻重不一，轻者可无明显临床症状，仅表现为镜下血尿及血清补体异常，重者表现为少尿型急性肾衰竭。预后大多较好，常在数月内自愈。典型者呈急性肾炎综合征的表现如下。

1. 尿液改变

（1）尿量减少：见于大部分病人起病初期，尿量常降至400～700mL／d，1～2周后逐渐增多，但无尿少见。

（2）血尿：常为首发症状，几乎见于所有病人，约40％呈肉眼血尿。肉眼血尿多于数日或1～2周后转为镜下血尿，镜下血尿持续时间较长，常3～6月或更久。

（3）蛋白尿：绝大多数病人有蛋白尿，多为轻中度，每天尿蛋白不超过3.5g，少数为大量蛋白尿，达到肾病综合征水平。

2. 水肿　常为首发症状，见于80％以上病人。主要为肾小球滤过率下降导致水钠潴留所引起，多表现为晨起眼睑水肿，可伴有双下肢水肿，严重者可出现全身性水肿、胸水和腹水。

3. 高血压　见于80％的病人，多为一过性的轻中度高血压。其发生主要与水钠潴留有关，故积极利尿后血压可很快恢复正常。严重高血压较少见，重者可发生高血压脑病。

4. 肾功能异常　部分病人在起病早期可因尿量减少而出现一过性轻度氮质血症，常于1～2周后，随尿量增加而恢复至正常，仅极少数病人可出现急性肾衰竭。

5. 并发症　部分病人在急性期可发生较严重的并发症。

（1）心力衰竭：以老年病人多见。多在起病后1～2周内发生，但也可为首发症状，其发生与水钠潴留、循环血量过多有关。

（2）高血压脑病：以儿童多见，多发生于病程早期。

（3）急性肾衰竭：极少见，为急性肾小球肾炎死亡的主要原因，但多数可逆。

（三）实验室及其他检查

1. 尿液检查　几乎所有病人均有镜下血尿，尿中红细胞为多形性红细胞。尿沉渣中常有红细胞管型、颗粒管型，并可见白细胞、上皮细胞。尿蛋白多为+～++，20％可有大量蛋白尿。

2. 抗链球菌溶血素"O"抗体（anti-streptolysin O，ASO）测定　ASO常在链球菌感染后2～3周出现，3～5周滴度达高峰而后逐渐下降。ASO滴度明显升高表明近期有链球菌感染，其滴度高低与链球菌感染严重性相关，但早期应用青霉素后，滴度可不高。

3. 血清补体测定　发病初期总补体及C3均明显下降，8周内逐渐恢复至正常水平。血清C3的动态变化是PSGN的重要特征。

4. 肾功能检查 可有轻度肾小球滤过率降低，血尿素氮和血肌酐升高。

（四）诊断要点

链球菌感染后1~3周出现血尿、蛋白尿、水肿和高血压等肾炎综合征表现，血清C3降低，病情于发病8周内逐渐减轻至完全恢复者，即可诊断为急性肾小球肾炎。病理类型需行肾活组织检查确诊。

（五）治疗要点

治疗以卧床休息、对症处理为主，积极预防并发症和保护肾功能，急性肾衰竭病人应给予短期透析。

1. 一般治疗 急性期应卧床休息，直至肉眼血尿消失、水肿消退及血压恢复正常。限制水钠摄入，根据病情予以特殊的治疗饮食。

2. 对症治疗 经限制水钠摄入后水肿仍明显者，应适当使用利尿剂治疗。若经限制水钠和应用利尿剂后血压仍不能控制者，应给予降压药治疗，防止心脑血管并发症的发生。

3. 控制感染灶 有上呼吸道或皮肤感染者，应选用无肾毒性抗生素治疗，如青霉素、头孢菌素等，一般不主张长期预防性使用抗生素。反复发作的慢性扁桃体炎，待病情稳定后行扁桃体摘除术，手术前后2周应使用青霉素。

4. 透析治疗 发生急性肾衰竭且有透析指征者，应及时给予短期透析治疗，以度过危险期。本病有自愈倾向，一般无须长期透析。

（六）常用护理诊断、问题、措施及依据

1. 体液过多 与肾小球滤过率下降导致水钠潴留有关。

（1）饮食护理：急性期应严格限制钠的摄入，以减轻水肿和心脏负担。一般每天盐的摄入量应低于3g。病情好转、水肿消退、血压下降后，可由低盐饮食逐渐转为正常饮食。除了限制钠盐外，还应注意控制水和钾的摄入，尤其尿量明显减少者。另外，应根据肾功能调整蛋白质的摄入量，同时注意给予足够的热量和维生素。

（2）休息：急性期病人应绝对卧床休息，症状比较明显者需卧床休息4~6周，待水肿消退、肉眼血尿消失、血压恢复正常后，方可逐步增加活动量。病情稳定后可从事一些轻体力活动，但1~2年内应避免重体力活动和劳累。

（3）病情观察：具体参见本章第二节"水肿"的护理。

（4）用药护理：注意观察利尿剂的疗效和不良反应。具体参见本章第二节"水肿"的护理。

2. 有皮肤完整性受损的危险 与皮肤水肿、营养不良有关。

具体护理措施参见本章第二节"水肿"的护理。

（七）其他护理诊断及问题

1. 活动无耐力　与疾病所致高血压、水肿等有关。

2. 潜在并发症　急性左心衰竭、高血压脑病、急性肾衰竭。

3. 知识缺乏　缺乏自我照顾的有关知识。

（八）健康指导

1. 休息与活动　病人患病期间应加强休息，痊愈后可适当参加体育活动，以增强体质，但应注意避免劳累。

2. 预防上呼吸道和皮肤感染　介绍本病的发生常与呼吸道感染或皮肤感染有关，且感染可增加其演变为慢性肾小球肾炎的发生率。向病人介绍保暖、加强个人卫生等预防上呼吸道或皮肤感染的措施。告诉病人患感冒、咽炎、扁桃体炎和皮肤感染后，应及时就医治疗。

3. 自我监测病情与随访的指导　急性肾炎的完全康复可能需时1～2年。当临床症状消失后，蛋白尿、血尿等可能仍然存在，故应定期随访，监测病情。

（九）预后

绝大多数病人于1～4周内临床症状消失，血清C3于8周内恢复正常，少部分病人轻度镜下血尿和微量蛋白尿可迁延6～12个月才消失。急性链球菌感染后肾炎的预后多数良好，少数可转为慢性肾炎。预后与年龄有关，儿童预后良好，成人较好，老年较差。

二、急进性肾小球肾炎

急进性肾小球肾炎简称急进性肾炎，是一组以少尿、血尿、蛋白尿、水肿和高血压等急性肾炎综合征为临床表现，肾功能急剧恶化，短期内出现急性肾衰竭的临床综合征。病理特点为肾小球囊腔内广泛新月体形成，故又称为新月体性肾小球肾炎。

（一）病因与发病机制

急进性肾小球肾炎包括原发性急进性肾小球肾炎、继发性急进性肾小球肾炎和在原发性肾小球疾病基础上形成的新月体性肾小球肾炎。本节重点讨论原发性急进性肾小球肾炎。

急进性肾小球肾炎的基本发病机制为免疫反应，根据免疫病理表现不同可分为3型。Ⅰ型为抗肾小球基膜型，系抗肾小球基膜抗体与肾小球基膜抗原结合，激活补体而致病；Ⅱ型为免疫复合物型，系循环免疫复合物沉积于或原位免疫复合物种植于肾小球时激活补体而致病，该型发病前常有上呼吸道感染史，其致病抗原可能为细菌或病毒；Ⅲ型为非免疫复合物型，其发生可能与肾微血管炎有关，病人血清抗中性粒细胞胞浆抗体（ANCA）常呈阳性。此外，按血清ANCA检测结果可将RPGN进一步分为5型，即将ANCA阳性的原Ⅰ型RPGN归为Ⅳ型，ANCA阴性的原Ⅲ型RPGN归为Ⅴ型。

本病病理类型为新月体性肾小球肾炎（毛细血管外增生性肾炎），光镜下50％以上的肾小囊腔内有大量新月体形成，早期为细胞性新月体，后期可逐渐发展为纤维性新月体，最后导致肾小球硬化。

（二）临床表现

我国急进性肾炎以Ⅱ型为主，Ⅰ、Ⅲ型少见。Ⅰ型多见于青中年，Ⅱ型和Ⅲ型多见于中老年，男性较女性多见。本病起病较急，发病前常有上呼吸道感染史。临床表现类似于急性肾炎，可有尿量减少、血尿、蛋白尿、水肿和高血压。但随病情进展可迅速出现少尿或无尿，肾功能损害进展急速，多在数周至半年内发展为尿毒症，常伴中度贫血。少数病人起病隐匿，以原因不明的发热、关节痛、肌痛和腹痛等为前驱表现，直到出现尿毒症症状时才就诊，多见于Ⅲ型。Ⅱ型常伴肾病综合征。

（三）实验室及其他检查

1. 尿液检查　常为肉眼血尿，镜下可见大量红细胞、白细胞和红细胞管型。尿蛋白常呈阳性，程度+ ～ ++++不等。

2. 肾功能检查　血肌酐、血尿素氮进行性升高，内生肌酐清除率进行性下降。

3. 免疫学检查　Ⅱ型可有血循环免疫复合物阳性，血清补体C3降低；Ⅰ型可有血清肾小球基膜抗体阳性；Ⅲ型常有ANCA阳性。

4. B超检查　双侧肾脏增大。

（四）诊断要点

根据急性起病、病程进展迅速、少尿或无尿、血尿、蛋白尿和进行性肾功能损害等典型临床表现，可做出初步诊断。肾活检显示50％以上肾小球有新月体形成，在排除继发因素后可确诊。

（五）治疗要点

本病的治疗关键在于早期诊断和及时的强化治疗，治疗措施的选择取决于疾病的病理类型和病变程度。

1. 强化治疗

（1）冲击疗法：适用于Ⅱ、Ⅲ型急进性肾小球肾炎，对Ⅰ型疗效较差。首选甲泼尼龙10 ～ 30mg／（kg·d）进行冲击治疗，3日为1疗程，两疗程间隔3 ～ 5日，共2 ～ 3个疗程，之后改为口服泼尼松和静注环磷酰胺。泼尼松口服2 ～ 3个月后开始逐渐减至维持量，在维持治疗6 ～ 12月后继续减量至停药。环磷酰胺每次0.2 ～ 0.4g，隔天静注，总量6 ～ 8g。近年来有人用环磷酰胺加甲泼尼龙行冲击疗法，随后口服泼尼松维持治疗。

（2）血浆置换法：主要用于Ⅰ型急进性肾小球肾炎，但需早期施行。血浆置换疗法是指用血浆置换机分离病人的血浆和血细胞，弃去病人血浆后，以等量正常人血浆或血浆清蛋白与病人血细胞一起重新输入体内，每天或隔天1次，每次置换2 ～ 4L，直至血中免疫复合物或抗基膜抗体转阴，一般需置换10次以上。此疗法需同时联合泼尼松及细胞毒药物口服治疗。

2. 替代疗法　急性肾衰竭符合透析指征的病人应及时行透析治疗。强化治疗无效而进入终末期肾衰竭的病人，应予以长期维持性透析治疗或在病情稳定1年后做肾移植。

3. 对症治疗　包括利尿、降压、抗感染和纠正水、电解质、酸碱平衡紊乱等。

（六）常用护理诊断／问题、措施及依据

1. 潜在并发症　急性肾衰竭。

（1）病情监测：密切观察病情，及时识别急性肾衰竭的发生。

1）尿量：若尿量迅速减少或出现无尿，往往提示发生了急性肾衰竭。

2）血肌酐、血尿素氮及内生肌酐清除率：急性肾衰竭时可出现血肌酐、血尿素氮快速地进行性升高，内生肌酐清除率快速下降。

3）血清电解质：重点观察有无高钾血症，急性肾衰竭常可出现血钾升高，可诱发各种心律失常，甚至心脏骤停。

4）其他：有无食欲明显减退、恶心、呕吐；有无气促、端坐呼吸等。

（2）用药护理：严格遵医嘱用药，密切观察激素、免疫抑制剂、利尿剂的疗效和不良反应。糖皮质激素可导致水钠潴留、血压升高、血糖上升、精神兴奋、消化道出血、骨质疏松、继发感染、伤口不愈合以及类肾上腺皮质功能亢进症的表现，如满月脸、水牛背、多毛、向心性肥胖等。对于肾脏疾病病人，使用肾上腺糖皮质激素后应特别注意有无发生水钠潴留、血压升高和继发感染，因这些不良反应可加重肾损害，导致病情恶化。此外，大剂量激素冲击疗法可明显抑制机体的防御能力，必要时需对病人实施保护性隔离，防止继发感染。

利尿剂的不良反应观察具体参见本章第二节"水肿"的护理。环磷酰胺的不良反应与使用时注意事项

2. 体液过多　与肾小球滤过率下降、大剂量激素治疗导致水钠潴留有关。

具体护理措施参见本章本节"急性肾炎"的护理。

（七）其他护理诊断问题

1. 有感染的危险　与激素、细胞毒药物的应用，血浆置换、大量蛋白尿致机体抵抗力下降有关。

2. 恐惧　与病情进展快、预后差有关。

（八）健康指导

1. 休息　病人应注意休息，避免劳累。急性期绝对卧床休息，时间较急性肾小球肾炎更长。

2. 预防和控制感染　本病部分病人发病与上呼吸道和皮肤感染有关，且患病后免疫功能低下，易发生感染，故应重视预防感染，避免受凉、感冒，注意个人卫生。

3. 用药指导　向病人及家属强调严格遵循诊疗计划的重要性，不可擅自更改用药和停止治疗；告知激素及细胞毒药物的作用、可能出现的不良反应和服药的注意事项，鼓励病人配合治疗。

4. 自我病情监测与随访的指导　向病人解释如何监测病情变化以及病情好转后仍需较长时间的随访，以防止疾病复发及恶化。

（九）预后

急进性肾炎的预后取决于及时的诊断、尽早和合理的治疗，否则病人多于数周至半年内发展成尿毒症，甚至死亡。早期合理治疗可使部分病人病情得到缓解，少数病人肾功能可完全恢复。预后亦与疾病类型有关：Ⅰ型预后差，Ⅱ型和Ⅲ型预后较好。老年病人的预后较差。本病缓解后远期转归多数逐渐转为慢性并发展为慢性肾衰竭，部分长期维持缓解，少数复发。

三、慢性肾小球肾炎

慢性肾小球肾炎，简称慢性肾炎，是一组以血尿、蛋白尿、高血压和水肿为临床表现的肾小球疾病。临床特点为病程长，起病初期常无明显症状，以后缓慢持续进行性发展，最终可至慢性肾衰竭。

（一）病因与发病机制

慢性肾炎系由各种原发性肾小球疾病迁延不愈发展而成，病因大多尚不清楚，少数由急性链球菌感染后，肾小球肾炎演变而来。导致病程慢性化，进行性肾单位破坏的机制如下。

1. 原发病的免疫介导性炎症导致持续性进行性肾实质受损。

2. 高血压引起肾小动脉硬化性损伤。

3. 健存肾单位代偿性肾小球毛细血管高灌注、高压力和高滤过，促使肾小球硬化。

4. 长期大量蛋白尿导致肾小球及肾小管慢性损伤。

5. 脂质代谢异常引起肾小血管和肾小球硬化。慢性肾炎的病理类型多样，常见的有系膜增生性肾炎、系膜毛细血管性肾炎、膜性肾病及局灶性节段性肾小球硬化等。上述所有类型到晚期均可发展为硬化性肾小球肾炎。

（二）临床表现

本病以青中年男性多见。多数起病隐匿，可有一个相当长的无症状尿异常期。病人临床表现各不相同，差异较大。蛋白尿和血尿出现较早，多为轻度蛋白尿和镜下血尿，部分病人可出现大量蛋白尿或肉眼血尿。早期水肿时有时无，且多为眼睑和（或）下肢的轻中度水肿，晚期持续存在。此外，多数病人可有不同程度的高血压，部分病人以高血压为突出表现。随着病情的发展可逐渐出现夜尿增多，肾功能减退，最后发展为慢性肾衰竭而出现相应的临床表现。慢性肾炎进程主要取决于疾病的病理类型，但感染、劳累、妊娠、应用肾毒性药物、预防接种以及高蛋白、高脂或高磷饮食可促使肾功能急剧恶化。

（三）实验室及其他检查

1. 尿液检查　多数尿蛋白+～+++，尿蛋白定量为1～3g／24h。镜下可见多形性红细胞，可有红细胞管型。

2. 血常规检查　早期血常规检查多正常或轻度贫血。晚期红细胞计数和血红蛋白明显下降。

3. 肾功能检查　晚期血肌酐和血尿素氮增高，内生肌酐清除率明显下降。

4. B超检查　晚期双肾缩小，皮质变薄。

（四）诊断要点

凡蛋白尿持续1年以上，伴血尿、水肿、高血压和肾功能不全，排除继发性肾炎、遗传性肾炎和慢性肾盂肾炎后，可诊断为慢性肾炎。

（五）治疗要点

治疗原则为防止和延缓肾功能进行性恶化、改善临床症状以及防止严重并发症。

1. 饮食调整　给予优质低蛋白、低磷饮食，以减轻肾小球毛细血管高灌注、高压力和高滤过状态，延缓肾小球硬化和肾功能减退。有明显水肿和高血压时需低盐饮食。

2. 降压治疗　为控制病情恶化的重要措施。理想的血压控制水平视蛋白尿程度而定，尿蛋白>1g／d者，血压最好控制在16.63／9.98kPa（125／75mmHg）以下；尿蛋白<1g／d者，最好控制在17.29／10.64kPa（130／80mmHg）以下。主要的降压措施包括低盐饮食和使用降压药，应尽可能选择对肾脏有保护作用的降压药物，首选药为血管紧张素转化酶抑制剂（angiotensin converting enzyme inhibitor，ACEI）和血管紧张素Ⅱ受体阻滞剂（angiotensin Ⅱ receptor blocker，ARB）。两药不仅具有降压作用，还可降低肾小球毛细血管内压，缓解肾小球高灌注、高滤过状态，减少尿蛋白，保护肾功能。常用的ACEI有卡托普利（25mg，每天3次）、贝那普利（20mg，每天3次）等，ARB有氯沙坦（75mg，每天1次）等。其他降压药如钙通道阻滞剂（如氨氯地平5mg，每天1次）、β受体阻滞剂、血管扩张剂和利尿剂也可选用，但噻嗪类利尿剂对于肾功能较差者无效。

3. 血小板解聚药　长期服用血小板解聚药可延缓肾功能衰退，应用大剂量双嘧达莫（300～400mg／d）或小剂量阿司匹林（50～300mg／d）对系膜毛细血管性肾小球肾炎有一定疗效。

4. 防治引起肾损害的各种原因

（1）预防与治疗各种感染，尤其上呼吸道感染，因其可使慢性肾炎急性发作，导致肾功能急剧恶化。

（2）禁用肾毒性药物，如氨基糖苷类抗生素、两性霉素、磺胺类等。

（3）及时治疗高脂血症、高尿酸血症等。

（六）常用护理诊断问题、措施及依据

1. 体液过多　与肾小球滤过率下降导致水钠潴留等因素有关。具体护理措施参见本章第二节"水肿"的护理。

2. 有营养失调的危险　低于机体需要量与低蛋白饮食，长期蛋白尿致蛋白丢失过多有关。

（1）饮食护理：慢性肾炎病人肾功能减退时应予以优质低蛋白饮食，0.6～0.8g／（kg·d），其中50%以上为优质蛋白。低蛋白饮食时，应适当增加糖类的摄入，以满足机体生理代谢所需要的热量，避免因热量供给不足加重负氮平衡。控制磷的摄入。同时注意补充多种维生素及锌元素，因锌有刺激食欲的作用。

（2）静脉补充营养素：遵医嘱静脉补充必需氨基酸。

（3）营养监测：观察并记录进食情况，包括每天摄取的食物总量、品种，评估膳食中营养成分结构是否合适，总热量是否足够。观察口唇、指甲和皮肤色泽有无苍白；定期监测体重和上臂肌围，有无体重减轻、上臂环围缩小；检测血红蛋白浓度和血清蛋白浓度是否降低。应注意体重指标不适合水肿病人的营养评估。

（七）其他护理诊断及问题

1. 焦虑　与疾病的反复发作、预后不良有关。
2. 潜在并发症　慢性肾衰竭。

（八）健康指导

1. 休息与饮食　嘱咐病人加强休息，以延缓肾功能减退。向病人解释优质低蛋白、低磷、低盐、高热量饮食的重要性，指导病人根据自己的病情选择合适的食物和量。

2. 避免加重肾损害的因素　向病人及其家属讲解影响病情进展的因素，指导他们避免加重肾损害的因素，如预防感染，避免预防接种、妊娠和应用肾毒性药物等。

3. 用药指导　介绍各类降压药的疗效、不良反应及使用时的注意事项。如告诉病人ACEI可致血钾升高，以及高血钾的表现等。

4. 自我病情监测与随访的指导　慢性肾炎病程长，需定期随访疾病的进展，包括肾功能、血压、水肿等的变化。

（九）预后

慢性肾炎病程迁延，最终可发展至慢性肾衰竭。其中，长期大量蛋白尿，伴高血压或肾功能已受损者预后较差。

第五节 肾病综合征

肾病综合征是指由各种肾脏疾病所致的,以大量蛋白尿(尿蛋白>3.5g/d)、低蛋白血症(血浆清蛋白<30g/L)、水肿、高脂血症为临床表现的一组综合征。

一、病因与发病机制

肾病综合征可分为原发性和继发性两大类。原发性肾病综合征是指原发于肾脏本身的肾小球疾病,急性肾炎、急进性肾炎、慢性肾炎均可在疾病发展过程中发生肾病综合征。继发性肾病综合征是指继发于全身性或其他系统的疾病,如系统性红斑狼疮、糖尿病、过敏性紫癜、肾淀粉样变性、多发性骨髓瘤等。本节仅讨论原发性肾病综合征。原发性肾病综合征的发病机制为免疫介导性炎症所致的肾损害。引发原发性肾病综合征的肾小球疾病的主要病理类型有微小病变型肾病、系膜增生性肾小球肾炎、系膜毛细血管性肾小球肾炎、膜性肾病及局灶性节段性肾小球硬化。

二、临床表现

原发性肾病综合征的发病年龄、起病缓急与病理类型有关。微小病变型肾病以儿童多见;系膜增生性好发于青少年,半数起病急骤,部分为隐匿性;系膜毛细血管性好发于青少年,大多起病急骤;局灶性节段性多发于青少年,多隐匿起病;膜性肾病多见于中老年,通常起病隐匿。典型原发性肾病综合征的临床表现如下。

1. 大量蛋白尿　典型病例可有大量选择性蛋白尿(尿蛋白>3.5g/d)。其发生机制为肾小球滤过膜的屏障作用,尤其是电荷屏障受损,肾小球滤过膜对血浆蛋白(多以清蛋白),其中50%以上为优质蛋白。低蛋白饮食时,应适当增加糖类的摄入,以满足机体生理代谢所需要的热量,避免因热量供给不足加重负氮平衡。控制磷的摄入。同时注意补充多种维生素及锌元素,因锌有刺激食欲的作用。

2. 低蛋白血症　血浆清蛋白低于30g/L,主要为大量清蛋白自尿中丢失所致。肝代偿性合成血浆蛋白不足、胃黏膜水肿致蛋白质摄入与吸收减少等因素,可进一步加重低蛋白血症。除血浆清蛋白降低外,血中免疫球蛋白、抗凝及纤溶因子、金属结合蛋白等其他蛋白成分也可减少。

3. 水肿　是肾病综合征最突出的体征,其发生与低蛋白血症所致血浆胶体渗透压明显下降有关。严重水肿者可出现胸腔、腹腔和心包积液。

4. 高脂血症　肾病综合征常伴有高脂血症。其中以高胆固醇血症最为常见,甘油三酯、低密度脂蛋白、极低密度脂蛋白也常可增加。其发生与低清蛋白血症刺激肝脏代偿性地增加脂蛋白合成以及脂蛋白分解减少有关。

三、并发症

1. 感染　为肾病综合征常见的并发症，也是导致本病复发和疗效不佳的主要原因。其发生与蛋白质营养不良、免疫功能紊乱及应用肾上腺糖皮质激素治疗有关。感染部位以呼吸道、泌尿道、皮肤感染最多见。

2. 血栓、栓塞　由于有效血容量减少，血液浓缩及高脂血症使血液黏稠度增加；某些蛋白质自尿中丢失，以及肝脏代偿性合成蛋白质增加，引起机体凝血、抗凝和纤溶系统失衡，加之强效利尿剂的应用进一步加重高凝状态，易发生血管内血栓形成和栓塞，其中以肾静脉血栓最为多见。血栓和栓塞是直接影响肾病综合征治疗效果和预后的重要因素。

3. 急性肾衰竭　因水肿导致有效循环血容量减少，肾血流量下降，可诱发肾前性氮质血症。经扩容、利尿治疗后多可恢复，少数可发展为肾实质性急性肾衰竭，表现为无明显诱因出现少尿、无尿，经扩容、利尿无效，其发生机制可能是肾间质高度水肿压迫肾小管及大量蛋白管型阻塞肾小管，导致肾小管高压，肾小球滤过率骤减所致。

4. 其他　长期高脂血症易引起动脉硬化、冠心病等心血管并发症；长期大量蛋白尿可导致严重的蛋白质营养不良，儿童生长发育迟缓；免疫球蛋白减少致机体抵抗力下降，易发生感染；金属结合蛋白及维生素D结合蛋白丢失可致体内铁、锌、铜缺乏，以及钙、磷代谢障碍。

四、实验室及其他检查

1. 尿液检查　尿蛋白定性一般为+++～++++，24小时尿蛋白定量超过3.5g。尿中可有红细胞、颗粒管型等。

2. 血液检查　血浆清蛋白低于30g／L，血中胆固醇、三酰甘油、低及极低密度脂蛋白均可增高，血IgG可降低。

3. 肾功能检查　内生肌酐清除率正常或降低，血肌酐、尿素氮可正常或升高。

4. 肾B超检查　双肾正常或缩小。

5. 肾活组织病理检查　可明确肾小球病变的病理类型，指导治疗及判断预后。

五、诊断要点

根据大量蛋白尿、低蛋白血症、高脂血症、水肿等临床表现，排除继发性肾病综合征即可确立诊断，其中尿蛋白>3.5g／d、血浆清蛋白<30g／L为诊断的必备条件。肾病综合征的病理类型有赖于肾活组织病理检查。

六、治疗要点

1. 一般治疗　卧床休息至水肿消退，但长期卧床会增加血栓形成机会，故应保持适度的床上及床旁活动。肾病综合征缓解后，可逐步增加活动量。给予高热量、低脂、高维生素、低盐及富含可溶性纤维的饮食。肾功能良好者给予正常量的优质蛋白，肾功能减退者则给予优质低蛋白。

2. 对症治疗

（1）利尿消肿：多数病人经使用肾上腺糖皮质激素和限水、限钠后可达到利尿消肿目的。经上述治疗水肿不能消退者可用利尿剂。

1）噻嗪类利尿药：常用氢氯噻嗪25mg，每天3次。

2）保钾利尿药：常用氨苯蝶啶50mg，每天3次作为基础治疗，与噻嗪类利尿药合用可提高利尿效果，减少钾代谢紊乱。

3）袢利尿药：常用呋塞米，20～120mg／d。

4）渗透性利尿药：常用不含钠的低分子右旋糖酐静滴，随之加用袢利尿药可增强利尿效果。少尿者应慎用渗透性利尿剂，因其易与蛋白一起形成管型，阻塞肾小管。

5）静脉输注血浆或血浆清蛋白，提高胶体渗透压，并同时加用袢利尿剂，常有良好的利尿效果。但应严格掌握用药适应证。注意利尿不能过猛，以免血容量不足，诱发血栓形成和肾损害。

（2）减少尿蛋白：持续大量蛋白尿可致肾小球高滤过，加重损伤，促进肾小球硬化。应用ACEI和其他降压药，可通过有效控制高血压达到不同程度的减少尿蛋白的作用。

（3）降脂治疗：高脂血症可加速肾小球疾病的发展，增加心、脑血管病的发生率，故肾病综合征的高脂血症应予以治疗。大多数病人仅用低脂饮食难以控制血脂，需用降脂药物。羟甲基戊二酰辅酶A还原酶抑制剂如洛伐他汀等为首选的降脂药。

3. 抑制免疫与炎症反应　为肾病综合征的主要治疗。

（1）肾上腺糖皮质激素：可抑制免疫反应，减轻、修复滤过膜损害，并有抗炎、抑制醛固酮和抗利尿激素等作用。激素的使用原则为起始足量、缓慢减药和长期维持。常用药为泼尼松，开始口服剂量1mg／（kg·d），8～12周后每2周减少原用量的10%，当减至0.4～0.5mg／（kg·d）时，维持6～12个月。激素可采用全天量顿服；维持用药期间，两天量隔天1次顿服，以减轻激素的不良反应。

（2）细胞毒药物：用于"激素依赖型"或"激素抵抗型"肾病综合征，常与激素合用。环磷酰胺为最常用的药物，每天100～200mg，分次口服，或隔天静注，总量达到6～8g后停药。

（3）环孢素：用于激素抵抗和细胞毒药物无效的难治性肾病综合征。环孢素可通过选择性抑制T辅助细胞及T细胞毒效应细胞而起作用。常用剂量为5mg／（kg·d），分2次口服，服药期间需监测并维持其血浓度谷值为100～200ng／mL。服药2～3个月后缓慢减量，共服半年左右。

4. 并发症防治

（1）感染：一般不主张常规使用抗生素预防感染，但一旦发生感染，应选择敏感、强效及无肾毒性的抗生素进行治疗。

（2）血栓及栓塞：当血液出现高凝状态时应给予抗凝剂如肝素，并辅以血小板解聚药如双嘧达莫。一旦出现血栓或栓塞时，应及早给予尿激酶或链激酶溶栓，并配合应用抗凝剂。

（3）急性肾衰竭：利尿无效且达到透析指征时应进行透析治疗。

5. 中医中药治疗　如雷公藤等，具有抑制免疫、抑制系膜细胞增生、改善滤过膜通透性的作用，可与激素及细胞毒类药物联合应用。

七、护理评估

1. 起病与症状特点　询问疾病的起始时间、急缓和主要症状。肾病综合征病人最常见和突出的症状是水肿，应详细询问病人水肿的发生时间、部位、程度、特点、消长情况，以及有无胸闷、气促、腹胀等胸腔、腹腔、心包积液的表现。询问有无肉眼血尿、血压异常和尿量减少。有无发热、咳嗽、咳痰、皮肤感染和尿路刺激征等感染征象。

2. 检查与治疗经过　了解是否曾做过尿常规、肾功能、肾B超等检查，其结果如何；是否已治疗过，并详细询问以往的用药情况，尤其是利尿剂、激素、细胞毒药物等药物的。

八、评价

1. 病人的水肿减轻或消退。

2. 饮食结构合理，营养状况改善。

3. 能积极采取预防感染的措施，未发生感染。

4. 皮肤无损伤或发生感染。

九、其他护理诊断及问题

1. 知识缺乏　缺乏与本病有关的防治知识。

2. 焦虑　与本病的病程长、易反复发作有关。

3. 潜在并发症　血栓形成、急性肾衰竭、心脑血管并发症。

十、健康指导

1. 休息与运动　注意休息，避免劳累，同时应适当活动，以免发生肢体血栓等并发症。

2. 饮食指导　告诉病人优质蛋白、高热量、低脂、高膳食纤维和低盐饮食的重要性，引导病人根据病情选择合适的食物，并合理安排每天饮食。

3. 预防感染　避免受凉、感冒，注意个人卫生。

4. 用药指导　告诉病人不可擅自减量或停用激素，介绍各类药物的使用方法、使用时注意事项以及可能的不良反应。

5. 自我病情监测与随访的指导　监测水肿、尿蛋白和肾功能的变化。注意随访。

十一、预后

肾病综合征的预后取决于肾小球疾病的病理类型、有无并发症、是否复发及用药的疗效。一般而言，局灶性节段性肾小球硬化、系膜毛细血管性肾炎、重度系膜增生性肾炎预后差。

第六节　尿路感染

尿路感染（urinary tract infection，UTI）简称尿感，是由于各种病原微生物感染所引起的尿路急、慢性炎症。多见于育龄女性、老年人、免疫功能低下者。根据感染发生的部位，可分为上尿路感染和下尿路感染，上尿路感染主要是肾盂肾炎，下尿路感染主要是膀胱炎。

一、病因与发病机制

（一）病因

主要为细菌感染所致，致病菌以革兰阴性杆菌为主，其中以大肠埃希菌最常见，占70％以上；其次为副大肠杆菌、变形杆菌、克雷白杆菌、产气杆菌、沙雷杆菌、产碱杆菌、粪链球菌、铜绿假单胞菌和葡萄球菌；偶见厌氧菌、真菌、病毒和原虫感染。铜绿假单胞菌感染常发生于尿路器械检查后或长期留置导尿管的病人，性生活活跃女性以柠檬色或白色葡萄球菌感染多见，尿路结石者以变形杆菌、克雷白杆菌感染多见，糖尿病及免疫功能低下可发生真菌感染。

（二）发病机制

1. 感染途径　90％尿路感染的致病菌源自上行感染。正常情况下尿道口周围有少量细菌寄居，一般不引起感染。当机体抵抗力下降、尿道黏膜有损伤或入侵细菌毒力大、致病力强时，细菌可侵入尿道并沿尿路上行至膀胱、输尿管或肾脏而发生尿路感染。细菌经由血循环到达肾脏为血行感染，临床少见，多发生于原有严重尿路梗阻或机体免疫力极差者，金黄色葡萄球菌为主要致病菌。

2. 机体防御能力　细菌进入泌尿系统后是否引起感染与机体的防御功能和细菌本身的致病力有关。机体的防御功能如下。

（1）尿液的冲刷作用可清除绝大部分入侵的细菌。

（2）尿路黏膜及其所分泌IgA和IgG等可抵御细菌入侵。

（3）尿液中高浓度尿素和酸性环境不利于细菌生长。

（4）男性前列腺分泌物可抑制细菌生长。

3. 易感因素

（1）女性：女性因尿道短而直，尿道口离肛门近而易被细菌污染。尤其在经期、妊娠期、绝经期和性生活后较易发生感染。

（2）尿流不畅或尿液反流：尿流不畅是尿路感染最重要的易感因素。尿流不畅时，上行的细菌不能被及时地冲刷出尿道，易在局部停留、生长和繁殖而发生感染。最常见于尿路结石、膀胱癌、前列腺增生等各种原因所致的尿路梗阻。此外，泌尿系统畸形和结构异常如肾发育不良、肾盂及输尿管畸形也可引起尿流不畅和肾内反流而易发生感染，膀胱–输尿管反流可使膀胱内的含菌尿液进入肾盂而引起感染。

（3）使用尿道插入性器械：如留置导尿管、膀胱镜检查、尿道扩张术等可引起尿道黏膜损伤，并可将前尿道或尿道口的细菌带入膀胱或上尿路而致感染。

（4）机体抵抗力低下：全身性疾病，如糖尿病、慢性肾脏疾病、慢性腹泻、长期卧床的重症慢性疾病和长期使用肾上腺糖皮质激素等可使机体抵抗力下降，而易发生尿路感染。

（5）尿道口周围或盆腔炎症：如妇科炎症、细菌性前列腺炎均可引起尿路感染。

三、临床表现

1. 膀胱炎　约占尿路感染的60％，病人主要表现为尿频、尿急、尿痛等膀胱刺激症状，伴耻骨上不适。一般无全身毒血症状。常有白细胞尿，30％有血尿，偶有肉眼血尿。

2. 急性肾盂肾炎　临床表现因炎症程度不同而差异较大，多数起病急骤，表现如下。

（1）全身表现：常有寒战、高热，伴有头痛、全身酸痛、无力、食欲减退。轻者全身表，现较少，甚至缺如。

（2）泌尿系统表现：常有尿频、尿急、尿痛等膀胱刺激症状，多伴有腰痛或肾区不适，肋脊角压痛和（或）叩击痛。可有脓尿和血尿。部分病人可无明显的膀胱刺激症状，而以全身症状为主，或表现为血尿伴低热和腰痛。

（3）并发症：较少，当细菌毒力强，并发尿路梗阻或机体抵抗力下降时可发生肾乳头坏死和肾周脓肿。前者主要表现为高热、剧烈腰痛和血尿，可有坏死组织脱落随尿排出，发生肾绞痛；后者除原有肾盂肾炎症状加重外，常出现明显单侧腰痛，向健侧弯腰时疼痛加剧。

3. 无症状性菌尿　又称隐匿型尿感，即有真性菌尿但无尿路感染的症状。多见于老年人和孕妇，60岁以上老年人的发生率为10％，孕妇为7％。如不治疗，约20％无症状菌尿者可发生急性肾盂肾炎。

四、实验室及其他检查

1. 尿常规　尿中白细胞显著增加，出现白细胞管型提示肾盂肾炎；红细胞也增加，少数可有肉眼血尿；尿蛋白常为阴性或微量。

2. 尿细菌学检查　新鲜清洁中段尿细菌定量培养菌落计数≥10^9/mL，如能排除假阳性，则为真性菌尿。如临床上无尿感症状，则要求2次清洁中段尿定量培养均≥10^9/mL，且为同一菌种。此外，膀胱穿刺尿定性培养有细菌生长也提示真性菌尿。

3. 影像学检查　对于慢性、反复发作或经久不愈的肾盂肾炎，可行腹部平片、静脉肾盂造影检查（intravenous pyelography，IVP），以确定有无结石、梗阻、泌尿系统先天性畸形和膀胱-输尿管反流等。但尿路感染急性期不宜做IVP。

4. 其他　急性肾盂肾炎的血常规可有白细胞计数增多，中性粒细胞核左移。

五、诊断要点

典型尿路感染可根据膀胱刺激征、尿液改变和尿液细菌学检查加以确诊。不典型病人则主要根据尿细菌学检查做出诊断。尿细菌学检查的诊断标准为新鲜清洁中段尿细菌定量培养菌落计数≥10^9/mL。

对于有明显的全身感染症状、腰痛、肋脊角压痛和叩击痛、血液中白细胞计数增高的病人，多考虑为肾盂肾炎。但尿路感染的定位诊断，不能依靠临床症状和体征，因不少肾盂肾炎病人无典型临床表现，而在表现为膀胱炎的病人中，约1/3是亚临床型肾盂肾炎。目前临床上还没有一种令人满意的实验室方法进行定位诊断。

六、治疗要点

（一）急性膀胱炎

一般采用单剂量或短程疗法的抗菌药物治疗。

1. 单剂量疗法　可选用磺胺类（复方磺胺甲噁唑6片，顿服）或氟喹酮类（如氧氟沙星0.4g，顿服），但单剂量疗法易复发。

2. 短程疗法　多用3天疗法，可给予磺胺类，如复方磺胺甲噁唑2片，每天2次；或氟喹酮类，如氧氟沙星0.2g，每天3次。

（二）急性肾盂肾炎

1. 应用抗生素　轻型肾盂肾炎宜口服有效抗菌药物14天，可选用磺胺类和氟喹酮类（剂量同急性膀胱炎），一般用药72小时可显效，若无效则应根据药物敏感试验更改药物。严重肾盂肾炎有明显毒血症状者需肌注或静脉用药，可选用氨基糖苷类、青霉素类（如氨苄西林2g，每天3次）、头孢类（如头孢唑啉0.5g，每天3次）等药物，获得尿培养结果后应根据药敏选药，必要时联合用药，另外，严重肾盂肾炎应在病情允许时，做影像学检查，以确定有无尿路梗阻，尤其是结石等。

2. 碱化尿液　口服碳酸氢钠片（1.0g，每天3次），可增强上述抗菌药物的疗效，减轻尿路刺激症状。

（三）无症状细菌尿

对于非妊娠妇女和老年人无症状细菌尿，一般不予治疗。妊娠妇女的无症状细菌尿则必须治疗，选用肾毒性较小的抗菌药物，如青霉素类、头孢类等，不宜用氯霉素、四环素、氟喹酮类，慎用复方磺胺甲噁唑和氨基糖苷类。学龄前儿童的无症状细菌尿也应予以治疗。

（四）再发性尿路感染

再发性尿感是指尿感经治疗，细菌尿转阴后，再次发生真性细菌尿。再发可分为复发和重新感染，其中重新感染约占80%。复发是指原致病菌再次引起感染，通常在停药1个月内发生；而重新感染是指因另一种新致病菌侵入而引起感染，一般多在停药1个月后发生。对于复发性尿感，应积极寻找并去除易感因素如尿路梗阻等，并选用有效的强力杀菌性抗生素，在允许的范围内用最大剂量，治疗6周，如不成功，可再延长疗程或改为注射用药。再发性尿感为重新感染引起者，提示病人的尿路防御功能低下，可采用长程低剂量抑菌疗法作预防性治疗，如每晚临睡前排尿后口服复方磺胺甲噁唑半片，疗程半年，如停药后再发，则再给予此疗法1～2年或更长。

七、常用护理诊断／问题、措施及依据

1. 排尿障碍　尿频、尿急、尿痛与泌尿系统感染有关。具体护理措施参见本章第二节"尿路刺激征"的护理。

2. 体温过高　与急性肾盂肾炎有关。

（1）饮食护理：给予清淡、营养丰富、易消化食物。高热者注意补充水分，同时做好口腔护理。

（2）休息和睡眠：增加休息与睡眠，为病人提供一个安静、舒适的休息环境，加强生活护理。

（3）病情观察：监测体温、尿液性状的变化，有无腰痛加剧。如高热持续不退或体温升高，且出现腰痛加剧等，应考虑可能出现肾周脓肿、肾乳头坏死等并发症，需及时通知医生。

（4）物理降温：高热病人可采用冰敷、酒精擦浴等措施进行物理降温。

（5）用药护理：遵医嘱给予抗菌药物，注意药物用法、剂量、疗程和注意事项，如口服复方磺胺甲噁唑期间要注意多饮水，并同时服用碳酸氢钠，以增强疗效、减少磺胺结晶形成。尿路感染的疗效评价标准为：①见效：治疗后复查菌尿转阴。②治愈：完成抗菌药物疗程后，菌尿转阴，于停用抗菌药物1周和1个月分别复查1次，如无菌尿，则可认为尿路感染已治愈。③治疗失败：治疗后持续菌尿或复发。

八、其他护理诊断及问题

1. 潜在并发症　肾乳头坏死、肾周脓肿等。

2. 知识缺乏　缺乏预防尿路感染的知识。

九、健康指导

1. 疾病知识指导

（1）保持规律生活，避免劳累，坚持体育运动，增加机体免疫力。

（2）多饮水、勤排尿是预防尿路感染最简便而有效的措施，每天应摄入足够水分，保证每天尿量不少于1500mL。

（3）注意个人卫生，尤其是会阴部及肛周皮肤的清洁，特别是月经期、妊娠期、产褥期。教会病人正确清洁外阴部的方法。

（4）与性生活有关的反复发作者，应注意性生活后立即排尿，并服抗菌药物预防。

2. 治疗配合　嘱病人按时、按量、按疗程服药，勿随意停药，并按医嘱定期随访。教会病人识别尿路感染的临床表现，一旦发生尽快诊治。

十、预后

急性肾盂肾炎如及时治疗，90％可以治愈。若存在尿路梗阻、畸形等易感因素，则必须纠正易感因素，否则很难治愈，且可演变为慢性肾盂肾炎，甚至发展为慢性肾衰竭。

第七节　急性肾衰竭

急性肾衰竭是由于各种病因引起的短时间内（数小时或数天）肾功能突然下降而出现的临床综合征。主要表现为血肌酐和尿素氮升高，水、电解质和酸碱平衡失调及全身各系统并发症。常伴有少尿（<400mL／24h），但也可以无少尿表现。本综合征有广义和狭义之分，广义的急性肾衰竭可分为肾前性、肾性和肾后性3类。狭义的急性肾衰竭是指急性肾小管坏死。

一、病因与发病机制

（一）病因

1. 肾前性　肾脏本身无器质性病变，因某些能致有效循环血量减少、心排血量下降及引起肾血管收缩的因素导致肾血流灌注不足，以至肾小球滤过率下降而发生急性肾衰竭。常见病因如下。

（1）血容量减少：主要为各种原因的液体丢失和出血。

（2）有效动脉血流量减少和肾内血流动力学改变：包括肾前小动脉收缩或肾后小动脉扩张。

2. 肾后性　由于各种原因的急性尿路梗阻所致，梗阻可发生在尿路从肾盂到尿道的任一水平。肾后性因素多为可逆性，及时解除病因常可使肾功能得以恢复。常见病因有尿路结石、双侧肾盂积液、前列腺增生和肿瘤等。

3. 肾性　由于肾实质损伤所致，最常见的是肾缺血或肾毒性物质损伤肾小管上皮细胞。常见的肾性因素如下。

（1）急性肾小管坏死：为最常见的急性肾衰竭类型，约占75%～80%，多数可逆。

（2）急性肾间质病变。

（3）肾小球和肾小血管病变。

（二）发病机制

急性肾小管坏死的发病机制尚不完全明了，一般认为不同病因、不同的病理损害类型，有其不同的始动机制和持续发展因素。目前对于缺血所致急性肾小管坏死的发病机制，主要有以下解释。

1. 肾血流动力学改变　主要为肾血浆流量下降，肾内血流重新分布，表现为肾皮质血流量减少，肾髓质充血等。造成上述血流动力学障碍的原因众多，其中最主要的机制是血管陡缩因子（内皮素）产生过多，舒张因子（一氧化氮）产生相对过少。

2. 肾小管上皮细胞代谢障碍　主要为缺氧所致，表现为：

（1）ATP含量明显下降。

（2）Ca^{2+}-ATP酶活力下降，线粒体肿胀，能量代谢失常。

（3）细胞膜上磷脂酶因能量代谢障碍而大量释放，进一步促使线粒体及细胞膜功能失常。

（4）细胞内酸中毒等。

3. 肾小管上皮脱落，管腔中管型形成　肾小管管腔堵塞造成压力过高，加剧了已有的组织水肿，进一步降低了肾小球滤过及肾小管间质缺血性障碍。

二、病理

由于病因及病变的严重程度不同，病理改变可有显著差异。肉眼见肾增大而质软，剖面可见髓质呈暗红色，皮质肿胀，因缺血而呈苍白色。典型的缺血性急性肾衰竭光镜检查见肾小管上皮细胞片状和灶性坏死，从基底膜上脱落，肾小管管腔管型堵塞。管型由未受损或变性的上皮细胞、细胞碎片、Tamm-Horsfall黏蛋白和色素组成。肾缺血者，基底膜遭破坏。如基底膜完整性存在，则肾小管上皮细胞可迅速地再生，否则上皮细胞不能再生。

肾毒性急性肾衰竭形态学变化最明显的部位在近端肾小管的曲部和直部。肾小管上皮细胞坏死不如缺血性急性肾衰竭明显。

三、临床表现

急性肾小管坏死是肾性急性肾衰竭最常见的类型，通常按其病因分为缺血性和肾毒性。但临床上常常是多因素的，临床表现包括原发疾病、急性肾衰竭引起的代谢紊乱和并发症等3个方面。典型病程可分为3期：起始期、维持期、恢复期。

（一）起始期

起始期指典型肾前性氮质血症至肾小管坏死之前这一阶段。此期有严重肾缺血，尚未发生明显的肾实质损伤，若及时治疗可避免急性肾小管坏死（acute tubular necrosis，ATN）的发生。此期以原发病的症状体征为主要表现，伴有尿渗透压和滤过钠排泄分数下降。起始期历时短，仅数小时至1~2天，且损害可逆转。

（二）维持期

维持期又称少尿期、典型的为7~14天，也可短至几天，有时可长至4~6周。肾小球滤过率保持在低水平，许多病人可出现少尿（400mL/d）。但有些病人可没有少尿，尿量在400mL/d以上，称非少尿型急性肾衰竭，其病情大多较轻，预后较好。然而不论尿量是否减少，随着肾功能减退，临床上均可出现一系列尿毒症表现。

1. 急性肾衰竭的全身并发症

（1）消化系统症状：为最早出现的系统症状，可有食欲减退、恶心、呕吐、腹胀、腹泻等，严重者可发生消化道出血。

（2）呼吸系统症状：除肺部感染的症状外，因容量负荷过度，可出现呼吸困难、咳嗽、憋气、胸痛等症状。

（3）循环系统症状：多因尿少和未控制饮水，以致体液过多而出现高血压、心力衰竭和水肿表现；因毒素滞留、电解质紊乱、贫血及酸中毒，可引起各种心律失常及心肌病变。

（4）神经系统症状：可出现意识障碍、躁动、谵妄、抽搐、昏迷等尿毒症脑病症状。

（5）血液系统症状：可有出血倾向和轻度贫血现象。

（6）其他：常伴有感染，其发生与进食少、营养不良、免疫力低下等因素有关，感染是肾衰竭的主要死亡原因之一。此外，在急性肾衰竭同时或在疾病发展过程中还可并发多脏器功能衰竭，病人死亡率可高达70%以上。

2. 水、电解质和酸碱平衡失调　其中高钾血症、代谢性酸中毒最为常见。

（1）代谢性酸中毒：由于肾小球滤过功能降低，使酸性代谢产物排出减少，同时又因急性肾衰竭常并发高分解代谢状态，使酸性产物明显增多。表现为恶心、呕吐、疲乏、嗜睡和呼吸深长。

（2）高钾血症：少尿期钾排泄减少使血钾升高；若并发感染、热量摄入不足及组织大量破坏均可使钾从细胞内释放到细胞外液，引起高钾血症；此外，酸中毒也可引起血钾升高。高钾血症是少尿期的重要死因。病人可出现恶心、呕吐、四肢麻木、烦躁、胸闷等症状，并可发生心率减慢、心律不齐，甚至室颤、心脏骤停。

（3）低钠血症：主要是由于水潴留引起稀释性低钠血症。

（4）其他：可有低钙、高磷、低氯血症等，但远不如慢性肾衰竭时明显。

（三）恢复期

此期肾小管细胞再生、修复，肾小管完整性恢复。肾小球滤过率逐渐恢复至正常或接近正常范围。少尿型病人开始出现利尿，可有多尿表现，每天尿量可达3000～5000mL，甚至更多。通常持续约1～3周，继而再恢复正常。与肾小球滤过率相比，肾小管上皮细胞功能（溶质和水的重吸收）的恢复相对延迟，常需数月后才能恢复。部分病例肾小管浓缩功能不全可持续1年以上，若肾功能持久不恢复，提示肾脏遗留有永久性损害。

四、实验室及其他检查

1. 血液检查　可有轻、中度贫血，血肌酐平均每天增加≥44.2mmol／L，高分解代谢者上升速度更快，平均每天增加≥176.8mmol／L。血清钾浓度常>5.5mmol／L。血气分析示血pH值常低于7.35，碳酸氢根离子浓度低于20mmol／L。可有低钠、低钙、高磷血症。

2. 尿液检查　尿液外观多混浊，尿蛋白多为+～++，以中、小分子蛋白质为主，可见肾小管上皮细胞、上皮细胞管型、颗粒管型，少许红细胞和白细胞等。尿比重降低且固定，多在1.015以下，尿渗透浓度低于350mmol／L，尿与血渗透浓度之比低于1:1。尿钠增高，多在20～60mmol／L，尿肌酐与血肌酐之比常低于10，滤过钠排泄分数（即尿钠／血钠之比／尿肌酐、血肌酐之比×100）大于10，肾衰指数（尿钠浓度与尿肌酐、血肌酐比值之比）常大于1。注意尿液指标检查必须在输液、使用利尿剂和高渗药物之前，否则结果有偏差。

3. 影像学检查　尿路超声显像对排除尿路梗阻和慢性肾功能不全很有帮助。必要时CT等检查可显示是否存在与压力相关的扩张。如疑由梗阻所致，可做逆行性或下行性肾盂造影。X线或放射性核素检查对检查血管有无阻塞有帮助，但要明确诊断仍需行肾血管造影。

4. 肾活组织检查　是重要的检查手段。在排除了肾前性及肾后性原因后，没有明确致病原因（肾缺血或肾毒素）的肾性急性肾衰竭都有肾活组织检查指征。

五、诊断要点

病人尿量突然明显减少，肾功能急剧恶化（即血肌酐每天升高超过44.2mmol／L或在24～72小时内血肌酐值相对增加25%～100%），结合临床表现、原发病因和实验室检查，一般不难做出诊断。

六、治疗要点

1. 纠正可逆病因，预防额外损伤 急性肾衰竭首先要纠正可逆的病因，例如各种严重外伤、心力衰竭、急性失血，积极处理血容量不足、休克和感染等。应停用影响肾灌注或具有肾毒性的药物。

2. 维持体液平衡 每天补液量应为显性失液量加上非显性失液量减去内生水量，应坚持"量出为人"的原则，控制液体入量。具体计算每天的进液量可按前一天尿量加500mL计算。发热病人只要体重不增加，可适当增加进液量。

3. 饮食和营养 补充营养以维持机体的营养状况和正常代谢，有助于损伤细胞的修复和再生，提高存活率。

4. 高钾血症 密切监测血钾的浓度，当血钾超过6.5mmol／L，心电图表现异常变化时，应予以紧急处理。

（1）给予10%葡萄糖酸钙10～20mL，稀释后缓慢静注（不少于5分钟）。

（2）5%NaHCO$_3$或11.2%乳酸钠100～200mL静滴，纠正酸中毒并同时促使钾离子向细胞内移动。

（3）50%葡萄糖液50mL加普通胰岛素10U缓解静注。

（4）钠型离子交换树脂15～30g口服，每天3次。

（5）以上措施无效时，透析治疗是最有效的治疗。

5. 代谢性酸中毒 应及时处理，如HCO$_3^-$低于15mmol／L，可选用5%NaHCO$_3$100～250mL静滴。对严重酸中毒者应立即开始透析。

6. 感染 一旦出现感染迹象，应尽早使用抗生素。根据细菌培养和药物敏感试验选用对肾无毒或毒性低的药物，并按内生肌酐清除率调整用药剂量。

7. 心力衰竭 临床表现与一般心力衰竭相仿，处理措施也基本相同，但利尿剂和洋地黄对这类病人的疗效较差。药物治疗以扩血管为主，应用减轻前负荷的药物。容量负荷过重的心力衰竭最有效的治疗是透析治疗。

8. 透析治疗 明显尿毒症综合征，包括心包炎、严重脑病、高钾血症、严重代谢性酸中毒、容量负荷过重且对利尿药治疗无效者，均是透析治疗的指征。对非高分解型、尿量不少的病人可施行内科保守治疗。重症病人则倾向于早期进行透析治疗，其目的包括：

（1）尽早清除体内过多的水分、毒素。

（2）纠正高钾血症和代谢性酸中毒。

（3）减少并发症和死亡率。

（4）放宽对液体、热量、蛋白质及其他营养物质摄入量的限制，有利于肾损伤细胞的修复和再生。

9. 多尿期的治疗　此期治疗重点仍为维持水、电解质和酸碱平衡，控制氮质血症，治疗原发病和防治各种并发症。在多尿期的开始阶段，即使尿量已超过2500mL/d，但因肾小球滤过率尚未恢复，肾小管的浓缩功能仍较差，血尿素氮仍可继续上升，故对已进行透析者，应维持透析。当一般情况明显改善，可暂停透析加以观察，病情稳定后方可停止透析。

10. 恢复期的治疗　一般无须特殊处理，定期随访肾功能，避免肾毒性药物的使用。

七、常用护理诊断/问题、措施及依据

（一）营养失调

低于机体需要量与病人食欲减退、限制蛋白质摄入、透析和原发疾病等因素有关。

1. 饮食护理　对于能进食的病人，给予高生物效价的优质蛋白，蛋白质的摄入量应限制为0.8g/（kg·d），并适量补充必需氨基酸。对有高分解代谢或营养不良以及接受透析的病人，其蛋白质摄入量可适当放宽。给予高糖类和高脂饮食，以供给足够的热量，保持机体正氮平衡。急性肾衰竭病人每天所需热量为147kJ/kg（35kcal/kg）。尽可能减少钠、钾、氯的摄入量。

2. 对症护理　对于有恶心、呕吐的病人，可遵医嘱用止吐药，待其舒适时再给予适量食物，并做好口腔护理，增进食欲。不能以口进食者可用鼻饲或静脉补充营养物质。

3. 监测营养状况　监测反映机体营养状况的指标是否改善，如血浆清蛋白等。

（二）有感染的危险

与机体抵抗力降低及侵入性操作等有关。

（三）潜在并发症

水、电解质、酸碱平衡失调。

1. 休息与体位　应绝对卧床休息以减轻肾脏负担，抬高水肿的下肢，昏迷者按昏迷病人护理常规进行护理。

2. 维持与监测水平衡　坚持"量出为入"的原则。严格记录24小时出入液量，同时将出入量的记录方法、内容告诉病人，以便得到病人的充分配合。具体参见本章第二节"水肿"的护理。

严密观察病人有无体液过多的表现：①有无水肿。②每天的体重有无增加，若1天增加0.5kg以上，提示补液过多。③血清钠浓度是否正常，若偏低且无失盐，提示体液潴留。④正常中心静脉压为0.59～0.98kPa（6～10cmH$_2$O），若高于1.17kPa（12cmH$_2$O），提示体液过多。⑤胸部X片血管影有无异常，肺充血征象提示体液潴

留。⑥若无感染征象，出现心率快、呼吸加速和血压增高，应怀疑体液过多。

3. 监测并及时处理电解质、酸碱平衡失调

（1）监测血清电解质的变化，如发现异常及时通知医生处理。

（2）密切观察有无高钾血症的征象，如脉率不齐、肌无力、心电图改变等，血钾高者应限制钾的摄入，少用或忌用富含钾的食物，如紫菜、菠菜、苋菜、薯类、山药、坚果、香蕉、香菇、榨菜等。预防高钾血症的措施还包括积极预防和控制感染、及时纠正代谢性酸中毒、禁止输入库存血等。

（3）限制钠盐。

（4）密切观察有无低钙血症的征象，如手指麻木、易激惹、腱反射亢进、抽搐等。如发生低钙血症，可摄入含钙量较高的食物如牛奶，并可遵医嘱使用活性维生素D及钙剂等。

八、其他护理诊断及问题

1. 潜在并发症　高血压脑病、急性左心衰竭、心律失常、心包炎、弥散性血管内凝血、多脏器功能衰竭等。

2. 恐惧　与肾功能急骤恶化、病情重等因素有关。

3. 有皮肤完整性受损的危险　与体液过多、抵抗力下降有关。

九、健康指导

1. 预防疾病指导　慎用氨基糖苷类等肾毒性抗生素。尽量避免需用大剂量造影剂的X线检查，尤其是老年人及肾血流灌注不良者（如脱水、失血、休克）。加强劳动防护，避免接触重金属、工业毒物等。误服或误食毒物时，应立即进行洗胃或导泻，并采用有效的解毒剂。

2. 对病人的指导　恢复期病人应加强营养，增强体质，适当锻炼；注意个人清洁卫生，注意保暖，防止受凉；避免妊娠、手术、外伤等。强调监测肾功能、尿量的重要性，叮嘱病人定期随访，并教会其测量和记录尿量的方法。

十、预后

本病预后与原发病性质、病人年龄、肾功能受损程度、是否早期诊断和早期治疗、透析、有无多脏器功能衰竭等并发症有关。本病病人直接死于急性肾衰竭本身的少见，主要死因在于原发病和并发症，尤其是多脏器功能衰竭、感染。本病发展成慢性肾衰竭者少见。

参考文献

［1］潘绍山. 现代护理管理学［M］. 北京：科学技术文献出版社，2015.

［2］姜小鹰. 护理管理学［M］. 上海：上海科学技术出版社，2015.

［3］史瑞芬. 护理人际学［M］. 北京：人民军医出版社，2015.

［4］蔡学联. 护理务实风险管理［M］. 北京：军事医学科学出版社，2016.

［5］刘青先. 现代护理礼仪［M］. 北京：中国文联出版社，2016.

［6］钱义明，熊旭东. 实用急救医学［M］. 上海：上海科学技术出版社，2017.

［7］马效恩. 护理工作流程与质量管理［M］. 北京：华艺出版社，2017.

［8］钟秀玲，郭燕. 医院感染管理与预防控制指南［M］. 北京：化学工业出版社、现代生物技术与医药科技出版中心，2017.

［9］于卫华. 医院护理安全管理指南［M］. 合肥：合肥工业大学出版社，2017.